U0807077

全科护理实践

主　编　张雪雪　郝田敏　吴成英　李永娜　孙　慧　刘晴晴

上海科学技术文献出版社

图书在版编目（CIP）数据

全科护理实践 / 张雪雪等主编. -- 上海 : 上海科学技术文献出版社, 2024. -- ISBN 978-7-5439-9122-4

Ⅰ. R47

中国国家版本馆 CIP 数据核字第 2024XV4485 号

责任编辑：王　珺

全科护理实践
QUANKE HULI SHIJIAN
张雪雪　郝田敏　吴成英　李永娜　孙　慧　刘晴晴　主　编
出版发行：上海科学技术文献出版社
地　　址：上海市长乐路746号
邮政编码：200040
经　　销：全国新华书店
印　　刷：北京兰星球彩色印刷有限公司
开　　本：787*1092　1/16
印　　张：16.25
字　　数：22万字
版　　次：2024年7月第1版　2024年7月第1次印刷
书　　号：ISBN 978-7-5439-9122-4
定　　价：148.00元
http://www.sstlp.com

《全科护理实践》
编委会

主　编

张雪雪　枣庄市妇幼保健院
郝田敏　枣庄市立医院
吴成英　枣庄市精神卫生中心
李永娜　枣庄市立医院
孙　慧　枣庄市立医院
刘晴晴　枣庄市立医院

副主编

马　婧　枣庄市中医医院
王　英　枣庄市妇幼保健院
杨婷婷　枣庄市妇幼保健院
王　艳　枣庄市妇幼保健院
褚　艳　枣庄市立医院
王洪梅　枣庄市妇幼保健院

前　言

在当今医疗体系快速发展的背景下，护理工作作为医疗服务的核心环节，其专业性和综合性要求日益提高。为了响应这一时代需求，我们精心编纂了《全科护理实践》一书，旨在为广大护理人员提供一本集整体护理理念与专科护理特点于一体的综合性实践指南。

本书详细阐述了基础护理的核心理念与基本技能，为后续的专科护理学习奠定了坚实的基础。在此基础上，我们进一步拓展了护理的广度与深度，系统介绍了急诊护理、手术室护理、内科护理、外科护理以及妇产科护理等多个重要领域的专业知识与实践技能。这样的编排方式，既保证了护理知识的全面性，又突出了各科护理的专业特色，有助于读者构建完整、系统的护理知识体系。

在编写过程中，我们始终坚持以临床工作为核心导向，紧密围绕护理人员在实际操作中可能遇到的重点与难点问题。对于每一个护理操作，我们都力求详尽地阐述其操作要点，剖析临床常见问题，确保读者能够准确掌握并灵活应用于实际工作中。此外，我们还特别注重实践操作的重要性，通过具体案例的分析与解读，帮助读者更好地理解理论知识与临床实践之间的紧密联系，从而有效提升解决实际问题的能力。

我们相信，护理工作的本质在于关爱与责任，而专业的知识与技能则是实现这一目标的基石。《全科护理实践》一书的出版，正是为了助力广大护理人员不断提升自身的专业素养与临床实践能力，以更加专业、高效的方式为患者提供优质的护理服务。

在此，我们要向所有参与本书编写、审校以及提供宝贵意见的专家、学者和护理人员表示衷心的感谢。是你们的辛勤付出与无私奉献，使得这本书得以顺利面世，成为广大护理人员不可或缺的参考书籍。

目　录

第一章　普外科患者的基本护理

第一节　外科损伤

一、创伤

损伤是指人体受到各种致伤因子作用后发生的组织结构破坏和功能障碍。引起损伤的因素主要有机械性、物理性、化学性和生物性。创伤是指由机械性致伤因子如锐器切割、钝器打击、重力挤压、火器射击等所致的损伤。

（一）创伤的分类

1. 按皮肤黏膜完整性分类。受伤部位皮肤黏膜完整者为闭合性损伤，否则为开放性损伤。

（1）闭合性损伤：①挫伤。钝力打击引起的局部皮下组织、肌肉和小血管的损伤，重者可伤及内脏，局部易发生水肿、出血、结缔组织和肌肉组织断裂。②扭伤。外力作用于关节部位，造成的关节及其附属结构的损伤。③挤压伤。指机体大范围的皮下组织或肌组织受巨大暴力碾锉或长时间挤压所造成的损伤。④爆震伤或冲击伤。由爆炸产生的冲击波所造成的损伤，体表多无明显伤痕，可引起内脏损伤，易伤及含气的肺组织、鼓膜、肠管等。⑤其他。如关节脱位和半脱位、闭合性骨折和闭合性内脏伤等。

（2）开放性损伤：①擦伤。粗糙物体造成皮肤破损，有出血、擦痕和浆液渗出。②刺伤。尖锐物体造成伤口小而深的损伤。③切割伤。锐利器械切割造成的长度和深浅不一、边缘平整的损伤。④裂伤。钝器打击所造成的不整齐 的皮肤和皮下组织的断裂。⑤撕脱伤。严重暴力造成皮肤、皮下组织、肌肉及 肌腱组织的剥脱。⑥火器伤。由枪、炮等武器的发射物所致的损伤。

2. 按损伤部位分类。 一般按解剖部位分为颅脑伤、颌面部伤、颈部伤、胸 （背）部伤、腹（腰）部伤、骨盆伤、脊柱脊髓伤和四肢伤

3. 按伤情轻重分类。可分为轻、中、重伤。轻伤主要是局部软组织伤；中等伤主要是广泛软组织伤、肢体开放性骨折、肢体挤压伤、创伤性截瘫及一般的腹腔器官伤；重伤指危及生命或治愈后有严重残疾者。

（二）创伤的病理生理

1. 局部反应。由于受伤部位组织细胞破坏、变性及对入侵的病原微生物 和存留异物的反应所致。损伤后，局部血管通透性增加、血浆外渗，白细胞等 趋化因子迅速集聚于伤处以吞噬和清除致病菌或异物，导致局部肿胀。其病理过程与一般炎症相同，一般于3～5d 后趋于消退。这种炎症反应属于机体 防御性反应，有利于创伤修复，但炎症反映过强或受到抑制都不利于创伤修复。

2. 全身反应。主要是神经内分泌系统效应，并由此而引起组织的各种功能和代谢改变过程，是一种非特异性应激反应。严重损伤后，机体会发生一系列的功能和代谢变化。主要包括：①发热反应。②神经内分泌系统反应。损伤引起下丘脑－垂体－肾上腺皮质轴和交感神经，肾上腺髓质轴分泌大量儿茶酚胺、肾上腺皮质激素、生长激素和胰高血糖素；同时肾素-血管紧张素-醛固 酮系统被激活，上述3个系统相互协调，共同调节全身各器官功能和代谢，动 员机体的代偿能力，以对抗致伤因素的损害作用。③代谢反应。表现为基础代谢率增高，分解代谢增强，糖、脂肪、蛋白质分解加速；出现高血糖、高乳酸血症，血中游离脂肪酸和酮体增加，尿素氮排出增加，导致负氮平衡。还可出现水、钠潴留，钾排出增多及钙、磷代谢异常等。

（三）创伤的修复

1. 基本方式。由伤后增生的细胞和细胞间质充填、连接或代替缺损的组织。理想的创伤修复是组织缺损完全由原来相同性质的细胞来修复，恢复原有的结构和功能，称完全修复；大多数组织伤后不能由原来性质的细胞修复，而是由其他性质的细胞（常为成纤维细胞）增生替代而形成瘢痕愈合。

2. 组织修复过程分为3个阶段。包括：①纤维充填和炎性反应。组织缺损先为血凝块，后由炎性反应的纤维蛋白填充，伤后2～3d 达到高峰。此期主要达到止血和封闭创面的目的。②细胞增生与肉芽组织形成。伤后6h开始，逐渐被由成纤维细胞、内皮细胞、新生血管构成的肉芽组织所填充，持续4～8 周。③瘢痕形成与组织塑形。新生的组织不能适应生理需要，需进一步改构和重建。主要包括胶原纤维交联增加、强度增加；多余的胶原纤维被胶原酶降 解；过度丰富的毛细血管网消退和伤口的黏蛋白及水分减少等。

3.创伤愈合的类型。

（1）一期愈合：组织修复以本来细胞为主，修复处仅含少量纤维组织。

（2）二期愈合：组织修复以纤维组织为主，需要较多肉芽组织充填，愈合慢，瘢痕明显，恢复后功能差。

4.影响损伤愈合的因素。

（1）局部因素：①感染是影响组织修复的最常见原因；②伤口内异物存留或失活组织过多，阻隔新生细胞与基质的连接；③局部包扎或伤口缝合过紧、止血带使用时间过长等造成伤口局部血液循环不良；④局部制动不够使新生的组织受到继续损伤。

（2）全身性因素：①营养不良，如低蛋白血症、维生素C缺乏、微量元素缺少；②使用某些药物，如肾上腺皮质激素、细胞毒性药物等以及接触放射线；③有 致免疫功能低下的疾病，如糖尿病、肝硬化、恶性肿瘤等；④其他，如年龄、心理压力等。

（四）护理评估

1.健康史。

（1）受伤史：包括致伤物、受伤时间及地点、伤后表现、处理经过等。

（2）既往史：是否有高血压、糖尿病、肝硬化、慢性尿毒症或长期使用肾上腺皮质激素等。

2.身体状况。

（1）局部表现。

1）疼痛：程度与创伤部位、性质、范围、炎症反应的强弱有关。活动时加剧，制动则减轻。 一般持续2～3d，如超过3d，表示可能并发感染。内脏器官损伤所致的疼痛常定位不确切；严重损伤并发休克时，患者常不能主诉疼痛。

2）肿胀：为出血、渗出引起，部位表浅可出现皮下瘀斑和血肿。组织疏松和血管丰富部位更为显著。持续2～3周。

3）功能障碍：是疼痛和组织结构的破坏所致。如肢体和关节不能活动、脑损伤出现意识障碍等，要特别注意危及患者生命的情况。

4）组织损伤：开放性损伤有伤口和创面，可能有异物存留。合并深部组织器官损伤，会有相应的症状和体征。

（2）体征：因组织出血、渗出，局部有瘀斑、肿胀或血肿。局部结构破坏、疼痛及局部炎症都可以导致功能障碍。开放性创伤有不同程度的伤口、外出血 或血凝块。

（3）全身表现：中、重度损伤患者常会发热， 一般不超过38.5℃；但中枢性高热可达到40℃；并发感染时，体温相应增高。心率和脉搏加快，脉压缩小，呼吸加快，机体缺氧、失血或休克等，其他如口渴、尿少、疲乏、失眠、食欲不振等，妇女可月经失调。

（4）并发症：化脓性感染是开放性损伤最常见的并发症，另外还有挤压综合征、肺部感染、应激性溃疡、低血容量性休克甚至多器官功能障碍。

3.辅助检查。

（1）实验室检查：血常规可了解失血、血液浓缩情况及有无感染，尿常规能提示泌尿系统损伤，血电解质、血气分析和血液生化检查可提示有无体液失衡、呼吸功能障碍和肝、肾功能是否正常。

（2）穿刺和导管检查：胸、腹腔穿刺可以判断内脏损伤情况 。

（3）影像学检查：X 线能证实骨折、气胸和气腹；CT 可以辅助检查颅脑损伤和实质性脏器伤；MRI有助于判断中枢神经系统损伤；超声检查有助于判断胸腹腔积液和空腔脏器损伤。

4.治疗与效果。基本治疗原则是抢救生命第一，维持功能第二。浅表软组织闭合性损伤无须特别处理；开放性损伤的污染伤口争取6～8h内进行清创处理，达到一期愈合的目的；感染伤口积极控制感染，加强换药；全身治疗包括输血、补液、全身支持、抗感染、维持重要脏器功能。

5. 心理一社会状况。意外伤害发生时，患者缺乏心理准备，创伤可能会改变患者的生理、心理和社会状况。促使患者出现复杂的心理反应。肢体的伤 残、影响社交活动和个人前途、家庭经济困难以及家人对疾病的态度等常使患者表现意志低沉，情绪抑郁。

（五）常见护理诊断/问题

1. 焦虑/恐惧。与创伤刺激、忧虑伤残有关。

2. 疼痛。与局部损伤、肿胀有关。

3. 组织完整性受损。与创伤有关。

4. 体液不足。与出血、体液丢失、补液不足有关。

5. 潜在并发症。休克、感染等。

（六）护理目标

患者情绪稳定，焦虑缓解；疼痛得到控制，能充分休息；伤口未感染，组织修复；并发症未发生或得到及时控制。

（七）护理措施

1. 急救。

（1）抢救生命：优先处理各种危急重症，如心跳呼吸骤停、窒息、急性大出 、张力性或开放性气胸、休克及腹腔内脏脱出等。主要措施包括使伤者脱离危险区、现场心肺复苏、维持呼吸系统功能、有效止血、维持循环功能等。

（2）判断伤情：经紧急处理后，迅速进行全面、重点检查，注意有无其他创伤情况，并及时作出相应处理。

（3）包扎、封闭伤口：为保护伤口、帮助止血和减少污染，用无菌敷料和干净布料包扎、填塞、封闭各种开放性伤口，用无菌敷料和干净器具保护脱出的内脏。

（4）妥善固定骨折、关节脱位：为缓解疼痛、便于运送、避免后续性损伤，应对骨折和关节脱位患者采用小夹板和其他材料进行适当固定，也可以把伤肢 固定于躯干或健侧肢体上。

（5）安全转运：运送过程中，可以继续抢救；要注意后续性损伤；患者头部朝向后方，避免再损伤；怀疑有脊柱骨折的患者，转运时需3人平托搬运；保证有效输液、止痛、镇静，预防休克；严格监测和创伤评估，并详细记录。

2.软组织闭合性创伤的护理。

（1）观察病情：患者卧床休息的体位应有利于呼吸和创伤局部的静脉回流；密切监测生命体征，对病情较重者应观察局部症状体征的变化。

（2）局部制动：抬高患肢，促进静脉回流，减轻肿胀和疼痛；骨折和关节损伤应用夹板、绷带等进行固定，以缓解疼痛和避免后续性损伤。

（3）配合局部治疗：早期局部冷敷，以减轻疼痛、渗血和局部肿胀；48～72h 后局部热敷，促进渗血、渗液吸收和炎症消退；血肿较大时进行穿刺抽血后加压包扎；给予消肿和活血化瘀药物；预防感染。

（4）促进功能恢复：病情稳定后，配合理疗，积极进行锻炼，促进伤肢功能尽快恢复。

3.软组织开放性创伤的护理。损伤的局部处理应根据伤口的类型和污染情况而定。按清洁度将伤口分为3类：①清洁伤口。常指无菌手术切口，意外损伤的伤口难免有不同程度的沾染，但经过清创后使其污染减少，甚至变成清洁伤口，可获一期愈合。②污染伤口。指被异物或细菌沾染，但未发生感染的伤口，通常指伤后8h以内得到处理的伤口处理的主要方法是清创术使之尽量转化为清洁伤口。③感染伤口。指已发生感染的伤口，这类伤口多需换药处理，以获二期愈合。

（1）术前护理：按手术要求做好备皮、药物的皮肤过敏试验、配血、输液、局 部X线摄片等手术前准备工作。

（2）手术后护理：①密切观察病情。监测生命体征的改变，尽早发现活动性出血；观察局部伤口情况，有无感染征象；注意受伤肢体末梢血运情况，有苍 白或发绀、皮温降低及脉搏微弱时应及时向医师报告并及时处理。②加强支持疗法。遵医嘱给予输液、输血、防止体液失衡及纠正贫血。给予高蛋白、高 热量、高维生素、易消化饮食，加强营养，促进创伤早期愈合。③预防感染。常规使用抗生素预防感染，及时使用破伤风抗毒素预防破伤风。④伤口护理。密切观察伤口是否有红肿、渗血、渗液，敷料是否干燥，及时更换敷料。⑤功能　锻炼。鼓励患者在病情稳定后尽早进行伤肢功能锻炼，促进康复和预防并发症。⑥心理护理。尤其是对容貌受损和有致残可能的患者，医护人员积极与患者沟通，进行心理辅导，安慰患者，稳定患者情绪，促使患者能配合治疗。

4.并发症的观察、预防及护理。

（1）伤处出血：指损伤后48h内发生的继发性出血，也可发生在修复期任何时段。需严密观察以下情况：敷料是否被血液渗透及引流液的性质和量；患者面色、肢端温度及色泽、脉搏等。一旦发现异常需及时报告医生并加快输液，做好输血准备等。

（2）伤口感染：多见于开放性损伤患者。伤口红、肿、热或已减轻的疼痛加重，体温升高、脉速，白细胞计数明显增高等，表明伤口已发生感染，及时报告。

（3）挤压综合征：凡肢体受到重物长时间挤压导致的以局部肌缺血、缺氧改变，继而引起肌红蛋白血症、肌红蛋白尿、高钾血症和急性肾衰为特点的全身性改变，称挤压综合征。

观察与判断：对肢体受到重物长时间挤压的患者，当压力解除后，出现肢体肿胀、压痛、肢体主动活动及被动牵拉活动引起疼痛，皮温下降、感觉异常、弹性减退，在24h内出现茶褐色尿或血尿等改变时，提示可能发生了挤压综合征，应及时报告医生并协助处理。

主要护理措施：①对挤压综合征患者早期禁止抬高患肢和对患肢进行按摩和热敷；②协助医生进行局部切开减压，清除坏死组织；③遵医嘱应用碳酸氢钠及利尿剂，防止肌红蛋白阻塞肾小管；④对实施腹膜透析或血液透析的肾　衰竭患者做好相应护理。

（八）健康指导

向患者详细讲述有关创伤知识，要求患者积极配合治疗。教育高危人群注意交通安全和劳动保护，避免意外损伤的发生。指导患者加强营养，督促患者坚持进行功能锻炼，促进康复。

二、烧伤

烧伤是指由热力、电能、放射线或化学物质所引起的组织损伤，由高温的固体、液体和气体等热力造成的损伤称热力烧伤。这里主要介绍热力烧伤。

（一）护理评估

1.健康史。了解患者致伤的原因和经过，以及现场急救情况；评估患者与热力接触的范围、时间和场地等，注意影响伤情的因素，如有无呼吸道烧伤，因其可引起喉头水肿、窒息；检查有无合并颅脑、胸腹腔脏器的损伤；另外，了解患者既往的健康状况。

2.身体状况。

（1）烧伤面积计算：根据我国人体体表面积的特点，估算烧伤面积有2种方法。

第一种：手掌法。用于小面积或特大面积的估算，患者五指并拢的一个手掌面积为1%。第二种：中国新九分法。用于较大面积烧伤估算（表1-1）；小儿头大，下肢小，头颈部面积所占比例=[9+(12-年龄)]%；双下肢面积所占比例=[46-（12-年龄)]%，其余部位与成人算法相同。

表1-1　中国新九分法

部位		占成人体表比例/%		占儿童体重比例/%
头颈	发际部	3	9	9+（12－年龄）
	面部	3		
	颈部	3		
双上肢	双上臂	7	9×2	9×2
	双前臂	6		
	双手	5		
躯干	躯干前	13	9×3	9×3
	躯干后	13		
双下肢	会阴	1		9×5+1-（12－年龄）
	双臀	5		
	双大腿	21		

	双小腿	13	9×5+1	
	双足	7		

注：成年女性的臀部和双足各占6%。

（2）烧伤深度评估：采用三度四分法（表1-2）。在整个病程中烧伤深度可因病理演变或继发性感染等因素不断改变。

表1-2 烧伤深度的局部表现特点

烧伤深度	损伤组织层次	表皮特征	创面外观	感觉	温度	愈合过程
I度（红斑）	表皮层	完整、红肿	红斑干燥	灼痛敏感	稍高	3～5d脱屑、无瘢痕
浅II度（水泡）	真皮浅层	水泡饱满易剥脱	渗液多，创面潮红、水肿	剧痛	增高	若无感染，2周内愈合，不留瘢痕，短期色素沉着
深II度（水泡）	真皮深层	水泡较小	创底浅红或红白相间，网状血管，水肿明显	稍痛	稍低	无感染，3～4周愈合，轻度瘢痕和色素沉着
III度（焦痂）	皮肤全层及皮下组织，肌肉和骨骼	不易剥脱，坏死或炭化	蜡白或焦黄，干燥，皮革样	镇痛	凉	3～5周焦痂脱落呈现肉芽创面，难愈合，愈合后留有瘢痕

（3）烧伤程度分度：①轻度烧伤。Ⅱ度烧伤面积9%以下。②中度烧伤。Ⅱ度烧伤面积10%～29%，或Ⅲ度烧伤面积不足10%。③重度烧伤。烧伤总 面积30%～49%；或Ⅲ烧伤面积10%～19%；或Ⅱ度、Ⅲ度烧伤面积虽不到上述百分比，但已发生休克、呼吸道烧伤或有较重的复合伤。④特重烧伤。烧伤总 面积50%以上，或Ⅲ度烧伤20%以上，或已有严重并发症。

（4）烧伤病程分期：临床上将中度以上的烧伤大致分为3期，但3个阶段互相重叠，不能截然分开。

急性液体渗出期（休克期）：小面积浅度烧伤，通过机体代偿，不影响全身的有效循环血量；组织大面积烧伤后有体液渗出，伤后2～3h渗出最快，8h 达到高峰，12～36h减缓，48h后趋于稳定并开始回吸收。此期由于大量渗出，引起血流动力学变化，极易导致休克，是烧伤后48h内患者死亡的主要原因。

感染期：烧伤面积越大、越深，程度越严重，感染的机会越多，且感染的威胁将持续到创面愈合。烧伤48h以后，水肿液回吸收过程中创面的毒素和细 菌被回吸收进入体内，此时机体由于经历了休克的打击，全身免疫功能低下，对病原菌的易感性增高，将引发全身感染。深度烧伤形成的凝固性坏死组织及焦痂于伤后2～3周发生广泛溶解，是全身性感染的另一个高峰期。若创面 处理不当或患者抵抗力极低，大量致病菌可侵入邻近非烧伤组织引起侵入性 感染，使创面晦暗、腐烂，出现褐色、绿色坏死斑，并有臭味，形成烧伤创面脓毒症，即使细菌未侵入血液也可致死。

修复期：组织烧伤后，在炎症反应的同时，组织修复已开始。Ⅰ 度和浅Ⅱ 度烧伤多能自行修复，深Ⅱ度烧伤依靠残存的上皮增生修复，Ⅲ度烧伤主要靠皮肤移植修复。

（5）吸入性烧伤：是较危重的部位烧伤，常合并头面部烧伤，是吸入浓烟、火焰、蒸气、热气或吸入有毒、有刺激性的气体所导致的。可出现呛咳、声嘶、吞咽疼痛、呼吸困难、发绀、肺部啰音、窒息和肺部感染。

3. 辅助检查。血、尿常规检查发现红细胞计数、血红蛋白含量减低及血红蛋白尿；感染时则有白细胞计数和中性粒细胞比例增高；血清尿素氮改变可提示肾功能损害；常规做创面分泌物细菌培养、血培养和药敏试验；尿量可反映血容量和肾功能状态。

4. 治疗与效果。对中度以上的烧伤应防治低血容量性休克，必须及早采用液体疗法，维持有效循环血量。正确处理烧伤创面是治疗烧伤的中心环节，目的是保护创面，防止感染，促进愈合，最大限度地恢复功能。具体措施有清创、包扎或暴露疗法，Ⅲ度烧伤的去痂和植皮。小面积浅表烧伤给予清创、包 扎以保护创面；大面积烧伤创面及头、面颈、会阴部位烧伤应采用暴露疗法；深度烧伤的坏死组织应早期切除，自体或异体皮肤移植覆盖创面。在抗休克、抗感染同时，及时纠正水、电解质失衡，维护重要器官功能防治多器官功能 障碍。

5. 心理一社会状况。烧伤是意外事故，患者多无任何思想准备，心理反应 与其年龄、担负的角色、价值观念等因素有密切关系。大面积烧伤可能会造成 畸形、功能障碍，头面等部位烧伤患者更担心留下瘢痕而恐惧、烦躁，甚至产生绝望。家属因担心患者烧伤的严重性、预后及治疗经费等而忧虑不堪。

（二）常见护理诊断/问题

1. 疼痛。与组织损伤、感染、换药刺激、体位改变等有关。

2. 有窒息的危险。与吸入性烧伤有关。

3. 组织完整性受损。与烧伤有关。

4. 外周组织灌注无效。与体液丢失、循环血量不足有关。

5. 营养失调：低于机体需要量。与烧伤后大量营养物质消耗有关。

6. 自我形象紊乱。与烧伤容貌毁损、伤残和肢体功能障碍有关。

7. 潜在并发症。低血容量性休克、感染、肢体畸形及功能障碍。

（三）护理目标

患者疼痛缓解，情绪稳定；呼吸道分泌物有效清除，呼吸功能正常； 烧伤创面得到及时、有效处理；体液得到及时补充，组织灌注量改善；体重增加，营养改善；患者自我认同，能逐渐适应现状；未发生并发症或并发症得到及时救治。

（四）护理措施

1.急救护理。

（1）迅速消除致伤原因：①对火焰伤者应尽快脱去着火衣物，也可就地卧倒滚压，或用水浇淋。切忌用手扑打火焰、来回奔跑、大声呼叫，以免增加损伤。②若被热液体等烫伤，立即剪开浸湿的衣服；面积较小的四肢烧伤，将肢体浸泡于冰水或凉水中，降低局部温度，减轻疼痛和继发性损伤。

（2）抢救生命：去除致伤因素后，配合医生首先处理窒息、心跳停止、大出血、开放性气胸等危急情况，抢救生命。对头颈部烧伤或疑有呼吸道烧伤时，应备齐氧气及气管切开包等抢救用品，并保持呼吸道通畅；必要时及时协助医生做气管切开手术。

（3）预防休克：遵医嘱给予镇静止痛药，减轻或缓解疼痛，合并呼吸道烧伤或颅脑损伤者禁用吗啡。伤后应尽快补充液体，口渴者口服烧伤饮料，但不能饮用白开水。中度以上烧伤需远途转送者，建立静脉输液通道，必要时按医嘱快速静脉输入平衡盐溶液及葡萄糖酐，途中需持续输液。

（4）保护创面：根据烧伤创面大小，用无菌敷料或清洁布类包裹创面，避免污染和再损伤。

（5）快速转送：有休克者，先抗休克，待病情平稳后再转送，转送途中必须保持呼吸道通畅。转送前和转送中避免使用催眠药物和抑制呼吸的药物。详细记录处理内容，以便于后续救治。

2.休克期护理。遵医嘱及时补足血容量是休克期的首要措施。伤后迅速建立静脉输液通路，甚至多径路输液，必要时静脉切开插管输液，了解补液量 和液体种类。

(1)估计补液量：伤后第1个24h 补液量(mL)=II 、III 度烧伤面积×体重 (kg)×1.5mL(儿童1.8mL、婴儿2.0mL)+2000mL 。其含义是烧伤后第1个24h，每1%的II、III度烧伤面积，成人需补给电解质和胶体溶液总量为1.5mL/kg，再 加每日生理需要量2000mL 。电解质溶液和胶体溶液的比例一般为1:0.5，广泛渗入者其比例可改为0.75:0.75，每日生理需要量用5%的葡萄糖溶液补充。 伤后第2个24h的体液渗出减少，电解质和胶体量为第1个24h 的半量，每日生 理需要量不变。

（2）液体种类与安排：电解质溶液首选平衡溶液，其次是生理盐水。胶体常用血浆或全血，以血浆为主。也可选用血浆代用品低分子葡萄糖酐。因为烧伤后第1个8h内渗液最快，所以在首个8h内输入补液总量的1/2，其余分别在第2、第3个8h内输入。

例如，某患者体重60kg，年龄30岁，Ⅱ、Ⅲ度烧伤总面积为50%，伤后第1个24h 补液量(mL)=50×60×1.5+2000=6500mL。 其中胶体溶液=50×60×0.5= 1500mL，电解质溶=50×60×1=3000mL,5% 的葡萄糖溶液为2000mL，输入速度先快后慢第2个24h，胶体溶液减半为750mL，电解质溶液减半为1500mL，5%的葡萄糖溶液仍为2000mL。

（3）调节输液量和速度的指标：①尿量。是反映组织器官灌注状况的简便而有效指标，对重度以上烧伤或外生殖器深度烧伤患者应留置尿管，观察尿量，注意有无血红蛋白尿，一般要求成人尿量30mL/h以上，小儿每千克体重尿量不少于1mL/h，若低于上述水平，表示补液量不足，应加快输液。②其他指标。如血压、脉搏、末梢循环情况、精神状态、中心静脉压等，应维持基本正常。 以下情况提示血容量已基本补足：收缩压在90mmHg以上；成人心率120次/min 以下，儿童在140次/min以下；患者安静；四肢末梢温暖，中心静脉压正常。

3.创面护理。

（1）初期创面清创护理：患者入院时，如全身情况允许，应在良好的止痛和无菌条件下协助医师尽早进行烧伤清创术。先剃除或剪去创面及周围毛发，修剪指（趾）甲，用肥皂水和清水清洗创面周围正常皮肤。若污染较重，用大量温盐水洗除污染物，随后用碘溶液消毒周围皮肤和创面。对浅Ⅱ度小水疱不予处理，大疱在底部剪破引流；水疱已破损、撕脱者去除疱皮。去除深Ⅱ度、 Ⅲ度创面的坏死表皮，保证创面清洁与干燥。清创术后常规注射TAT，及早使用抗生素预防感染。

（2）包扎疗法护理：对小面积烧伤、四肢浅度烧伤宜采用包扎疗法。此法便于护理和移动患者，有利于保护创面；但不利于创面观察，细菌容易生长繁殖，换药时患者较痛苦，不适用于头面颈、会阴等处创面。包扎时应将患肢置于功能位，注意显露指（趾）末端以观察血液循环。

包扎后护理：①观察肢端感觉、运动和血运情况，若发现指（趾）末端皮肤出现发凉、青紫、麻木等情况，应立即放松绷带；②抬高患肢；③注意保持肢体在功能位固定；④保持伤口敷料清洁干燥，如被浸湿，及时更换；⑤注意创面是否有感染，若发现敷料浸湿、有臭味，伤口疼痛加剧，伴高热，血白细胞计数增高，均表明创面有感染，报告医生及时处理。

（3）暴露疗法护理：指患者经清创处理后，不遮盖任何物品，使创面完全暴露在清洁、干燥和温暖的空气中。多用于头面颈部、会阴部或大面积烧伤，其优点是便于观察创面变化，便于处理创面和外用药物，阻止铜绿假单胞菌生长，节约敷料，避免换药带来的痛苦。

暴露疗法的病房应具备以下条件：①室内清洁，有必要的消毒与隔离条件；②恒定的温度、湿度，室温保持在28～32℃，相对湿度以50%为宜；③便于抢救和治疗。

暴露疗法护理：①保持床单清洁干燥；②促进创面干燥、结痂，用烤灯或红外线辐射促进创面结痂，若有渗液，用无菌纱布或棉球拭干；创面涂擦抗菌等 药物；③保护创面，为避免创面长时间受压，应经常翻身，避免再损伤。

（4）去痂和植皮护理：深度烧伤创面愈合所形成的瘢痕导致各种畸形并引起功能障碍，因此对Ⅲ度烧伤需要采用切痂、削痂和植皮，应做好植皮手术前后的护理工作。

（5）感染创面处理：感染创面应用湿敷、浸浴等方法除去脓液和坏死组织、痂下感染时，应剪去痂皮及坏死组织，清洁创面并引流。及时换药，根据创面感染程度和脓液多少，决定每日换药次数，根据感染特征或细菌培养和药敏试 验选择敏感抗生素全身或局部应用。

（6）吸入性烧伤的护理：保持呼吸道通畅，鼓励患者深呼吸、用力咳嗽及咳痰，及时清除呼吸道分泌物，及时翻身拍背。对衰弱无力、咳痰困难、气道内分泌物多、有坏死组织脱落者，应及时经口鼻或气管插管予以吸引，同时雾化吸入含有抗生素、α-糜蛋白酶的液体以控制炎症和湿化痰液。必要时经气管插管或气管切开插管，施行机械辅助通气，评估和监测呼吸功能，吸氧浓度一般不超过40%，一氧化碳中毒者要纯氧吸入。

（7）头面颈部烧伤的护理：多采用暴露疗法，患者取半卧位，观察有无呼吸道烧伤，必要时给予相应的处理。做好五官护理，及时拭去眼、鼻、耳的分泌物，保持其清洁干燥；双眼使用抗生素眼药水或眼膏，避免角膜干燥而发生溃 疡；避免耳郭受压；做好口腔护理，防止口腔黏膜溃疡及感染的发生。

（8）会阴部烧伤的护理：保持局部干燥，将大腿外展，使创面充分暴露；避免大、小便污染，便后用生理盐水清洗肛门、会阴部，保持创面及其周围的清洁。

4. 防治感染。

（1）病情观察：密切观察生命体征、意识状态、胃肠道反应；注意是否存在全身感染中毒的表现，意识改变常是早期出现的症状；观察局部创面，做好创面护理。

（2）做好消毒隔离：病房用具应专用；工作人员进入病室应更换隔离衣、口罩、鞋、帽，接触患者前后要洗手，做好病房终末消毒工作。

5. 改善营养状况。鼓励烧伤后患者加强营养，高蛋白、高热量及高维生素易消化饮食。依据不同病情给予口服、鼻饲、胃肠外营养 ，促进创面修复及身体机能的康复。也可应用免疫球蛋白等，增强机体抵抗力。

6. 心理护理。根据不同患者的心理状态，采取相应措施，注意沟通技巧，使患者精神放松，避免对患者自尊心造成伤害；鼓励患者正确对待伤残，鼓起生活的勇气。

（五）健康指导

第一，告知患者创面愈合后一段时间内，可能出现皮肤干燥、瘙痒等，嘱咐患者避免使用刺激性强的肥皂和接触过热的水，不能搔抓初愈的皮肤；在已愈创面涂擦润滑剂，穿纯棉内衣；1年内烧伤部位避免太阳暴晒，避免紫外线、红外线对皮肤的损害。

第二，为减轻瘢痕挛缩、肌肉萎缩等原因造成机体功能障碍，指导患者进行正确的功能锻炼，以主动运动为主，被动运动为辅。

第三，宣传防火、灭火及自救知识，预防烧伤事故的发生。鼓励患者参与家庭、社会活动，促进患者身心健康。

三、冷伤

冷伤是在一定条件下由于寒冷作用于人体，引起局部乃至全身的损伤。损伤程度与寒冷的强度、风速、湿度、受冻时间以及局部和全身的状态有直接关系。在寒冷地区，由于饥饿、疲劳、野外作业持续时间较久，御寒设备不足或 鞋袜不适等，冻伤往往急剧增多。

（一）护理评估

1. 健康史。寒冷是主要因素，还有潮湿、刮风、长时间静止不动、热量摄入减少、饥饿、失血、营养不良等。冻伤一般发生于意外情况下，主要在北方；冻主要发生于冬春季节的长江流域。

2. 身体状况。

（1）冻疮：冻疮是在寒冷潮湿的环境下发生的非冻结性局部组织损伤。发生冻疮的气温多在冰点以下。好发部位多在手指、手背、足趾、足跟、耳郭等处。局部出现红斑，弥漫性肿胀，并出现大小不等的结节，感觉异常，灼痒。胀痛，有时出现水疱。水疱破溃后形成表浅溃疡，渗出浆液，易感染。

（2）局部冻伤：局部冻伤按程度分为4度，见表1-3。

表1-3 局部冻伤的程度分类

分度	损伤深度	表现	瘢痕及功能障碍
I度	表皮层	红肿、发痒、水疱、渗液	无
II 度	真皮层	红肿、水疱、疼痛	无
III度	至皮下	创面黑褐色、感觉消失、疼痛、血性水疱	有瘢痕，无功能障碍
IV度	肌肉骨骼	同III度，并有组织坏死	有瘢痕及功能障碍、致残

（3）全身冻伤：全身冻伤伤员皮肤苍白，冰凉，肢体僵硬，神志模糊或昏迷，肌肉强直，肌电图和心电图可见细微震颤，瞳孔对光反射迟钝或消失，心动过缓，心律不齐，血压降低，可出现心房和心室纤颤，严重时心跳呼吸停止，可致死亡。

3.辅助检查。主要有血常规、血流动力学检查及器官功能检查；并发感染时有白细胞计数和中性粒细胞比例增高；当器官功能受累时出现相关检查异常。

4.治疗与效果。迅速脱离寒冷环境，防止继续受冻。抓紧时间尽早快速复温。促进创面修复：Ⅰ度保持创面干燥；Ⅱ度处理好水疱；Ⅲ度、Ⅳ度采用暴露疗法，等坏死组织与正常组织的界限清楚后，切除坏死组织，进行植皮手术。

做好抗休克、抗感染和保暖处理。

5.心理－社会状况。冻伤是意外事故，患者多无任何思想准备，会产生焦虑、烦躁或抑郁心理。

（二）常见护理诊断/问题

1.体温过低。与寒冷有关。

2.组织完整性受损。血循环障碍和细胞代谢紊乱。

3.潜在并发症。休克、急性肾衰竭、呼吸和循环功能衰竭等。

（三）护理目标

患者体温恢复正常；无继发性损伤，创面愈合；并发症得到及时预防和处理。

（四）护理措施

1.快速复温护理。尽快使伤员脱离寒冷环境，应立即进行温水快速复温，将冻肢浸泡于42℃左右温水中（20min）或全身浸浴（30min）。对于颜面冻伤，可用42℃的温水浸湿毛巾，进行局部热敷，严禁火烤、雪搓、冷水浸泡或猛力捶打患部。复温后在充分保暖的条件下运送。

2.全身治疗与护理。

（1）注意保暖：复温后，轻伤者加盖被保暖；严重冷伤者应置于温室内。

（2）对症支持疗法：包括供给营养、纠正心律失常和代谢性酸中毒，防治并发症等。

（3）改善微循环：Ⅲ度冻伤初期可应用低分子葡萄糖酐，以降低血液黏稠度，改善微循环。

（4）预防感染：严重冻伤应口服或注射抗生素，常规进行破伤风抗毒素预防注射。

3. 局部创面的护理。复温后局部立即涂敷冻伤外用药膏，并以无菌敷料包扎，面积较小的Ⅰ度、Ⅱ度冻伤，可不包扎，但注意保暖；有水疱时应在无菌条件下抽出水疱液；感染创面应及时引流。对冻伤后截肢者注意加强护理。

（五）健康指导

第一，加强锻炼，增强体质，提高耐寒能力；有计划地、循序渐进地组织耐寒锻炼；坚持用冷水洗手、洗脸、洗脚和擦浴；掌握冻伤规律，抓住防冻重点；禁忌用火烤或用雪擦受冻部位。

第二，多进行耐寒锻炼。寒冷天气多穿衣物，多活动手、足，常揉搓额面，每天用热水烫脚，不要长时间静止不动。

四、蛇咬伤

我国蛇类有160余种，其中毒蛇约50余种。据国内资料，眼镜王蛇毒性最强，其他毒蛇还有蝮蛇、金环蛇、银环蛇、眼镜蛇、五步蛇、蜂蛇、竹叶青、烙铁头、海蛇等。在我国南方农村和山区蝮蛇咬伤最常见。毒蛇咬伤对患者的危害主要是蛇毒中毒，护理人员应学会对蛇咬伤患者的护理、预防及急救知识。

（一）护理评估

1. 健康史。蛇咬伤史，蛇的形态，牙痕形态及受伤后的处理经过互救的方法。即在被毒蛇咬伤后，立即用布条类、手巾或绷带等物，在伤肢近 心端5～10cm处或在伤指（趾）根部予以绑扎，以减少静脉及淋巴液的回流，从而达到暂时阻止蛇毒吸收的目的。每隔20min松绑1次，每次1～2min，以防止伤肢瘀血及组织坏死。待伤口得到彻底清创处理和服用蛇药片3～4h 后，才能解除绑带。

（2）冰敷法：在绑扎的同时用冰块敷于伤肢，使血管及淋巴管收缩，减慢蛇毒的吸收。也可将伤肢或伤指浸入4～7℃的冷水中，3～4h 后再改用冰袋冷敷，持续24～36h，但局部降温的同时要注意全身的保暖。

（3）伤肢制动：受伤后走动要缓慢，不能奔跑，以减少毒素的吸收，最好是将伤肢制动后放于低位，送往医院。必要时给予适量的镇静药物，使患者保持安静。

2.伤口护理。存留在伤口局部的蛇毒，应采取相应措施，促使其排出或破坏。最简单的方法是用嘴吸吮，每吸1次后要做清水漱口，吸吮者口腔黏膜及唇部不能有溃破。也可用吸乳器械、拔火罐等方法，吸出伤口内之蛇毒，效果也较满意。

伤口较深并有污染者，应彻底清创。消毒后应以牙痕为中心，将伤口作 “+”或“++”形切开，使残存的蛇毒便于流出，但切口不宜过深，以免伤及血管。可用各种药物做局部的湿敷或冲洗，以达到破坏或中和蛇毒的目的。常用的外敷药有30%的盐水或明矾水，用于伤口冲洗的外用药有1:5000的高锰酸钾 溶液及5%～10%的盐水。胰蛋白酶局部注射有一定作用，它能分解和破坏蛇 毒，从而减轻或抑制患者的中毒症状，用法是用生理盐水2～4mL溶解胰蛋白酶后，在伤口基底层及周围进行注射，12～24h 后可重复注射。注射呋塞米、 依他尼酸钠或甘露醇等，可加速蛇毒从泌尿系统排出。

3.对症护理。主要是内服和外敷有效的中草药和蛇药片，达到解毒、消炎、止血、强心和利尿作用。

（1）各种蛇药片：目前用于临床的蛇药片已有10余种，使用时首先要弄清所用的药片对哪种毒蛇有效，其次是用药要早，剂量要大，疗程要长。南通蛇 药片（又称季德胜蛇药片），伤后应立即服20片，以后每隔6h服10片，持续到中毒症状明显减轻为止。同时将药片加温开水调成糊状，涂在伤口的周围及 肢体胀肿的上端3～4cm 处。广州蛇药片（何晓生蛇药片）疗效也较好，伤后立即服5片，以后每3h服5片，重症者药量加倍。另外，上海蛇药片主治蝮蛇咬伤，蛇三满蛇药片主治金环蛇和银环蛇咬伤。

（2）中草药单方：可用新鲜半边莲30～60g，捣烂后取其汁内服，有解毒和利尿排毒作用。

（3）血清治疗：抗蛇毒血清对毒蛇咬伤有一定的疗效，目前已试用成功的血清有抗蝮蛇毒血清、抗眼镜蛇毒血清、抗五步蛇毒血清和抗银环蛇毒血清等，有的已精制成粉剂，便于保存。使用抗蛇毒血清之前应先做皮肤过敏试验，阴性者可注射。

4. 全身护理。要积极进行全身治疗和纠正主要脏器的功能。血压低时应及时输血和补液，抗休克治疗；呼吸微弱时给予呼吸兴奋剂和吸氧，必要时进行辅助性呼吸；遵医嘱应用肾上腺皮质激素及抗组胺类药物、全身抗感染药物、常规注射破伤风抗毒素（TAT）。

（五）健康指导

发动群众消灭毒蛇的隐蔽场所，经常开展灭蛇及捕蛇工作。同时要普及预防蛇咬伤的基本知识。在遇到毒蛇时不要惊慌失措，注意避开。四肢涂擦防蛇药液及口服蛇伤解毒片，均能起到预防蛇咬伤的作用。

五、损伤患者常用护理技术——清创术

清创术是指限时处理污染伤口，使之尽量减少污染，甚至变成清洁伤口，达到一期愈合，是处理开放性损伤最重要、最基本、最有效的手段。清创越早 越好，应争取在6～8h以内进行，此时细菌仅存于伤口表面，尚未发生感染。若伤口污染轻，局部血循环良好（头、面、颈、胸等部位）或早期已用了有效抗生素等，清创时间可延长至伤后12h或更迟。受伤面积较大或伤情复杂时，清创前应先施行麻醉，由医生操作。此处介绍门诊小型清创操作。

（一）操作目的

清洗去污、清除血块和异物、切除坏死组织、缝合伤口，使之尽量减少污染，甚至变成清洁伤口，达到一期愈合，促进受伤部位的功能和形态的恢复。

（二）操作评估

其一，评估患者全身情况，如有无休克等。

其二，评估受伤时间，伤口污染程度。

（三）用物准备

1. 无菌清创缝合包内置。孔巾2块、持针器1把、直血管钳2把、弯血管钳 2把、蚊式血管钳4把、组织剪1把、组织钳2把、清毒钳1把、弯盘1个、治疗碗1个、有齿镊1把、无齿镊1把、小杯1个、纱布数块、棉球若干、缝合针、缝合线、引流条。

2.其他。无菌手套3双以上、无菌手术衣、生理盐水、3%的过氧化氢、0.5%的碘或活力碘、消毒肥皂水、软毛刷、局麻药、注射器、胶布或粘贴伤口敷料，必要时备绷带或弹性网状绷带。

（四）操作步骤

1.清洗去污。

（1）解释：向患者及家属做好解释工作以取得合作（需签字），给患者摆合适体位。

（2）清洗皮肤：操作者戴无菌手套后，用无菌纱布保护好伤口，用乙醇或乙醚擦去伤口周围皮肤的油污，用软毛刷蘸消毒肥皂水清洗伤口周围皮肤2～3遍，用生理盐水冲净。剪去伤口周围毛发。

（3）清洗伤口：去掉覆盖伤口的纱布，以生理盐水冲洗伤口。伤口不清洁或有油污时，可先用3%的过氧化氢冲洗后再用等渗盐水冲洗干净，再将活力碘溶液稀释10倍冲洗，最后用生理盐水冲净。

2.清创。其包括：①消毒皮肤，铺无菌巾。根据受伤部位及伤情，局部麻醉（必要时）。②仔细检查伤口，用消毒镊子或小纱布球轻轻除去伤口内的污物、血凝块和异物，明显出血点先钳夹止血。剪除坏死组织，修整皮缘。③如伤口部位深，可适当扩大伤口和切开筋膜，直至存留血液循环较好的组织。④伤口较小时，清创后可用黏合剂或黏合膏予以闭合；伤口涉及皮肤全层时应缝合。

3.缝合。其包括：①更换全部清创用物，再次用生理盐水冲洗伤口，对伤口周围消毒。②彻底止血。③根据伤口情况可选用Ⅰ期缝合（初期缝合）或Ⅱ期缝合（延期缝合）。Ⅰ期缝合适用于伤口污染轻者，即时按组织层次缝合。Ⅱ期缝合适用于对伤后时间较长，污染较重的伤口，清创后不予缝合或只缝深层组织，待观察2～3d，无感染征象后再予缝合。④根据伤口情况设置引流物。

4.包扎。伤口外敷无菌敷料，胶布固定或粘贴伤口敷料，无菌包扎。必要时用绷带包扎或用弹性网状绷带固定。向病员交代注意事项，清理用物，洗手记录。

（五）注意事项

第一，有活动出血时先止血，再清创。选用局部麻醉，只能在清洗伤口后进行。

第二，创面的污垢和异物，要彻底清除。

第三，尽量保护主要的血管、神经、脏器，必要时争取在清创时给予修复。

第四，缝合时，要求边缘对合整齐，不留无效腔；缝合避免过紧，以免造成缺血性坏死。

第五，如伤口置引流物，在包扎时应注意引流物的数量，并记录。

六、损伤患者常用护理技术——更换敷料

更换敷料又称换药。是对经过初步治疗的伤口（包括手术切口）做进一步处理的总称。是处理感染伤口的基本方法。

换药原则如下：①严格遵守无菌原则，防止院内感染发生。②换药环境和时间。换药最好在换药室内进行，环境清洁、安静，光线明亮。若在病房换药，下列情况下不宜：晨间护理时或结束半小时以内，患者进餐时，患者睡眠时，家属探视时，手术人员上手术台前。③换药顺序。根据伤口情况安排换药顺序，先换清洁伤口，再换污染伤口、感染伤口，最后换特异性感染伤口。④换药次数。换药次数应根据情况而定，一期缝合伤口术后2～3d 换药1次，如无感染至拆线时再换药；分泌物不多，肉芽组织生长良好的伤口，每日或隔日换药1次；脓性分泌物多，感染重的伤口，每日换药1次或数次。

（一）操作目的

其一，动态观察伤口的变化，及时调整伤口护理方案。

其二，保持引流通畅，湿敷有效药物，控制局部感染。

其三，保护并促进新生上皮和肉芽组织生长，以利于伤口愈合或为植皮做 好准备。

其四，对清洁伤口或手术切口，换药目的是检查和消毒伤口。

（二）操作评估

其一，评估前一次伤口处理的时间和伤口情况。其二，评估患者全身情况和耐受能力。

（三）用物准备

备换药碗2个、无菌镊2把。盐水棉球、碘附棉球、生理盐水棉球、湿敷药 物纱布在一个治疗碗内分开放置，另一个盛干纱布、干棉球等，碗口以无菌纱布覆盖。另备胶布、绷带、棉签、弯盘等。根据需要备外用药（根据不同伤口准 备）、剪刀、探针、止血钳等。

（四）操作步骤

1. 操作者衣帽整齐，热情接待或通知患者，询问病情或查看病历，做好解释工作。

2. 调节病室或换药室内温度和照明。

3. 洗手、戴口罩，携用物到床前，或接患者到换药室，协助患者取舒适体位，注意遮盖与保暖。

4. 揭下污敷料。外层敷料用手揭去，内层用无菌镊按伤口纵轴方向揭除。撕胶布时动作轻柔，最内层与伤口粘贴紧密时，可用生理盐水浸湿后再揭除，以减少疼痛和出血。

5. 处理创面。用双手执镊法操作，一镊接触伤口，另一镊从换药碗中夹取物品传递，两镊不可相互碰触。创面若有出血，取盐水棉球按压止血。用碘附棉球由伤口边缘向外围擦拭，避免将伤口以外的细菌带入伤口内，消毒范围应超出敷料范围。用稍干的盐水棉球拭去伤口内的渗出液，除去沉着的纤维素、坏死组织或线头。观察伤口深浅、大小及肉芽生长情况，健康肉芽组织为红色、坚实、无水肿、不易出血；若肉芽不健康或有坏死组织存在，需应用适当的外用药；肉芽组织过度生长，高出创缘者，应予剪平或用10%～20%的硝酸银烧灼。必要时可将分泌物作涂片、细菌培养及药敏试验。对诊断不明的伤口或伤口经久不愈者，可取部分组织做活检。根据伤口深度和创面情况酌情置引流物，橡皮片适用于浅表小脓腔及易渗血的伤口；橡皮管适用于深部脓腔引流；凡士林纱布条用于填塞止血。

6. 包扎固定伤口。用无菌敷料覆盖伤口，并以胶布或绷带固定。

7. 换药后处理。安置好患者，妥善处理污物，洗手后记录。

8. 缝合伤口拆线。拆线时先用碘酒或其他消毒液消毒切口和缝线，用手术镊夹起缝线结，用线剪在线结下贴近皮肤处剪断缝线，随即抽出缝线，再次消毒切口，然后用无菌敷料覆盖，胶布固定。

（五）注意事项

第一，2把镊子不可混用，一把夹无菌敷料，另一把接触伤口敷料。

第二，操作应轻柔、熟练，尽可能减少患者的痛苦，注意患者保暖，保护患者隐私。

第三，引流物切勿堵塞伤口外口，要保持伤口底小口大，不形成无效腔。

第四，发现伤口异常情况及时上报医师，进行处理。

第五，特殊感染伤口，用过的器械应单独浸泡消毒后灭菌，换下的敷料应焚毁。

第二节 外科感染

一、外科感染概述

感染通常指病原体侵入、滞留与繁殖所引起的炎症反应，病原体包括病毒、细菌、真菌与寄生虫等。外科感染是指需要外科手术治疗的感染，包括创伤、手术、烧伤等并发的感染。

外科感染的特点：①多数为几种细菌引起的混合感染，少数在感染早期为单一细菌所致，以后发展为几种细菌的混合感染；②大部分患者有明显而突出的局部症状和体征；③感染常限于局部，发展后会导致化脓、坏死，使组织遭到破坏，最终形成瘢痕组织而影响局部功能。

（一）分类

外科感染的致病微生物（以下简称致病菌）种类较多，可侵入人体不同部位的组织、器官而引起多种病变。临床可从致病菌种类、病变性质或病变进展过程进行分类。

1. 按致病菌种类和病变性质分类。

（1）非特异性感染：又称化脓性或一般性感染，占外科感染的大多数。常见致病菌有金黄色葡萄球菌、溶血性链球菌、大肠埃希菌、变形杆菌和铜绿假单胞菌（绿脓杆菌）等。感染可由一种或几种致病菌共同导致，一般先有急性炎症反应，进而可致局部化脓，如疖、痈、手部感染、淋巴结炎、乳腺炎、阑尾炎 和腹膜炎等。另外手术后感染多属此类。

（2）特异性感染：是指由一些特殊的病菌、真菌等引起的感染。如结核分枝杆菌、破伤风杆菌、产气荚膜杆菌、白念珠菌、新型链球菌等。不同的病菌可分别引起比较独特的病理变化过程。

2.按病变进程分类。

（1）急性感染：病变以急性炎症为主，病程多在3周以内。

（2）慢性感染：病程持续超过2个月的感染。

（3）亚急性感染：病程介于急性与慢性感染之间。

3.按发生条件分类。伤口直接污染造成的感染称原发性感染，在伤口愈合过程中发生的感染称继发性感染。病原体由体表或外界环境侵入人体造成的感染为外源性感染，由原存体内的病原体引起的感染称内源性感染。还可按发生的条件分类，如条件性（机会性）感染、二重感染（菌群交替症）、医院内感染等。

（二）病理生理

1.感染后的炎症反应。局部组织损伤后，致病菌侵入组织并繁殖，产生多种酶与毒素，激活凝血、补体、激肽系统和巨噬细胞等，导致炎症介质生成；组织释放的组胺、激肽和血管活性物质等引起血管扩张与通透性增加，白细胞和吞噬细胞进入感染部位发挥吞噬作用。渗出液中的抗体与细菌表面的抗原结合，激活补体，参与炎症反应。炎症反应的作用是使入侵的微生物局限化并最终清除，同时引起局部组织出现红、肿、热、痛等炎症的特征性表现。部分炎症介质、细胞因子和毒素等还可进入血流，引起体温升高、血白细胞计数增加等全身反应。

2.感染的转归。感染的病程演变受致病菌毒力、局部抵抗力、全身免疫力及治疗措施等诸多因素影响。

（1）炎症局限：当人体抵抗力占优势、治疗及时或有效时，炎症即被局限、 吸收或形成局部脓肿。若局部形成小脓肿，可自行吸收；而较大的脓肿可破溃或经手术切开排脓后，转为修复过程，感染部位逐渐长出肉芽组织、形成瘢痕而痊愈。

（2）炎症扩散：致病菌毒性大、数量多和（或）宿主抵抗力低下时，感染难以控制并向感染灶周围或经淋巴、血液途径迅速扩散，导致全身感染，如脓毒症，或菌血症，严重者可危及生命。

（3）转为慢性感染：当人体抵抗力与致病菌毒性处于相持状态，感染灶可被局限，但其内仍有致病菌；组织炎症持续存在，局部由于中性颗粒细胞浸润减少而成纤维细胞和纤维细胞增加，形成慢性感染。 一旦人体抵抗力下降，致病菌可再次繁殖，慢性感染又重新变为急性感染。

（三）临床表现

1. 局部表现。红、肿、热、痛、功能障碍是非特异性感染的五大典型症状，但各种症状的程度和范围可随感染的部位、轻重和病程而不同，早期感染范围小或位置较深时，局部症状可不明显；晚期感染范围大或部位浅时，局部症状十分明显。慢性感染可有溃疡、窦道，亦可出现局部肿胀、肿块或硬结，但疼痛 和触痛大多不明显。体表感染形成脓肿后，触之有波动感。深部组织感染者 局部症状不明显；某器官感染时，可出现该器官受损的相应症状，如胆道感染 或肝脓肿时，患者可出现腹痛和黄疸。

2. 全身症状。全身症状随感染轻重等因素而表现不一。轻者可无全身表现；较重感染者可出现发热、头痛、腰背痛、精神不振、焦虑不安、乏力、食欲缺 乏、出汗、心悸等一系列全身不适症状；严重感染者可出现代谢紊乱、营养不良、贫血，甚至并发感染性休克和多器官系统功能障碍。

3. 特异性表现。特异性感染的患者可因致病菌不同而出现各自特殊的症 状和体征。如破伤风患者可表现为肌肉强直性痉挛，气性坏疽和其他产气菌 引起的蜂窝织炎可出现皮下捻发音等。

（四）辅助检查

1. 实验室检查。

（1）血常规检查：血白细胞计数、中性粒细胞比例增加，当白细胞计数大于 12×10^9/L或小于4×10^9/L或发现未成熟的白细胞时，常提示感染加重。

（2）生化检查：营养状态欠佳者需检查血清蛋白、肝功能等；疑有泌尿系统感染者需检查尿常规、血肌酐、尿素氮等；疑有免疫功能缺陷者需检查细胞和体液免疫系统，如淋巴细胞分类、NK细胞和免疫球蛋白等。

（3）细菌培养：表浅感染灶可取脓液或病灶渗出液作涂片或细菌培养以鉴定致病菌。较深的感染灶，可经穿刺取得脓液。全身性感染时，可取血、尿或痰做涂片检查、进行细菌培养和药物敏感试验，必要时重复培养。

2.影像学检查。

（1）超声检查：用于探测肝、胆、胰、肾、阑尾、乳腺等器官的病变以及胸腔、腹腔、关节腔内有无积液。

(2)X 线摄片、CT、MRI：适用于检测胸腹部或骨关节病变，也可了解有无膈下游离气体。

（五）治疗原则

局部治疗与全身性治疗并重。消除感染因素和毒性物质（脓液、坏死组织等），积极控制感染，增强人体抗感染组织修复能力。

1.局部处理。

（1）非手术治疗：①患部制动。避免局部受压，有利于炎症局限和消退。肢体感染者，抬高患肢，必要时加以固定。②局部用药。浅表的急性感染在未 形成脓肿阶段可选用中、西药，如消肿散、鱼石脂软膏、芙蓉膏外敷或50%的硫 酸镁溶液湿敷，以促进局部血液循环、肿胀消退和感染局限。③理疗。超短波、红外线辐射或湿敷法等可改善局部血液循环，促进炎症吸收、消退或局限。

（2）手术治疗：包括脓肿切开引流和严重感染器官的切除。部分感染尚未形成脓肿，但局部炎症严重、全身中毒症状明显者，做局部切开减压，引流渗出物，以减轻局部和全身症状，避免感染扩散。深部脓肿可在B超 、X线引导下作穿刺引流。

2.全身治疗。

（1）支持治疗：保证休息；提供富含能量、蛋白质和维生素的饮食，补充水分和电解质，以维持体液平衡和营养状况；明显摄入不足者，可提供肠内或肠外营养支持；严重贫血、低蛋白血症或白细胞减少者， 适当输血或补充血液成分。

（2）抗菌药物治疗：严格掌握应用指征，对轻症感染，可不使用抗生素；使 用窄谱抗生素有效的，就不用广谱抗生素；单独使用有效的就不要联合用药，以免发生二重感染；对严重感染或脓毒症（菌血症）应早期、足量、联合、经静脉输入抗生素。根据细菌学检查及药物敏感试验结果调整抗生素种类，监测药物毒性。

（3）其他：可服用清热解毒类中药。体温过高时，可用物理降温或给予镇静退热的中、西药；体温过低时应注意保暖。疼痛剧烈者，适当应用止痛剂。

二、浅部软组织化脓性感染

浅部软组织化脓性感染是指皮肤、皮下组织、淋巴管、淋巴结、肌间隙及周围的疏松结缔组织间隙等软组织的外科感染。

（一）护理评估

1. 疖。疖俗称疔疮，是指单个毛囊及其所属皮脂腺的急性化脓性感染。多个疖同时发生或反复出现在身体各部，称为疖病，常见于营养不良的小儿、 糖尿病或有免疫缺陷的患者，或者皮肤不洁且常擦伤处。致病菌多为金黄色葡萄球菌和表皮葡萄球菌。

疖常发生于毛囊和皮脂腺丰富的头、面、颈、背部、腋窝、腹股沟等部位，表现为局部呈锥形隆起的小结节，红、肿、痛；化脓后在其顶部有黄白色脓头，触 摸有轻微波动感。疖破溃后脓液流出，并有白色的脓栓，当脓液流尽脓栓脱落 时将消肿愈合。一般无全身症状，但若发生在血液循环丰富的部位，且机体抵 抗力低下时，常伴寒战、发热、头痛和全身不适等中毒症状。发生在面部“危险 三角区”（上唇、鼻周围）的疖被挤压或处理不当时，可引起颅内海绵状静脉窦炎，可有严重的全身中毒症状，甚至出现昏迷而危及生命。

疖初期，局部选用热敷或理疗、外敷鱼石脂软膏等促使炎症消退；见疖顶出现脓点，用针头、刀片将脓栓剔除，禁忌挤压；有波动感时，及时切开引流。有全身症状的疖和疖病，应给予抗生素，注意休息和营养补充。

2. 痈。痈是相邻多个毛囊及其所属皮脂腺和汗腺的急性化脓性感染，常由多个疖融合而成。致病菌以金黄色葡萄球菌为主。多见于成人，免疫功能差的老人及糖尿病患者易患痈。常发生于皮肤厚韧的部位，如颈、背部。俗称背部痈为“搭背”，颈后痈为“对口疗”。

初期局部呈稍隆起的暗红色、质地坚韧、界限不清的疼痛、肿胀、浸润区，以后中心部位出现多个“脓头”；破溃后呈蜂窝状，内含坏死组织和脓液。痈可向周围组织和深部发展，伴区域淋巴结痛。寒战、高热、不适等全身中毒症状明显，外周血白细胞计数及中性粒细胞比例增加，严重者可致脓毒血症和全身化脓性感染而危及生命。唇痈表现为口唇极度肿胀、张口困难，易引起颅内感染，危险性极大。初期局部选用理疗、热敷或中药外敷，不要挤压以免扩散。当表面已形成 多个脓点，颜色变紫褐色或已破溃流脓，必须及时切开引流。

全身及早使用抗生素控制感染，需长时间用药的，最好根据细菌培养和药敏试验结果选药。适当休息，加强营养。

3. 急性蜂窝织炎。急性蜂窝织炎是皮下、筋膜下、肌间隙或深部疏松结缔组织的急性弥漫性化脓性感染。其特点是病变迅速扩散，不易局限；与周围正常组织无明显界限，感染灶附近淋巴结常受累。皮肤或软组织损伤后感染均可引起本病，亦可由局部化脓性感染灶直接扩散或经淋巴、血流传播而发生。乙型溶血性链球菌是引起急性蜂窝织炎的主要病菌，其次是金黄色葡萄球菌、大肠埃希菌和其他型链球菌或厌氧菌。

急性蜂窝织炎有多种类型：①一般性皮下蜂窝织炎。表现为局部明显肿胀、疼痛，表皮发红发热，向四周迅速扩散而不易局限，病变中央部位呈暗红色，边缘稍淡。病变位于疏松组织时，疼痛较轻；深部组织的急性蜂窝织炎，局部红肿虽不明显，但有局部组织水肿和深部压痛，患者多伴有寒战、发热、头痛、全身无力等症状。②口底、颌下和颈部的急性蜂窝织炎。可发生喉头水肿而压迫气管，引起呼吸困难甚至窒息。③新生儿皮下坏疽。是一种特殊类型的蜂窝织炎，多见于新生儿背、臀部。④产气性皮下蜂窝织炎。主要致病菌为 厌氧菌，好发于易被大、小便污染的会阴部或下腹部伤口处。早期表现类似于一般皮下蜂窝织炎，病情加重时表现为进行性皮肤、皮下组织及深筋膜坏死，脓液恶臭，局部有捻发音，全身情况迅速恶化。

积极给予局部和全身治疗，若脓肿形成，应该及时切开引流，以缓解皮下炎症的扩散和减少皮下坏死。切口应为多个小切口，伤口用3%的过氧化氢溶液冲洗和湿敷。对于口底、颌下、颈部的急性蜂窝织炎应早期切开，防止喉头痉挛。并密切观察患者呼吸，突发喉头痉挛，应及时气管插管。

4.丹毒。丹毒是皮内网状淋巴管及皮肤的急性炎症。致病菌属乙型溶血性链球菌。多发生于皮肤、黏膜受损部位，好发部位为下肢和面部。起病急，很少有组织坏死或化脓。患者常有头痛、畏寒、发热等全身中毒症状。局部现为片状红疹，颜色鲜红，边缘清楚，并略隆起。手指轻压可使红色消退，但在压力除去后，红色即很快恢复。在红肿向四周蔓延时，中央的红色消退、脱屑，颜色转为棕黄。红肿区有时可发生水泡，局部有烧灼样痛，附近淋巴结肿大。足癣或血丝虫感染可引起下肢丹毒的反复发作，有时可导致淋巴水肿。甚至发展为“象皮肿”。

治疗时全身应用抗生素，局部可涂敷金黄散或玉露散等。同时应该治疗与丹毒相关的其他疾病，如足癣或鼻窦炎，以免诱发丹毒复发。此病有接触传染性，应注意隔离，接触患者后须洗手。患者换药用具，须用消毒液后，再按常规方法进行清洗消毒，换下的敷料进行焚烧处理。

5.急性淋巴结炎和淋巴管炎。急性淋巴管炎指致病菌经皮肤、黏膜损伤 处或其他感染灶，经组织淋巴间隙进入淋巴管内及其周围组织的急性炎症，感染扩散到淋巴结，可以引起急性淋巴结炎。金黄色葡萄球菌和溶血性链球菌是主要致病菌。

急性淋巴结炎局部先有淋巴结肿大、疼痛和触痛，可与周围软组织分辨，表面皮肤正常。病变加重时形成肿块（不能分辨淋巴结个数），疼痛与触痛加重，表面皮肤可发红发热。形成脓肿时有波动感，少数甚至可以破溃出脓。

急性淋巴管炎分管状淋巴管炎和网状淋巴管炎（即丹毒）。根据感染部位不同，急性管状淋巴管炎可分为：皮下浅层急性淋巴管炎和皮下深层急性淋巴管炎。皮下浅层急性淋巴管炎在表皮呈现一条或多条红色线条，有轻度触痛，扩展时红线向近心端延长。但发生在皮下深层时表皮红线，只可能有条形触痛区。至于全身性反应如体温、白细胞计数等的变化，取决于病菌的毒性和感染程度，常与原发的感染病变有密切关系。

治疗时首先控制原发感染病变，临床表现明显者应积极采取局部或全身性治疗措施。急性淋巴结炎一旦形成脓肿则要及早切开引流。

（二）常见护理诊断/问题

1. 体温过高。与感染有关。

2. 疼痛。与炎症刺激有关。

3. 营养失调：低于机体的需要量。与营养摄入不足及高代谢状态有关。

4. 潜在并发症。脓毒血症、感染性休克。

（三）护理目标

患者情绪稳定，能配合降温措施，使体温恢复正常；疼痛缓解，感觉好转；保证机体代谢所需的营养；不发生并发症或发生后得到及时、有效控制。

（四）护理措施

1. 做好局部疗法的护理。

（1）患部抬高与制动：协助和指导患者将患部抬高与制动，以促进静脉回流，减轻局部肿胀，减轻疼痛，有利于炎症局限化和消退。肢体感染时，抬高患肢的高度应超过心脏水平，如需行固定制动时，应保持在功能位。颜面和口底部感染则应少说话，进食流质或半流质饮食以减少咀嚼运动。颜面危险三角区感染，严禁挤压和按摩病灶处，同时应避免患处受压。

（2）药物外敷：配合医生做好换药工作，在人体浅部原发性感染病灶的早期，可在患处外敷10%～20%的鱼石脂软膏，也可用25%～50%的硫酸镁溶液湿热敷，或局部涂擦碘酊或碘附，或用其他中草药捣烂外敷，这些药物可促进炎症消退或局限化。外敷药每日更换1次，敷料要妥善包扎，以防脱落。对于继发性感染的化脓伤口或溃疡面，可酌情选用0.1%的依沙吖啶溶液、含氯石灰硼酸溶液等药物纱布外敷。

3）物理疗法：协助医师做好热敷、红外线、超短波等物理疗法的护理。早期热敷可促进血液循环，有利于炎症消退和减轻疼痛；后期热敷有利于感染局限，形成脓肿。

（4）脓肿切开引流的护理：脓肿形成后要及时切开引流，切开引流后，应注意敷料是否湿透，有无出血，要及时更换敷料并保持清洁。术后注意保持引流通畅，注意观察体温及疼痛变化。如体温不降，疼痛不减轻，引流出的脓液甚少等，说明引流不通畅，应及时报告医生予以处理。

2. 遵医嘱合理、正确地使用抗菌药物。轻症感染可口服或肌内注射抗生素，重症感染必须经静脉注射抗生素。联合用药时，注意配伍禁忌，一般宜采用分次、分别静脉给药，避免2种以上药物混合使用而降低疗效。需要24h 内保持较高血药浓度者，应有计划地将当日药物的总量分批、分次给予。注意观察药物疗效，效果不明显时，及时报告医师以便及时更换药物。一般在感染被控 制、体温恢复正常后即可停药；严重感染则需在体温正常后维持用药1～2周。使用抗生素时，要注意抗生素的毒性反应、过敏反应、细菌的耐药性及有无二重感染发生。

3. 维持营养和体液平衡。感染患者应给予高维生素、高蛋白、高热量、易消化的饮食，维持营养平衡。必要时遵医嘱补液，维持水、电解质、酸碱平衡。对严重感染患者，遵医嘱给予少量多次输入新鲜全血或丙种球蛋白，增强机体抵抗力。

4. 对症处理。病情较重时需卧床休息；高热者应给予物理降温，必要时可遵医嘱应用降温药降温；明显疼痛时，遵医嘱给予止痛药物。

5. 观察病情。对感染严重者，要严密观察病情。定时测量体温、脉搏、呼吸和血压，并注意神志变化、局部体征的发展、血常规检查结果等，如果一般情 况恶化，发生脓毒症或感染性休克，应及时报告医师。认真记录24h出入水量。

6. 加强基础护理。配合各种治疗，做好口腔、皮肤护理及一般生活护理工作。应保持病室通风良好，空气清新，病服、床单及被套需要经常更换，以避免医院内感染。健康恢复期应指导患者正确进行功能锻炼，防止肌肉萎缩、肌腱 粘连、关节僵硬等失用性改变。

（五）健康指导

指导患者及社区人群，加强营养、增强体质、提高机体抵抗力。加强个人卫生和环境卫生，做好皮肤的清洁和避免皮肤受损。及时治疗皮肤破损、足癣、口腔溃疡、鼻窦炎等病灶。嘱患者切勿对病灶随意挤压，尤其“危险三角区”的疖严禁挤压，防止感染扩散，引起颅内感染。积极治疗糖尿病、营养不良 等疾病。

三、手部急性化脓性感染

手部急性化脓性感染包括甲沟炎、脓性指头炎、手掌侧化脓性腱鞘炎、滑囊炎和掌深间隙感染。这类感染，尤其是前两种，在临床上较多见。

（一）护理评估

1. 甲沟炎、脓性指头炎。甲沟炎、脓性指头炎可发生在手受各种轻伤后，如刺伤、擦伤、小刀割伤、剪指甲过深、逆剥新皮倒刺等。病菌主要是常存于皮肤表面的金黄色葡萄球菌。

（1）甲沟炎：是甲沟或周围组织的感染。常发生在一侧甲沟皮下，表现红肿、疼痛，一般无全身症状。部分可自行或经过治疗后消退；部分可迅速发展形成脓肿，红肿区内有波动感，出现白点，但不易破溃流脓。感染可发展至甲根部或扩展到另一侧甲沟，形成半环形脓肿。感染加重时常有疼痛加剧和发热等全身症状。由于指甲阻碍脓性物排出，感染可向深层蔓延而形成指头炎 或指甲下脓肿。甲沟炎初起未成脓时，局部可选用鱼石脂软膏、金黄散糊等敷 贴或超短波、红外线等理疗，并口服复方磺胺甲唑等抗菌药。已形成脓肿应切开 引流。若甲下积脓，应拔除指甲或剪去覆盖于脓腔上的指甲。

（2）指头炎：是手指末节掌面皮下组织的急性化脓性感染。发病初期，指 头轻度肿胀、发红、刺痛。继而指头肿胀加重、有剧烈的跳痛，多伴有寒战、高热、全身不适等症状。感染更加重视，指头疼痛反而减轻，皮肤由红转白，反映 局部组织趋于坏死。皮肤破溃溢脓后，用一般的换药法难以使其好转，多因形 成末节指骨慢性骨髓炎。指头炎初发时，应平置患手和前臂（不下垂），用抗菌药，并将患指套入内装金黄散糊剂的胶皮手套（敷贴指头）。若患指有剧烈疼 痛、明显肿胀、伴有全身症状时，需及时切开引流，以免感染侵入指骨。

2. 化脓性腱鞘炎、化脓性滑囊炎和掌深间隙感染。

（1）化脓性腱鞘炎：化脓性腱鞘炎是指手指屈肌腱鞘的急性化脓性感染，多因掌面被刺伤后受金黄色葡萄球菌侵袭所致。患指疼痛、肿胀，以中、近指节为甚，皮肤明显紧张，指关节轻度弯曲，勉强伸直则痛难忍，触及肌腱处也加剧疼痛。

（2）化脓性滑囊炎：在手指内发生腱鞘炎，可能分别蔓延到桡侧和尺侧的滑液囊造成化脓性滑囊炎。桡侧滑囊炎并有拇指腱鞘炎，使拇指肿胀微屈、不能伸直和外展，拇指中节和大鱼际有触痛；尺侧滑囊炎多与小指腱鞘炎相连，使小指肿胀、连同无名指呈半屈状，小指和小鱼际有触痛，炎症加剧时肿胀向 腕部扩展。

（3）掌深间隙感染：鱼际间隙感染时大鱼际和虎口（拇指与食指间指蹼）有 肿胀、疼痛和触痛，食指和拇指微屈、伸直时剧痛；掌中间隙感染时掌心肿胀使 原有的凹陷变平，并有皮色发白、疼痛和触痛，掌背和指蹼的肿胀较掌心更为 明显。中指、无名指和小指均屈曲、伸直时剧痛。

以上化脓性腱鞘炎、滑囊炎、掌深间隙感染时可局部外敷中、西药，行超短 波或红外线理疗处理，同时还需用抗菌药；感染加重时应切开引流，以免肌腱受感染侵蚀。

（二）常见护理诊断/问题

1. 疼痛。与手部化脓性感染和肿胀有关。

2. 体温过高。与感染有关。

3. 知识缺乏。缺乏预防感染的相关知识。

4. 潜在并发症。指骨坏死、肌腱坏死、手功能障碍。

（三）护理目标

患部的疼痛和全身的症状减轻或缓解；体温恢复正常；患者了解预防感染 的相关知识；手部的功能恢复，并发症不发生或得到及时控制。

（四）护理措施

1. 疼痛护理。

第一，制动并抬高患肢，有利于改善局部血液循环，促进静脉和淋巴回流，减轻炎性充血、水肿，缓解疼痛。

第二，创面换药时，操作轻柔、 仔细，尽量让患者放松。必要时在换药前适当应用止痛剂；对敷料贴于创面 者，可用无菌生理盐水浸泡患部敷料后换药，以减轻疼痛。

第三，指导患者自 我缓解疼痛，以分散其注意力为主，如听音乐、看书等。

第四，提供安静、舒适的休息环境，按医嘱及时、准确使用镇定止痛剂，保证患者的休息和睡眠。护士应主动与患者沟通，了解其心理反应，并向其讲解有关本病的相关知识、治疗措施及预后等，使其积极配合治疗。

2. 控制感染。

第一，了解患者药物敏感史，遵医嘱及时、准确应用抗生素，并根据细菌培养、药敏试验结果及创面变化，及时调整用药；

第二，脓肿切开者，应观察伤口引流情况，引流物的性状、色及量等，及时更换敷料。

3. 病情观察。观察手部局部症状，尤其对在炎症进展期疼痛反而减轻者，应警惕腱鞘组织坏死或感染扩散的发生。对经久不愈的创面，应定时做脓液细菌培养及X线摄片检查，以警惕骨髓炎的发生。严密监测体温、脉搏、血压的变化，及时发现和处理全身性感染。

4. 功能锻炼。炎症开始消退时，指导患者活动患处附近的关节，尽早恢复手部功能，亦可同时理疗，以免手部固定过久而影响关节功能。

（五）健康指导

第一，手部感染愈合后，指导患者进行手部锻炼、按摩、理疗，以尽快恢复手部功能。

第二，告知患者及家属，对于手部的任何微小损伤，如剪甲伤、逆剥伤等，都应进行消毒、无菌纱布包扎等处理，以防止发生感染。

四、全身性感染

全身性感染是指病菌侵入人体血液循环，并在体内生长繁殖或产生毒素而引起的严重的全身性感染或中毒症状，通常指脓毒症和菌血症。脓毒症伴有全身性炎症反应，如体温呼吸、循环等明显改变的外科感染的统称；在此基础上，血培养检出致病菌者，称为菌血症。

（一）护理评估

1. 健康史。导致全身性感染的主要原因是致病菌数量多、毒力强和机体的抗感染能力低下。常继发于严重创伤后的感染和各种化脓性感染，如大面积烧伤、开放性骨折、胆道感染、尿道感染等，另有体内长期置管、不适当使用抗生素和激素等。

2. 身体状况。脓毒症和菌血症共同特点为：①起病急、病情重、发展快，突起寒战、高热，可达40～41℃或体温不升；②头痛、恶心、呕吐、腹胀、面色苍白或潮红、出冷汗等；③神志淡漠或烦躁、谵妄，甚至昏迷；④心率加快、脉搏细 速、呼吸急促甚至困难；⑤代谢失调和不同程度的代谢性酸中毒；⑥严重者出 现感染性休克、多器官功能障碍或衰竭、肝脾肿大、黄疸或皮下出血、瘀斑；⑦可有原发感染灶的表现。因致病菌的菌种、数量、毒力和人体抵抗力的差异而有不同表现。

（1）革兰氏阴性氏杆菌感染：所致的脓毒症一般较严重，临床特点为全身寒战或间歇发热、四肢厥冷和“三低”现象（体温不升、低血白细胞计数、低血压），早期即可发生感染性休克，且持续时间长。

（2）革兰氏阳性球菌感染：其外毒素能使周围血管麻痹、扩张，发热多呈稽 留热和弛张热；患者面色潮红、四肢温暖；常有皮疹、腹泻、呕吐等。此类感染 易经血液播散，可在体内形成转移性脓肿，较迟发生感染性休克。

（3）无芽孢厌氧菌感染：约2/3的厌氧菌感染伴需氧菌感染，2类细菌的协同作用可促使组织坏死，形成脓肿。

（4）真菌感染：临床表现酷似革兰氏染色阴性杆菌感染，如高寒、高热、神志淡漠、嗜睡，甚至休克。由于常同细菌感染混合存在，临床不易区别，容易漏诊。

3. 辅助检查。

（1）血常规检查：白细胞计数显著增高，常达（20～30）$\times 10^9$/L，中性粒细胞多数明显增高，可有明显的核左移或白细胞内出现中毒颗粒，大部分患者有轻 度或中度贫血现象。但老年人和全身情况较差者白细胞总数可不增高或降低。革兰氏阴性杆菌脓毒症时白细胞总数可以正常或减少。

（2）血培养：寒战、高热时作，培养出致病菌是确诊菌血症的重要依据，同时做药敏试验。

（3）影像学检查：对怀疑有转移性脓肿者，可以借助X线、B超、CT等检查。

（4）其他：有不同程度的氮质血症、溶血；部分患者尿液中可出现蛋白、红细胞，白细胞、管形、酮体等肝、肾功能受损的表现。

4. 治疗与效果。

（1）积极处理原发感染灶：包括清除坏死组织和异物、消灭无效腔、充分引流脓肿；尽早解除和感染相关的因素，如血液循环障碍、梗阻。

（2）应用有效抗生素：在未获得培养结果前，根据原发感染灶的性质，及早、联合应用估计有效的2种抗生素，并应用足够剂量；根据细菌培养及药物敏感试验结果，调整有效抗生素；对于真菌性脓毒

症，应尽量停用广谱抗生素，改用有效抗生素，并全身应用抗真菌药物。

（4）全身支持疗法：补充血容量、输注新鲜血、纠正低蛋白血症等；纠正电解质紊乱和维持酸碱平衡。

（4）对症处理：降温、抗休克治疗等。

5. 心理一社会状况。多数全身感染的患者起病急、病情重、变化快，患者及家属易产生紧张、焦虑和恐惧等情绪，形成较大的精神压力。

（二）常见护理诊断/问题

1. 体温过高。与全身性感染有关。

2. 焦虑/恐惧。与突发寒战、高热、头痛及心率、脉搏、呼吸等的改变有关。

3. 潜在并发症。感染性休克等。

（三）护理目标

患者焦虑或恐惧程度减轻或缓解；体温维持正常，全身性感染得到控制；病情变化被及时发现和处理，抗休克治疗有效。

（四）护理措施

1. 一般护理。

（1）卧床休息：提供安静、舒适的环境，保证患者充分休息和睡眠。

（2）营养支持：鼓励患者进行高蛋白质、高热量、含丰富维生素、高碳水化合物（糖类）的低脂肪饮食，对无法进食的患者可通过肠内或肠外途径提供足够的营养。

2. 对症护理。严密观察患者的面色和神志，监测生命体征等，及时发现病情变化；高热患者，给予物理或药物降温，以降低代谢消耗；保持呼吸道通畅，协助患者翻身、叩背咳痰、深呼吸，如痰液黏稠给予雾化吸入，床头备吸痰装置；提供氧治疗以提高组织器官

氧浓度；检测24h出入水量，纠正水、电解质失衡；在患者寒战、高热发作时，做血液细菌或真菌培养，以便确定致病菌，为治疗提供可靠依据。

3.用药护理。根据医嘱及时、准确地执行静脉输液和药物治疗，以维持正常血压、心排血量及控制感染。

（五）健康指导

注意个人日常卫生，保持皮肤清洁；加强饮食卫生，避免医源性感染；发现身体局部感染灶应及早就诊，以免延误治疗。

五、特异性感染——破伤风

破伤风是指破伤风杆菌侵入人体伤口并生长繁殖、产生毒素而引起的一种急性特异性感染。常继发于各种创伤后，亦可发生于不洁条件下分娩的产妇和新生儿。

破伤风杆菌为革兰氏阳性厌氧芽孢杆菌，广泛存在于人畜的粪便、泥土和尘埃中，当人体发生开放性损伤时易感染破伤风。

在缺氧的伤口中，破伤风杆菌的芽孢发育为增殖体，迅速繁殖并产生大量外毒素，即痉挛毒素和溶血毒素。痉挛毒素经血液循环和淋巴系统作用 髓前角和脑干运动神经核，抑制突触释放抑制性传递介质，运动神经元因失去中枢抑制而兴奋性增强，导致随意肌紧张与痉挛。同时还可阻断脊髓对交感神经的抑制而致血压升高、心率加快、出汗等。溶血毒素可引起局部组织坏死 和心肌损害。

（一）护理评估

1.　健康史

（1）外伤史：破伤风杆菌及其毒素不能侵入正常的皮肤和黏膜，但一切弹性损伤，甚至细小的木刺或锈钉刺伤等，均可能引起破伤风。也有新生儿脐带处理不当，孕、产妇不洁的人工流产或分娩所致破伤风。

（2）伤口有缺氧环境：破伤风杆菌污染伤口后并不一定发病，缺氧环境是 发病的主要因素，如伤口深窄、伤口内有坏死组织、异物存留等，如果同时存在 其他需要氧菌感染造成局部缺氧，则更易发病。

2.　身体状况。

（1）潜伏期：　一般是6～12d，短则1～2d，最长可达数月甚至数年。潜伏期越短，预后越差。新生儿破伤风一般在断脐后7d左右发生，故常称“七日风”。

（2）前驱症状：全身乏力、头晕、头痛、打哈欠、咀嚼肌酸胀无力，并感到舌和颈部发硬及反射亢进等。前驱症状一般持续12～24h。

（3）发作期：出现前驱症状后，在肌紧张性收缩肌强直、发硬的基础上，呈阵发性强烈痉挛。通常最先受影响的肌群是咀嚼肌，随后顺序为面部表情肌、颈、背、腹、四肢肌，最后为膈肌。特征性表现为：张口困难、蹙眉、口角下缩、咧嘴“苦笑”、颈部强直、头后仰；当背、腹肌同时收缩时，因背部肌群较为有力，出现腰部向前凸、腹肌呈板硬状、躯干因而扭曲成弓，结合颈、四肢的屈膝、弯肘、半握拳等痉挛姿态，形成“角弓反张”或“侧弓反张”；强烈的肌痉挛，可致肌断裂，甚至发生骨折；膈肌受影响后，患者出现面唇青紫，呼吸困难，甚至呼吸暂停；膀胱括约肌痉挛时可引起尿潴留。上述发作可因轻微的刺激，如光、声、接触、饮水等而诱发。间隙期长短不一，发作频繁者，病情常严重。发作时神志清楚，表情痛苦，每次发作时间有数秒至数分钟不等。患者死亡原因多为窒息、心力衰竭或肺部并发症。

病程一般为3～4周，如治疗及时，从第2周开始症状逐渐减轻。少数患者仅有局部肌持续性强直，可持续数周或数月，以后逐渐消退。新生儿破伤风，因其肌纤弱而症状不典型，常表现为不能啼哭和吸吮乳汁，活动少，呼吸弱甚至呼吸困难。

3. 辅助检查。实验室检查很难确诊破伤风，伤口厌氧菌培养也很难发现该菌。合并感染时白细胞计数增多，中性粒细胞比例增高。

4. 治疗与效果。积极采取综合性的治疗措施，包括清除毒素来源，中和游离毒素，控制和解除痉挛，保持呼吸道畅通和防治并发症等。

（1）清除毒素来源：彻底清除坏死组织和异物，用3%的过氧化氢溶液冲洗，敞开伤口，充分引流。

（2）中和游离毒素：尽早使用破伤风抗毒素或破伤风人体免疫球蛋白。

（3）控制并解除痉挛：减少一切不必要的刺激，根据病情交替使用镇静剂解挛。

（4）防治并发症：主要并发症为窒息、肺不张、肺部感染，另外还有发作时坠床、骨折、咬伤舌等。对抽搐频繁、药物又不易控制的严重患者，应及早进行气管切开，以便改善通气，清除呼吸道分泌物，必要时可进行人工辅助呼吸。可利用高压氧舱辅助治疗。注意营养补充和水与电解质平衡的调整。恢复期间还可以出现一些精神症状，如幻觉，言语、行动错乱等，但多能自行恢复。

5.心理一社会状况。破伤风患者面对痉挛的反复发作和隔离治疗，常会产生焦虑、紧张、恐惧和孤独的感觉，故应了解患者紧张、焦虑和恐惧表现及程度。了解患者家属对本病的认识程度和心理承受能力，患者对医院环境的适应情况

（二）常见护理诊断/问题

1.恐惧。与反复抽搐引起痛苦、病情危重、担心预后有关。

2.有窒息的危险。与喉头痉挛及气道堵塞有关。

3.有受伤危险。与强烈肌痉挛抽搐，造成肌撕裂或骨折有关。

4.营养失调：低于机体需要量。与痉挛消耗和不能进食有关。

5.潜在并发症。肺部感染，水、电解质和酸碱平衡失调，心力衰竭等。

（三）护理目标

患者恐惧感减轻；呼吸道保持通畅；避免发生损伤和交叉感染；营养的摄入能维持机体代谢需要；并发症的发生被有效预防，一旦发生可及时发现和处理。

（四）护理措施

1.一般护理。

（1）环境要求：将患者置于隔离病室，室内遮光、安静。病室内急救药品和物品准备齐全，备气管切开包。

（2）减少外界刺激：避免声、光、寒冷及精神刺激。医护人员要做到“四轻”，即走路轻、说话轻、操作轻、关门轻；使用器具无噪声；护理治疗安排集中有序，尽量在痉挛发作控制的一段时间内完成，减少探视，尽量不要搬动患者。

（3）隔离消毒：严格执行无菌技术。医护人员进入病房要穿隔离衣，戴口罩、帽子、手套，身体有伤口时不要进入病室内工作；患者的用品和排泄物应严格消毒处理，伤口处更换的敷料应立即焚烧。尽可能使用一次性物品。

（4）静脉输液通畅：在每次发作后检查静脉通路，防止因抽搐使静脉通路堵塞、脱落而影响治疗。

（5）保证营养：症状较轻的患者，应争取在痉挛发作间歇期，鼓励患者进行高热量、高蛋白、高维生素饮食，进食应少量多次。避免引起呛咳、误吸。重症不能进食的患者，可通过胃管进行鼻饲，但时间不宜过长。也可根据机体需要由静脉补充或给予全胃肠外营养。

2.呼吸道管理。

第一，对抽搐频繁、持续时间长、药物不易控制的严重患者，应尽早进行气管切开，以便改善通气；及时清除呼吸道分泌物；必要时进行人工辅助呼吸。

第二，在痉挛发作控制后的一段时间内，协助患者翻身、叩背，以利排痰，必要时用吸痰器，防止痰液堵塞；给予雾化吸入以稀释痰液，便于痰咳出。气管切开患者应给予气道湿化。

第三，患者进食时注意避免呛咳、误吸 而引起窒息。

3.病情观察。遵医嘱测量体温、脉搏、呼吸、血压，常规吸氧，使脉搏氧饱和度在95%左右。观察患者痉挛和抽搐发作次数、持续时间及有无伴随症状，并做好记录，发现异常及时报告医生，并协助处理。

4.用药护理。

（1）破伤风抗毒素：一般用量是10000～60000U，稀释于5%的葡萄糖溶液中，缓慢滴入。用药前应做药物过敏试验。连续应用或加大剂量并无意义，且易导致过敏反应和血清病。也可用破伤风人体免疫球蛋白3000～6000U深部肌内注射，也可只用1次。

（2）青霉素或甲硝唑：既可抑制破伤风杆菌，又能控制其他需氧菌感染。

5.伤口护理。协助医生清创伤口，彻底清除坏死组织和异物，用3%的过氧化氢溶液或1:5000的高锰酸钾溶液清洗、湿敷，敞开伤口，充分引流。伤口已愈合者，应仔细检查痂下是否有无效腔或窦道。

6.维持水、电解质平衡，纠正酸中毒。由于痉挛时大量出汗、体力消耗极大以及不能进食，可引起患者水和电解质代谢紊乱，所以应及时补充纠正，同时记录24h出入量。

7.保护患者，防止受伤。使用带护栏的病床，必要时使用束带，防止痉挛发作时患者坠床和自我伤害；应用合适的牙垫，以防止舌咬伤；剧烈抽搐时勿强行按压肢体，关节部位放置软垫，以防止肌腱断裂、骨折及关节脱位；床上放置治疗气垫，防止压疮。

8.加强基础护理。患者生活多不能自理，应加强基础护理。对于不能进食的患者要加强口腔护理，防止口腔炎和口腔溃疡。抽搐发作时，患者常大汗淋漓，护士应及时轻轻擦汗，在病情允许情况下应给患者勤换衣服、被单、被褥。按时翻身，预防压疮发生。高热是病情危急的标志，体温超过38.5℃，应行头部枕冰袋和温水或乙醇擦浴等。尿潴留时留置导尿并做好相应护理。

（五）健康指导

第一，告知患者家属保持病室安静，避免声、光、风等刺激；教会患者家属消毒隔离方法、严防交叉感染。

第二，宣传劳动保护注意事项，避免创伤；普及科学接生；及时、正确处理伤口等。

第三，宣传、指导家属及社区人群接受破伤风自动免疫或被动免疫。

健康时预防方法：即自动免疫，通过注射破伤风类毒素使机体产生抗体。

受伤时预防方法：为被动免疫，适合用于以前未注射过类毒素者。在彻底清理伤口的基础上及早进行被动免疫。一般被动免疫法是注射从动物（牛或马）血清中精制而得的破伤风抗毒素（TAT）。伤后12h 内皮下或肌内注射TAT 1500U，儿童与成人剂量相同。但对发病高危情况，包括：①严重的或复杂的开放性损伤；②污染明显的伤口；③小而深的刺伤；④未能及时清创或处 理不当的伤口；⑤某些陈旧性创伤施行有关手术（如异物摘除）前等，须剂量加倍，必要时可在1周后再注射1次。破伤风抗毒素是一种异种蛋白，可导致过 敏反应。每次注射前应询问有无过敏史，并常规做过敏试验。对皮内试验阳性者，应采用脱敏法注射：将1mL抗毒素分成0.1mL、0.2mL、0.3mL、0.4mL，用 生理盐水分别稀释至1mL，按从小到大的剂量顺序分次肌内注射，每次间隔 20～30min，直至全量注射完毕。每次注射后须观察有无面色苍白、皮肤瘙痒、皮疹，有无打喷嚏、关节疼痛和血压下降等情况。一旦发生应立即停止注射破伤风抗毒素，同时皮下注射肾上腺素1mg，并做好对症处理。

六、特异性感染-气性坏疽

气性坏疽是由梭状芽孢杆菌所致的以肌坏死或肌炎为特征的急性特异性感染。已知梭状芽孢杆菌有多种，引起本病的主要是产气荚膜梭菌、水肿杆菌、腐败杆菌和溶组织杆菌等。感染往往是2种以上致病菌混合感染。

（一）护理评估

1. 健康史。患者有开放性受伤史。梭状芽孢杆菌广泛存在于泥土和人畜粪便中，故容易侵入伤口。气性坏疽的发生除了取决于梭状芽孢杆菌的存在外，还与人体抵抗力和伤口的缺氧环境，特别是伤口较深而且污染严重、处理不及时有关。如开放性骨折伴有血管损伤、挤压伤伴有深部肌肉损伤、上止血带时间过长等，造成损伤部位缺血、缺氧时容易发生气性坏疽。

2. 身体状况。

（1）潜伏期：一般为1～4d，可短至6～8h，长者可达5～6d。

（2）局部症状：患者常诉伤肢沉重或疼痛，持续加重，呈胀裂样剧痛，一般止痛剂不能奏效；伤肢明显肿胀和压痛。伤口中有大量浆液性或浆液血性渗出物，伤口周围皮下常有积气，可触及捻发音。皮肤局部张力过大，呈现水肿、 紧张、苍白、发亮，很快变为暗红色、紫色。因组织分解、液化、腐败和大量产气，伤口可有恶臭。

（3）全身症状：患者烦躁不安，伴有恐惧或欣快感；皮肤、口唇变白，大量出汗，呼吸急促、脉速，体温上升。随着病情的发展，可发生溶血性贫血、黄疸、血红蛋白尿、酸中毒，全身情况可在12～24h内全面迅速恶化。

3. 辅助检查。伤口分泌物检查，可查出革兰氏染色阳性杆菌。X 线检查，可见伤口肌群间有透亮的气体影。血液检查，血红细胞计数迅速下降、血红蛋白下降至正常的30%～40%等。

4. 治疗与效果。气性坏疽发展迅速，如不及时处理，患者常丧失肢体，甚至危及生命。一经确诊，立即清创；及早应用大剂量青霉素、甲硝唑等；采用高压氧治疗；加强全身支持疗法。经手术处理，肢体病变不能控制时，应截肢以挽救患者生命。

5. 心理－社会状况。由于发病突然、发展迅速、全身症状重，患者伤肢剧痛，难以忍受，一般止痛药不明显，加之本药具有传染性，所以患者和家属极度恐惧。

（二）常见护理诊断/问题

1.疼痛。与创伤、感染及局部肿胀有关。

2.组织完整性受损。与组织感染坏死有关。

3.自我形象紊乱。与失去部分组织、截肢有关。

4.有传播感染的危险。与消毒隔离措施不严有关。

5.潜在并发症-中毒性休克。与抵抗力低、细菌感染有关。

（三）护理目标

患者自述病痛减轻或缓解；受损的组织修复，皮肤完整；能够适应自身形体变化；消毒隔离措施严密，不发生交叉感染；有效防治并发症。

（四）护理措施

1.严格隔离消毒。立即执行接触隔离制度，患者住隔离室。医护人员进入病室要穿隔离衣，戴帽子、口罩、手套等，身体有伤口者不能进入室内工作。患者的一切用品和排泄物都要严格隔离消毒，患者的敷料应予以焚烧；尽可能应用一次性物品及器具，室内的物品未经处理不得带出隔离间。

2.病情观察。对严重创伤患者，尤其伤口肿胀明显者，应严密监测伤口肿痛情况，特别是突然发作的伤口胀裂样剧痛；准确记录疼痛的性质、特点及发作相关的情况。对高热、烦躁、昏迷患者应密切观察生命体征变化，警惕感染性休克的发生。如已发生感染性休克，按休克护理。

3.伤口护理。协助医生对伤口紧急清创，范围应达正常组织，用3%的过氧化氢溶液或1:5000的高锰酸钾溶液清洗、湿敷，敞开伤口，充分引流，必要时再次清创。如伤肢病变不能控制，应截肢。

4.疼痛护理。及时应用止痛剂，必要时给予麻醉止痛剂。亦可应用非药物治疗技巧，如谈话、娱乐活动及精神放松等方法，以缓解疼痛。对截肢后出现的幻觉疼痛者，应给予耐心解释，解除其忧虑和恐惧。对扩大清创或截肢者，应协助患者变换体位，以减轻因外部压力和肢体疲劳引起的疼痛。伤口愈合过程中，对伤肢实施理疗、按摩及功能锻炼，以减轻疼痛，恢复功能。

5. 高压氧治疗的护理。高压氧治疗可提高组织的氧含量，破坏芽孢杆菌生长环境。注意观察、记录每次高压氧疗后的病情变化。

6. 截肢患者的护理。截肢前，向患者及家属解释手术的必要性和可能出现的并发症等情况，使患者及家属能够面对并接受截肢的现实；截肢后，耐心倾听患者诉说，安慰并鼓励患者正视现实；指导患者掌握自我保护技巧；介绍一些已经截肢的患者与之交谈，使其逐渐适应自身形体变化和日常活动；指导患者应用假肢，使其接受并做适应性训练。

（五）健康指导

第一，加强劳动保护，增强自我保护意识，避免和减少受伤。

第二，创伤后及时到医院接受正规、系统的治疗。

第三，告知患者及家属本病发病的原因和疾病特点，提高对疾病的治疗和预防的认知度。

第四，向截肢患者及家属说明手术的必要性和重要性、手术前后的注意事项使患者及家属接受并配合手术治疗。

第五，协助伤残者制定出院后功能锻炼计划，指导正确使用假肢及功能锻炼，使之恢复自理能力，提高生活质量。

七、常见感染病护理技术——脓肿切除术

（一）操作目的

排除脓性积液、坏死组织、异物等以减低压力，缓解疼痛；减轻机体的炎性反应，防止感染扩散，利于炎症消退。

（二）操作评估

其一，评估患者全身情况，确定波动感明显部位。

其二，评估患者有无局麻药过敏史。

（三）用物准备

1. 切开引流包内。手术刀1把、组织剪1把、镊子2把、弯止血钳2把、弯盘一个、凡士林纱布条、干纱布等。

2. 其他。无菌手套、普鲁卡因或利多卡因、5mL或10mL注射器、皮肤消毒液、胶布、松节油或乙醚等。

（四）操作步骤

脓肿切除术的操作步骤为：①向患者做好解释工作以取得合作。操作者衣帽整洁，洗手、戴手套。②合理安置患者体位，暴露手术部位。用浸透皮肤消毒液的纱布自中心向外消毒皮肤（已破溃者从周围向中心消毒），消毒面积 应超过脓肿区域。③在表浅脓肿隆起处用局麻药做皮肤浸润麻醉。④于波动 最明显且便于引流的位置，用尖刃刀先将脓肿切开一小口，再把刀翻转，使刀刃朝上，由里向外挑开脓肿壁，排出脓液。如果是深部脓肿需先做局部穿刺抽得脓液后留针。切口方向应根据脓肿部位，与主要血管、神经走行方向平行，以免损伤。⑤用手指或止血钳伸入脓腔，探查脓腔大小，并分开脓腔间隔。 ⑥根据脓肿大小，在止血钳引导下，向两端延长切口，达到脓腔边缘，把脓肿完全切开。如脓肿较大，或因局部解剖关系，不宜做大切口者，可以做对口引流，使引流通畅。⑦清除脓液和坏死组织，用生理盐水清理脓腔，必要时留取标本，做细菌培养。⑧根据情况选用合适的药剂和引流物填塞。填塞纱条时，用止血钳把纱布条一直送到脓腔底部，另一端留在脓腔外。⑨外敷无菌敷料，胶 布固定。⑩交代病员注意事项，预约下次换药时间。①清理用物，洗手并记录。

（五）注意事项

第一，表浅脓肿切开后常有渗血，若无活动性出血，一般用凡士林纱布条填塞脓腔压迫即可止血，不要用止血钳钳夹，以免损伤组织。

第二，放置引流时，应把凡士林纱布的一端一直放到脓腔底，不要放在脓腔口阻塞脓腔，影响通畅引流。引流条的外段应予摊开，使切口两边缘全部隔开，不要只注意隔开切口的中央部分，以免切口两端过早愈合，使引流口缩小，影响引流。

八、常见感染病护理技术——拔甲术

拔甲术是治疗指（趾）甲及甲周病变的常用方法，是外科门诊换药室护士常做的一项技术操作。

（一）操作目的

分离拔除指（趾）甲，以免甲沟炎蔓延；利于甲下形成脓肿患者以及嵌甲合并感染患者局部引流，避免炎症扩散。

（二）操作评估

评估患者耐受情况，病变指（趾）甲情况，有无局部麻醉药过敏史。

（三）用物准备

1. 切开引流包内。手术刀1把（尖刀片）、组织剪1把、镊子2把，弯止血钳2把、弯盘1个，凡士林纱布条、干纱布、绷带。

2. 其他。无菌手套、普鲁卡因或利多卡因、5mL 或10mL 注射器、皮肤消毒液、胶布等。

（四）操作步骤

拔甲术的操作步骤为：①向患者做好解释工作以取得合作。操作者衣帽整洁，洗手、戴手套。②合理安置患者体位。取注射器，吸取局麻药进行指（趾）根神经阻滞麻醉。③用左手拇指和食指捏紧病指（趾）根两侧，控制和减少术中出血。④于甲跟两侧以手术刀各做一纵向切口，用尖刀顺刀背沿甲根分离甲上皮，再从指（趾）甲尖端顺甲床面将指（趾）甲与甲床分离。⑤当指（趾）甲完全游离后，用止血钳夹持指甲（趾）的一侧向另一侧翻卷，使指（趾）甲脱离甲床，拔出指（趾）甲。⑥检查有无甲角残留，剪去坏死组织和增生肉芽组织后，即可用凡士林纱布填塞止血，以无菌纱布覆盖包扎，必要时绷带加压包 扎固定。⑦和患者交代注意事项，预约下次换药时间。⑧清理用物，洗手后记录。

（五）注意事项

第一，指（趾）根神经阻滞麻醉时，麻醉剂内不可加用肾上腺素，以免小动脉痉挛，造成手指（趾）血运障碍。

第二，用尖刃刀分离甲床面时，应紧贴指（趾）甲，刀刃指向指（趾）甲背面，不要损伤甲床上皮和甲床组织，以利日后指甲新生。为防止损伤甲床，也可先以刀分开指甲（趾）尖端的甲床后，用蚊式止血钳插入间隙，在分开止血钳时即可使指（趾）甲脱离甲床。拔除指（趾）甲后，如甲床不平整，宜将其轻轻刮平，以免日后新生的指（趾）甲高低不平。

第三，甲癣拔甲时，因指（趾）甲较脆，难以翻转拔甲，可在甲下分离后直接拔除。

第四，术中注意观察患者面色、脉搏等情况。

第五，根据感染情况，术前、术后可合理选择抗生素，同时注意改善全身情况，提高机体抵抗力。

第三节　外科危重症

危重症是指病情不稳定或潜在不稳定、已经或潜在危及生命的疾病或综合征，是医学研究的重大课题。随着经济、旅游、交通事业的发展，各种突发事 件和自然灾害频发，威胁人们的生命，导致危重症患者占住院人数的比例不断增加。重症监护病房（ICU）作为危重症医学的临床基地，集中了医院内的危重症患者。

随着医学理论的发展、科技水平的进步和临床医疗的迫切需求，危重症医学在世界范围内呈蓬勃发展的趋势。外科危重症医学主要研究外科危重症的发生、发展规律，临床表现，治疗、预防和护理。

一、休克患者的护理

（一）休克概述

休克是机体受到强烈有害因素侵袭后出现的以有效循环血容量锐减为基本病理改变的一种临床危急综合征。由于有效循环血容量锐减，引起微循环障碍，导致机体组织器官灌注不足、细胞缺氧、代谢紊乱及器官功能障碍。休克患者常表现为神志淡漠、血压下降、脉搏细速、呼吸浅促和尿量减少等，发病急、病情重、进展快，若未能及时发现和治疗，可造成不可逆的病理改变而威胁患者的生命。

（二）病因

休克常见的病因主要有大量失血失液、大面积烧伤、严重创伤、心脏和大血管病变、严重感染、严重过敏、剧烈疼痛等。根据不同病因可将休克分为以下5类。

1. 低血容量性休克。低血容量性休克系由失血、失液和创伤导致血容量不足。手术失血、胃十二指肠溃疡急性大出血、肝脾破裂出血等大量失血可致失血性休克：大面积烧伤、急性肠梗阻等引起严重体液不足可致失液性休克；严重损伤（如骨折、挤压综合征等）引起失血、剧痛及组织坏死产物的释放可致以失血为主的复合性休克。

2. 感染性休克。感染性休克主要由细菌或毒素导致血管的收缩功能异常、重要脏器损害引起，常继发于严重胆道感染、弥漫性腹膜炎、绞窄性肠梗阻和脓毒症等。

3. 心源性休克。心源性休克主要由心功能不全所致心排血量不足引起，常见大面积急性心肌梗死、急性心肌炎、心脏压塞等。

4. 神经源性休克。神经源性休克常由调节循环功能的神经受到刺激或破坏，周围血管扩张、回心血量减少所致，常见于剧烈疼痛、高位脊髓麻醉或脊髓损伤等引起。

5. 过敏性休克。过敏性休克常因严重过敏致外周血管扩张，体内血容量分布异常所致，常见于接触油漆、进食鱼虾海鲜、注射某些药物或血清制剂等。其中，外科最常见的休克是低血容量性休克和感染性休克。

（三）病理生理

各类原因引起的休克其病理生理基础都是有效循环血量锐减，引起微循环障碍，导致组织灌注不足和炎症介质释放，继而发生代谢改变及内脏器官继发性损害。

1. 微循环障碍。

（1）微循环收缩期：由于有效循环血量急剧减少，一方面刺激主动脉弓和颈动脉窦压力感受器引起延髓心血管中枢兴奋致心跳加快、以代偿心搏出量的减少，使心排出量增加；另一方面交感一肾上腺轴兴奋，导致大量儿茶酚胺释放以及肾素血管紧张素分泌增加，使微循环的毛细血管前括约肌收缩，真毛细血管网内血流减少，动静脉短路和直接通路开放，血液经动静脉短路和直接通路回心，使回心血量增加，以保证心、脑等重要器官的血液灌注。故此期也称为休克代偿期。

（2）微循环扩张期：若休克继续进展，原有的组织灌注不足持续存在，组织细胞因严重缺氧处于无氧代谢状态，体内葡萄糖以无氧酵解产生的丙酮酸和乳酸生成增多及舒血管介质（如组胺、缓激肽等）的释放。这些介质可引起毛细血管前括约肌舒张，而后括约肌由于对其敏感性低仍处于收缩状态。结果大量血液淤滞于毛细血管，导致毛细血管网内静水压升高、管壁通透性增强，引起血浆外渗、血液浓缩和血液黏稠度增加，使回心血量进一步减少，心排出量继续下降，心、脑等重要器官灌注不足。

（3）微循环衰竭期：由于微循环内血液浓缩、血液黏稠度增加及酸性环境中血液的高凝状态等，使红细胞与血小板易发生聚集，在血管内形成微血栓，甚至引起弥散性血管内凝血。随着凝血的发生各种凝血因子消耗及凝血激活 纤维蛋白溶解系统，可出现出血倾向。因此组织的血液灌注严重不足，细胞处于严重缺氧和缺乏能量状态，加之酸性代谢产物和内毒素的作用，使细胞内的 溶酶体膜破裂，释放多种水解酶，引起组织细胞自溶和死亡，导致广泛的组织 损害，甚至多器官功能受损。

2.体液代谢变化。休克时，组织灌注不足、细胞缺氧，体内葡萄糖无氧酵解产生的丙酮酸和乳酸生成增多，出现代谢性酸中毒；蛋白质分解加速，使血 尿素氮、肌酐、尿酸含量增加。

3.内脏器官继发损害。休克时，内脏器官处于持续缺血、缺氧状态，可发生组织细胞坏死，导致器官功能障碍甚至衰竭。

（1）肺低灌注导致的缺氧可使肺毛细血管的内皮细胞和肺泡上皮细胞损伤。内皮细胞损伤可致毛细血管壁通透性增加而引起肺间质水肿；肺泡上皮细胞损伤可使表面活性物质生成减少，继发肺泡萎缩、肺不张，氧弥散障碍，肺内分流和无效腔样通气增加，通气/血流比例失调，出现进行性呼吸困难和缺 氧，即急性呼吸窘迫综合征（ARDS）

（2）肾：低灌注引起肾血管收缩，肾血流量减少和肾小球滤过率降低，尿量减少。肾皮质血流锐减，肾小管上皮细胞缺血坏死，可引起急性肾衰竭（ARF）。

（3）心：低灌注可使冠状动脉灌流量减少，心肌细胞因缺血缺氧而受损，可引起局灶性心肌坏死和心力衰竭。此外，缺血、再灌注损伤、酸中毒以及高血钾等均可加重心肌功能的损害，导致急性心力衰竭（AHF）。

（4）脑：休克早期，由于机体血液的重新分布，脑的血供基本能得以满足。但随着持续性的血压下降，脑灌注压和血流量下降，可出现脑缺血。缺氧、二氧化碳潴留和酸中毒会引起脑细胞肿胀、血管壁通透性升高和血浆外渗，出现 继发性脑水肿和颅内压增高，甚至出现脑疝。

（5）肝：肝脏灌流障碍可使肝脏的解毒及代谢能力减弱，易发生内毒素血症，加重代谢紊乱及酸中毒。严重者表现为肝性脑病（HE）

（6）胃肠道：低灌注使胃肠道黏膜缺血，缺氧导致黏膜上皮细胞屏障功能受损，引起急性糜烂出血性胃炎或溃疡形成，还可引起肠道内的细菌或毒素经淋巴或门静脉途径侵害机体，发生细菌易位或内毒素易位，形成肠源性感染。

（四）护理评估

1.健康史。了解有无可能引起休克的疾病，如严重损伤或疾病出血、急性 感染、心力衰竭、食物或药物过敏等。

2.身体状况。按照休克的病程演变，其临床表现分为休克代偿期（休克早期）和休克抑制期（休克期）2个阶段（表1-4）

表1-4 休克不同时期的临床表现

分期	程度	神志	口渴	皮肤黏膜		脉搏	血压	体表血管	尿量	估计失血量*
				色泽	温度					
休克代偿期	轻度	清楚，伴痛苦表情，精神紧张	口渴	开始苍白	正常或发冷	100次/min以下，尚有力	收缩压正常或略高，舒张压升高，脉压缩小	正常	正常	20%以下（800mL以下）
休克抑制期	中度	尚清楚，表情淡漠	渴	苍白	发冷	100~120次/mir	收缩压90~70mmHg脉压小	表浅静脉塌陷，毛细血管充盈迟缓	尿少	20%～40%（800~1600mL）
	重度	意识模糊	非常口渴，但可能无主诉	显著苍白肢端青紫	厥冷肢端更明显	细速或摸不清	收缩压在70mmHg以下或测不到	表浅静脉塌陷，毛细血管充盈非常迟缓	尿少或无尿	40%以上（1600mL以上）

注：*为成人的低血容量性休克。

（1）休克代偿期：由于机体对有效循环血容量减少的早期有相应的代偿能力，患者的中枢神经系统兴奋性提高，交感一肾上腺轴兴奋。表现为精神紧张、兴奋或烦躁不安，口渴，皮肤苍白、四肢湿冷，呼吸急促、脉率增快，脉压小，尿量减少等。此期患者如处理及时、得当，休克可较快得到纠正。否则，病情继 续发展，进入休克抑制期。

（2）休克抑制期：此期机体失去代偿能力。表现为患者神志淡漠、反应迟钝，甚至出现意识模糊或昏迷；口唇肢端发绀、四肢冰凉；呼吸浅促、脉搏细速、血压进行性下降。严重者全身皮肤、黏膜明显发绀，四肢厥冷，脉搏摸不清、血压测不出，尿少甚至无尿。若皮肤、黏膜出现瘀斑或出现鼻腔、牙龈、消化道出血，提示并发弥散性血管内凝血（DIC）；若出现进行性呼吸困难、烦躁、发绀，一般吸氧不能改善呼吸状态，提示急性呼吸窘迫综合征（ARDS）。此时，患者常因继发多器官功能障碍或衰竭而死亡。

3.心理一社会状况。休克起病急、病情重、发展快，加之抢救中使用的监测 和治疗仪器较多，易使患者及家属产生遭受死亡威胁的感觉，出现不同程度的紧张、焦虑或恐惧心理。应评估患者及家属心理承受能力及对治疗和预后的 知晓程度。

（五）常见护理诊断/问题

1.体液不足。与大量失血、失液有关。

2.组织灌注量改变。与有效循环血量不足、微循环障碍等有关。

3.气体交换受损。与微循环障碍、缺氧和呼吸形态改变有关。

4.有体温失调的危险。与感染中毒程度及体表灌注减少等有关。

5.有感染的危险。与机体免疫力降低、各种侵入性诊疗检查等有关。

6.有受伤的危险。与烦躁不安、意识模糊等有关。

7.潜在并发症。MODS/MOSF。

（六）护理措施

1.迅速补充血容量。

（1）建立静脉通路：尽快建立静脉通路，快速补充血容量是抗休克的关键措施。必要时建立2条以上静脉输液通路，一路用于各种药物滴入，一路用于大量快速扩容（心源性休克除外）。若周围血管萎缩或肥胖患者静脉穿刺困难时，应立即行中心静脉置管，可同时监测CVP。

（2）合理补液：休克患者一般先快速输入扩容作用迅速的晶体溶液，如平衡盐溶液（首选）、生理盐水、葡萄糖氯化钠溶液等，以增加回心血量和心搏出量；后根据情况补充扩容作用持久的胶体溶液，如全血、血浆、白蛋白等，以减 少晶体液渗入血管外第二间隙。休克时由于输液量大，为保证心肺安全，应根据中心静脉压和血压监测结果调整补液量和速度（表1-5）。

表1-5 中心静脉压、血压与补液的关系

中心静脉压	血压	原因	处理原则
低	低	血容量严重不足	充分补液
低	正常	血容量不足	适当补液
高	低	心功能不全或血容量超负荷	减慢补液速度，限制补液量，加用强心药
高	正常	容量血管过度收缩	舒张血管
正常	低	心功能不全或血容量不足	补液试验*

*补液试验：取等渗盐水250mL，于5～10min内经静脉滴入，若中心静脉压升高而血压不变， 则提示心功能不全；若中心静脉压不变而血压升高，则提示血容量不足。

（3）准确记录出入量：输液时，尤其在抢救过程中，应准确记录患者输液的种类、数量、时间、速度等，并详细记录患者24h出入量以作为后续治疗的依据。

（4）观察病情变化：①生命体征。定时监测体温、脉搏、呼吸、血压及CVP 的变化。血压是最常用的监测指标，收缩压<90mmHg，脉压<20mmHg，提示休克；脉搏增快出现在血压下降之前，是休克早期的诊断指标；根据脉率/收缩压（mmHg）计算休克指数，正常值为0.58，休克指数为1.0提示休克，休克指 数>2.0提示有严重休克，估计失血量>50%。休克患者呼吸浅快，当呼吸增至30次/min以上或降至8次/min以下，提示病情危重。休克患者大多体温偏低，感染性休克患者出现高热；如体温突升40℃以上或骤降36℃以下，提示病情危重。②意识与表情。观察患者的意识、面唇色泽、肢端皮肤颜色及温度；意识是反映休克最敏感的指标。③尿量。动态监测尿量及尿比重，了解肾灌流的情况。若患者从烦躁转为平静，淡漠迟钝转为对答自如，口唇红润、肢端转暖； 尿量大于30mL/h，提示休克好转。

2.改善组织灌注。

（1）取合适体位：将患者安置于去枕平卧位或将患者头和躯干抬高20°～30°，下肢抬高15°～20°，有利于膈肌下降，促进肺复张；增加肢体回心血量，改善重要脏器血供。

（2）使用抗休克裤：抗休克裤充气后通过对腹部和下肢施加可测量和可控制的压力，不仅可以控制腹部和下肢出血，还可以促进血液回流，使体内有限的血液实现最优分配，迅速改善心、脑的血供。休克纠正后，为避免放气过快引起低血压，应由腹部开始缓慢放气，每15min测量血压1次，若发现血压下降 超过5mmHg，应停止放气并重新充气。

（3）用药护理。

第一，遵医嘱应用血管活性药物。常用的血管收缩剂有去甲肾上腺素、间羟胺、多巴胺、异丙肾腺素等；常用的血管扩张剂有酚妥拉明、阿托品、硝普钠等。使用血管活性药物时，应注意以下问题：①使用时应从低浓度、慢速度开始，并根据血压调整药物浓度和灌注速度。严密监测血压，每5～10min测 量1次血压，血压平稳后每15～30min测1次。血压平稳后应逐渐降低药物浓 度、减慢速度后撤除，以防血压骤升或骤降。②扩血管药物只有在血容量不足 的情况下方可使用，以防导致血压进一步下降。③使用缩血管药物时，若患者 出现脉搏细速、四肢厥冷、出冷汗、尿量减少，应停止用药，以防因血管收缩而 加重器官功能损害。④严防药液外渗，若注射部位出现红肿、疼痛，应立即更 换滴注部位，患处可用0.25%的普鲁卡因封闭，以免皮下组织坏死。

第二，有心功能不全的患者，遵医嘱给予毛花苷C 等增强心肌功能的药物。在用药过程中，注意观察患者的心率、心律及药物副作用。

第三，遵医嘱配合医师进行休克病因的治疗及处理。如失血性休克有效止血，过敏性休克抗过敏治疗等。

第四，遵医嘱使用三磷酸腺苷二钠氯化镁、肝素、抗纤维蛋白溶解药（如氨甲苯酸）抗血小板黏附和聚集药物（如低分子葡萄糖酐）、糖皮质激素、抗菌药物等。

3. 维持有效的气体交换。

（1）保持呼吸道通畅：将昏迷患者头偏向一侧或置入通气导管，以防舌后坠。严重呼吸困难者协助医师进行气管插管或气管切开，必要时使用呼吸机 辅助呼吸。密切观察患者的呼吸音变化，若发现肺部湿哆音或喉头痰鸣音，应及时清除呼吸道分泌物。

（2）改善缺氧：经鼻导管给氧，氧浓度40%～50%，氧流量为6～8L/min，以提高动脉血氧浓度。

（3）监测呼吸功能：密切观察患者的呼吸频率、节律、深浅度及面唇色泽变化，动态监测血气分析，了解患者缺氧程度及呼吸功能。若患者出现进行性呼吸困难、发绀、动脉血氧分压低于60mmHg，吸入纯氧后仍无改善，提示出现呼吸衰竭或ARDS，应立即报告医师，积极做好抢救准备并协助抢救。

4. 维持正常体温。

（1）保暖：采用加盖棉被和调节室温等措施进行保暖。切忌用热水袋、电热毯等进行体表加温，以防烫伤及皮肤血管扩张，皮肤血流加速增加局部组织耗氧量而加重组织缺氧，引起重要内脏器官血流灌注进一步减少。

（2）降温：高热患者予以物理降温，必要时遵医嘱应用药物降温。及时更换被汗液浸湿的衣、被等。

（3）库存血的复温：失血性休克的患者常需快速大量输血，但若直接输入低温保存的库存血易使其体温降低。故输血前应将库存血置于常温下复温后再输入。

5. 观察和防治感染。严格按照无菌技术原则执行各项护理操作；避免误 吸所致肺部感染；加强留置尿管的护理，预防泌尿系统感染；有创面或伤口者，注意观察，及时更换敷料，保持创面或伤口清洁干燥；遵医嘱合理使用抗生素。

6. 防止皮肤受损和意外受伤。对于烦躁或神志不清的患者，应加床栏以防坠床；输液肢体用夹板固定，必要时，四肢以约束带约束。病情许可时，协助 患者每2h 翻身、拍背1次，按摩受压部位皮肤以预防压疮。

7. 心理护理。安慰患者及家属，做好必要的解释工作，使其能安心地接受治疗和护理。在抢救过程中做到严肃认真、细心沉稳、忙而不乱、快而有序，通 过各种规范的护理行为使患者和家属产生信任感和安全感，减轻焦虑和恐惧心理，树立战胜疾病的信心。

（七）健康教育

1. 疾病预防。指导患者及家属加强自我防护，避免受伤。

2. 疾病知识。向患者及家属讲解各项治疗、护理的必要性及疾病的转归过程，讲解意外损伤后的初步处理和自救知识。

3. 疾病康复。指导患者康复期加强营养。若发生高热或感染应及时就诊。

二、低血容量性休克

（一）概述

低血容量性休克主要由各种原因引起短时间内大量出血或体液积聚在组织间隙，使有效循环血量减少所致。根据原因可分为失血性休克和创伤性休克。

（二）病因

失血性休克多见于大血管破裂、腹部损伤引起的实质性内脏器官（肝、脾）破裂、消化性溃疡出血，门静脉高压所致食管、胃底静脉曲张破裂出血，宫外孕出血，手术创面广泛渗血或手术所致大血管或脏器损伤、动脉瘤或肿瘤自发破裂出血等。通常在迅速失血、达到总血量的20%时，即可发生休克。创伤性休克多见于严重外伤，如大面积撕脱伤、烧伤、挤压伤、全身多发性骨折或大手术等。创伤性休克患者不仅存在大量血液和（或）血浆丢失，创伤处还有炎性肿胀和体液渗出。另外，受伤组织产生的血管活性物质可致微血管扩张和通透性增高，进一步降低有效循环血量；创伤刺激引起剧痛和神经—内分泌反应，影响心血管功能；有些部位的创伤则直接影响心血管功能，如胸部损伤可直接累及心肺，颅脑外伤可致血压下降等。

（三）护理评估

1.健康史。了解患者有无大量失血、失液、失血浆，如肝脾破裂、消化道大出血、急性腹膜炎、肠梗阻、挤压伤、大面积烧伤等。

2.身体状况。参见“休克患者的护理”相关内容。

3.心理－社会状况。参见“休克患者的护理”相关内容。

（四）护理措施

1.补充血容量。补充血容量是救治低血容量性休克的重要环节。应迅速建立2条以上的静脉通路，快速补充平衡盐溶液，改善组织灌注。

2.止血。尽快止血是治疗失血性休克的根本措施。一般表浅伤口出血或 四肢血管出血，可先采用压迫止血或止血带止血的方法以暂时止血，待休克初 步纠正后，再进行根本止血措施；如胸、腹部损伤伴大血管破裂或肝、脾破裂，可在快速扩容的同时积极进行手术止血。

3.妥善固定。对于骨折患者，在现场急救中简单而有效地固定骨折部位可以缓解疼痛，避免血管神经的进一步损伤。

4.镇痛护理。剧烈疼痛可加重休克，故对于剧烈疼痛患者应及时予以止痛。由于休克患者外周循环较差，肌内注射止痛药效果不理想，因此可考虑经静脉注射。若患者存在呼吸衰竭，则禁用吗啡。

5.监测血糖。创伤性休克后部分患者因胰岛素抵抗而表现出高血糖症，从而导致严重的感染，多发性神经损伤、MODS，甚至死亡。因此，应严密监测患者的血糖变化，遵医嘱及时应用胰岛素降低血糖。

三、感染性休克

（一）概述

感染性休克又称中毒性休克，是指由病原微生物及其毒素在人体内引起的一种微循环障碍，致组织缺氧、代谢紊乱和细胞损害。根据血流动力学改变感染性休克有低阻力型和高阻力型2种。前者外周血管扩张、阻力降低，患者皮肤温暖、干燥，称暖休克；后者外周血管收缩，微循环淤滞，皮肤湿冷，称冷休克。

（二）病因

感染性休克常见于急性腹膜炎、急性化脓性阑尾炎、急性梗阻性化脓性胆管炎、绞窄性肠梗阻、泌尿系统感染、败血症等。其中以革兰氏阴性杆菌感染引起的内毒素性休克常见。

（三）护理评估

1.健康史。了解患者有无腹膜、肠道、胆道、泌尿道、呼吸道等严重感染或大面积烧伤。了解有无感染的诱因，如婴幼儿、老年人免疫系统的慢性疾病，使用免疫抑制剂或皮质类固醇等药物。

2.身体状况。

（1）暖休克（低阻力型）：患者神志清醒，面色潮红，皮肤温暖、干燥，毛细血管充盈时间基本正常，脉搏慢而有力，血压下降、脉压>4kPa，尿量>30mL/h。

（2）冷休克（高阻力型）：患者烦躁不安，淡漠或嗜睡，面色苍白、发绀或花斑样，皮肤湿冷，体温下降，毛细血管充盈时间延长，脉搏细速，血压下降、脉压<4kPa，尿量<25mL/h。病情加重时暖休克可转为冷休克。

3.心理－社会状况。参见“休克患者的护理”相关内容。

（四）护理措施

除按休克概述部分治疗护理外，感染性休克在休克未纠正以前应着重抗休克，同时治疗感染；在休克纠正以后，则应着重治疗感染。

1. 补充血容量。首选平衡盐溶液，配合适当的胶体液、血浆或全血，恢复足够的循环血量。感染性休克患者，常有心肌和肾脏受损，也应根据中心静脉压监测结果，调节输液量和输液速度，防止输液过多导致不良后果。

2. 控制感染。遵医嘱大剂量使用抗菌药物，处理原发感染灶。必要时采集标本进行细菌培养，并做药物敏感试验。

3.应用血管活性药物。暖休克可使用缩血管药物，冷休克需用扩血管药物。但临床上感染性休克的病情较复杂，血管活性药物应根据具体情况酌情使用。

4.减轻细胞损害。感染性休克应用肾上腺皮质激素治疗，可稳定血压和改善一般情况，但应遵循早期、大剂量和短程的原则。

其余护理措施参见“休克患者的护理”相关内容。

四、多器官功能障碍综合征

多器官功能障碍综合征（MODS）是指无器官功能障碍者，在严重创伤、感染、休克复苏的过程中或复苏后，同时或序贯出现2个或更多的器官或系统功 能障碍的临床综合征。

感染是MODS最主要的原因，严重创伤、大手术、大面积烧伤、休克等也是导致 MODS的常见病因。在ICU中 ，MODS的发病率可达15%， 一 旦发生 MODS，病死率高达60%,4个以上器官受损的患者几乎100%死亡。MODS的 发病机制至今尚未完全清楚，但有关MODS发病机制探索较多，有“缺血再灌 注损伤”“微循环障碍”“炎症失控”胃肠道损伤等假说，这里主要介绍急性肾衰竭和急性呼吸窘迫综合征。

五、急性肾衰竭

（一）概述

急性肾衰竭（ARF） 是指由肾脏本身或肾外因素引起的肾实质破坏、肾功能急剧下降的临床综合征，患者常以急性少尿或无尿、氮质血症以及水电解质和酸碱平衡紊乱为特征，并由此产生一系列呼吸、循环、神经、消化、内分泌、代谢等功能障碍。近年来有另一种尿量正常或尿量较多的急性肾衰竭，但氮质血症逐日加重乃至发展为尿毒症，称为非少尿型急性肾衰竭。急性肾衰竭发病中心环节是肾微循环障碍，肾缺血和弥漫性肾血管内凝血，主要病理改变是肾小管坏死。与慢性肾衰竭相比，大多数急性肾衰竭属于可逆过程，如能早期诊断和及时治疗，多数可逆转。

（二）病因

1.肾前性急性肾衰竭。各种原因引起的体液丧失、出血、心排出量减少、休克及严重的充血性心力衰竭等所致的血容量不足，均可引起肾血流灌注不足，不能维持正常肾小球滤过率而引起少尿。早期尚属于功能性改变，肾脏本身无结构损害，但若不及时处理，可发展为肾实质损害而导致肾性急性肾衰竭。

2.肾性急性肾衰竭。由各种肾实质性疾病或肾前性急性肾衰竭发展而来。如各种类型的肾小球肾炎、严重挤压伤、重金属化合物（如汞）中毒、有机化合物（如DDT、敌敌畏）

中毒、生物毒物中毒（如蛇毒或毒蕈等）或大量应用肾毒性抗生素、血型不合的输血等所致的肾实质病变。

3. 肾后性急性肾衰竭。多由各种原因引起的急性尿路梗阻所致。梗阻导致肾盂内压力升高，压迫、损害肾实质导致衰竭。最常见的病因有输尿管结石、肾乳头坏死组织堵塞等。

（三）护理评估

1. 健康史。了解患者既往有无泌尿系统基础疾病，有无明显诱因，患病经过、治疗及用药情况，近期健康状况，目前主要不适及症状特点，有无伴随症状及并发症。

2. 身体状况。急性肾衰竭可分为少尿或无尿期、多尿期和恢复期3个阶段。

（1）少尿或无尿期：致病因素持续存在导致肾实质的损害，主要是肾小管上皮细胞的变性与坏死，从而进入少尿或无尿期。凡24h尿量少于400mL或每小时尿量低于17mL者称为少尿；24h尿量少于100mL者称为无尿。少尿期 尿量的减少可突然发生，亦可逐渐出现。此期一般持续1～2周，但临床也有 长达4周以上者，持续时间越长，肾损害越严重。本期的主要表现如下。

第一，水钠潴留。患者可出现全身水肿、高血压，严重出现肺水肿、脑水肿和心力衰竭，心力衰竭是本病的主要死亡原因。

第二，电解质紊乱。常见高钾、高镁、高磷、低钠、低钙和低氯血症。严重高钾血症可诱发各种心律失常，重者心室颤动、心搏骤停，高钾血症是急性肾衰竭最严重的并发症，也是急性肾衰竭起病第一周死因最常见的原因。

第三，代谢性酸中毒。表现为恶心、呕吐、乏力、嗜睡、呼吸深快、食欲减退，甚至昏迷。

第四，尿毒症。急性肾衰竭时体内蛋白质分解代谢旺盛，代谢产物不能从肾脏排泄，使各种毒性物质在体内积聚，引起全身各系统中毒症状，其严重程度与血中尿素氮及肌酐增高的浓度相关。轻度者无显著临床症状；中度者恶心、呕吐，进而出现腹胀、腹泻等消化道症状；重者嗜睡、昏迷乃至死亡。

第五，出血倾向。急性肾衰竭时由于血小板的缺陷、毛细血管脆性增加、凝血酶原的生成受到抑制等，可有明显的出血倾向，可表现为鼻衄、皮下瘀斑、口腔齿龈及消化道等出血。

第六，贫血。几乎所有病例都有进行性贫血现象。产生贫血的原因， 一方面是由于创伤、出血、溶血等造成红细胞的过多损失和破坏；另一方面是由于尿毒症的毒性物质抑制了骨髓红细胞的生成。

（2）多尿期：患者如能得到及时、正确的治疗而安全度过少尿期，肾功能可逐渐恢复，在少尿或无尿后24h尿量超过400mL时即进入多尿期，提示肾实质开始修复。此期可持续1～3周。在多尿期初始，因肾小管功能尚未完全恢复，虽尿量增加，但高钾血症和血尿素氮、肌酐等体内代谢产物的蓄积仍然存在。4～5d 后，随着肾功能的逐渐好转，尿量大幅度增加后，血尿素氮、肌酐等开始下降，病情开始好转。但可出现低钾血症、低钠血症、低钙血症等水电解质失衡状态。此期，患者抵抗力仍然很弱，可因感染、低钾血症等原因死亡。多尿期尿量的增加可以是突然增加、逐渐增加和缓慢增加。若尿量增加一段时间后停滞不变，提示肾功能损害难以完全恢复，预后差。

（3）恢复期：此期可持续3个月或1年左右。随着肾功能的逐渐恢复，尿量恢复至正常水平，代谢紊乱得到纠正，患者情况日见好转。但由于病程中的消耗，仍有虚弱无力、消瘦、营养不良、贫血和免疫功能低下等。

3. 心理一社会状况。突发的严重疾病导致ARF常使患者情绪低落，担心预后不佳，治疗费用又较昂贵，患者及其家属心理压力大，容易出现各种情绪反应，如抑郁、恐惧、绝望等。

（四）常见护理诊断/问题

1. 体液过多。与肾衰竭尿少、水中毒有关。

2. 营养失调：低于机体的需要量。与患者食欲下降、限制饮食、原发疾病等因素有关。

3. 潜在并发症。脑水肿、肺水肿及心律失常等。

4. 有感染的危险。与分解代谢增强、机体抵抗力下降有关。

5. 焦虑、恐惧。与意外伤害或病情严重有关。

（五）护理措施

1. 治疗指导。

（1）少尿或无尿期。

第一，维持体液平衡。应遵循“量出为入”的原则控制液体的摄入量。每天补液量=显性失水量+非显性失水量-内生水量。衡量补液剂量的指征有：①皮下无脱水和水肿现象；②每天体重不增加，若体重增加超过0.5kg或以上，提示补液过多；③血钠、中心静脉压正常且无循环衰竭、肺水肿及脑水肿的表现。

第二，纠正电解质、酸碱平衡紊乱。其具体方法包括：①防治高钾血症，高钾血症是少尿期患者最主要的死亡原因。预防高钾血症首先需要严格控制钾摄入，不输库存血。其次，减少诱发血钾增高的因素，如纠正酸中毒、控制感染、清除体内坏死组织。②稀释性低钠血症者限制水分摄入即可。③低钙血症引起抽搐症状者应及时补钙，一般可用10%的葡萄糖酸钙10mL加入10% 的葡萄糖20mL静脉缓慢推注或加入葡萄糖中静脉滴注。④高镁血症引起症状者，可用钙剂、胆碱酯酶抑制剂等对抗镁离子的作用。⑤代谢性酸中毒者，可应用碳酸氢钠溶液或乳酸钠溶液补碱，纠正酸中毒。

第三，控制感染。尽早选用氨苄西林、羧苄西林、氯霉素、红霉素、青霉素等无肾毒性或肾毒性低的抗生素，并根据肌酐清除率调整剂量。磺胺药、四环素类、链霉素、卡那霉素、多黏菌素等能产生肾毒性或增加肾脏负担的药物应禁用或慎用。

第四，氮质血症及尿毒症的防治。其具体包括：①供给足够的热量，每天供给热量不少于2kcal，其中葡萄糖应在150g以上，适当控制蛋白质的摄入；②使用促进蛋白质合成代谢的药物，如丙酸睾酮及苯丙酸诺龙等；③血尿素氮 高于100mg/dL，或每天升高7mmol/L者，应采用透析疗法。

第五，血液净化。目前提倡早期进行预防性血液净化。所谓预防性是指在急性肾衰竭早期即采取合适的血液净化技术，以防止严重并发症（如高钾血症、肺水肿、消化道出血、败血症等）的发生和发展。血液净化技术包括血液透析、腹膜透析和连续性肾替代治疗。应根据肾功能、氮质血症好转的情况决定停止血液净化时间。

（2）多尿期：此期的重点仍然是维持水、电解质和酸碱平衡，控制氮质血症，防治各种并发症。已进行透析的患者应继续透析。多尿1周左右可见血肌酐和尿素氮水平逐渐降至正常水平，饮食中可逐渐增加优质蛋白的摄入，并逐渐减少透析次数，直至停止透析。

（3）恢复期：积极补充营养，给予高蛋白、高热量、高维生素的易消化饮食；逐步增加活动量，以促进全身各器官功能的恢复；避免一切加重肾脏损害的可能，如疲劳、感染等。

2.一般护理。

（1）休息：少尿期和多尿期患者均应卧床休息以减轻肾脏负担，降低代谢率，减少蛋白质分解代谢，从而减轻氮质血症。恢复期患者可逐渐增加活动量。

（2）饮食与营养：ARF患者处于高分解状态，水和蛋白质摄入受限，代谢及内环境紊乱，应选择高热量、低蛋白、富含维生素、易消化的食物。少尿期患者适当限制摄入蛋白质及含钾丰富的食物，多尿期需补充优质蛋白。不能进食 者通过管饲或静脉补充葡萄糖、氨基酸、脂肪乳等。

（3）加强心理护理：做好患者及家属的心理疏导，稳定情绪，解释病情及治疗方案，以减轻患者及家属的不安情绪和恐惧感。

（4）病情观察：观察尿量、尿比重及尿成分的变化，血肌酐、尿素氮的情况等。急性肾衰竭常以心力衰竭、心律失常、感染、惊厥为主要死亡原因，注意体温、呼吸、脉搏、心率、心律、血压等变化。及时发现相应的早期表现，并随时与医师联系。

3.透析护理。

（1）透析前护理：向患者及家属说明透析的目的、过程及可能出现的情况，每次透析前监测体重与生命体征，并做好周围环境消毒等准备工作。

（2）透析期间的观察：密切关注患者有无生命体征变化，尤其是血压；有无过敏反应等现象；血液和透析液的颜色是否正常，有无血液分层或凝血现象；及时采集血标本，观察各项生化指标有无改善。

（3）透析后护理：透析结束后做好留置管道的维护与固定，用肝素液封管并用敷料包扎，观察敷料有无渗血、渗液，并及时更换敷料。

（六）健康教育

1.预防指导。慎用氨基糖苷类等肾毒性药物，尽量避免使用大剂量造影剂的X线检查，尤其是老年人及肾血流灌注不良者。加强劳动保护，避免接触工业毒物等。

2.保健指导。加强营养，适当锻炼，避免过度疲劳；注意个人卫生，注意保暖，防止受凉；避免妊娠、外伤、手术等；强调监测肾功能、尿量的重要性，并教 会患者测量和记录尿量的方法，嘱其定期随访。

六、急性呼吸窘迫综合征

（一）概述

急性呼吸窘迫综合征（ARDS） 是指在创伤、感染、休克及大手术等严重疾病后患者继发的以进行性呼吸困难和难以纠正的低氧血症为特征的异常呼吸综合征，属于急性肺损伤（ALI） 的严重阶段或类型。

（二）病因

1.损伤。

（1）肺内损伤：肺挫伤、肺冲击伤、误吸胃内容物、呼吸道烧伤、淹溺，呼吸机纯氧或吸入高浓度氧等。

（2）肺外损伤：大面积烧伤或创伤，骨折后并发脂肪栓塞，心肺转流术、大血管手术、重大手术后等。

2.感染。

（1）肺部感染：各种肺炎、粟粒性肺结核。

（2）肺外感染：败血症、急性坏死性胰腺炎、急性梗阻性化脓性胆管炎等。

3.休克和DIC。见于中毒性、出血性、心源性、过敏性休克等。

4.其他。吸入有害气体，服用海洛因、美沙酮、丙氧酚（镇痛剂），应用乙氯 戊烯炔醇（安眠剂）、噻嗪类秋水仙碱、水杨酸盐、巴比妥类等药物，大量输血，癫痫，空气或羊水栓塞等。

尽管ARDS的病因各异，但其发病基础相同，即由通气功能障碍、通气血流比例失调、气体弥漫障碍所致。

（三）护理评估

1.健康史。了解患者近期健康状况，现阶段有无严重创伤、烧伤或失血、缺水等各种原因引起的休克，有无急性坏死性胰腺炎、重症胆管炎等各种外科严重感染，有无心跳、呼吸骤停复苏后又引起再灌注损伤等；了解既往有无心肺疾病史。

2.身体状况。根据病情进展，急性呼吸窘迫综合征可分为以下阶段。

（1）初期：在肺刚受损的数小时内，患者可无呼吸系统症状。随后呼吸频 率不断加快，气促逐渐加重，一般吸氧不能缓解。肺部体征一般无异常发现或可听到吸气时细小湿啰音。

（2）进展期：随着病情进展，患者吸气费力且呈现明显呼吸困难、发绀，胸部紧束感，常伴有烦躁、焦虑不安或意识障碍。

（3）末期：如上述病情继续恶化，呼吸窘迫和发绀继续加重，患者可出现深度昏迷心律失常。

3.心理一社会状况。患者及家属都会因患者出现呼吸困难威胁生命而感到极度恐惧，病情严重时患者可出现绝望、濒死感等心理变化。

（四）常见护理诊断/问题

1.低效性呼吸形态。与肺水肿、肺不张等病理改变有关。

2.气体交换受损。与急性肺损伤有关。

3.有感染的危险。与缺氧、营养失调、机体抵抗力低下有关。

4.焦虑、恐惧或预感性悲哀。与意外伤害或病情严重有关。

（五）护理措施

1.治疗指导。ARDS治疗的关键是呼吸支持治疗，及时纠正严重缺氧，从而赢得治疗、处理原发病的时机、如处理创伤、控制炎症反应造成肺损伤等。

（1）呼吸支持治疗：氧疗纠正缺氧刻不容缓，需借助机械通气吸入氧气。 应用呼吸机行呼气末正压通气（PEEP）或持续气道正压（CPAP）通气为主的综合治疗。通过呼气末正压使陷闭的支气管和闭合的肺泡张开，随着陷闭的肺 泡复张，肺内静动血分流降低，通气/血流比例和弥散功能亦得到改善。动脉氧分压PaO_2 和动脉血氧饱和度（SaO_2 ）随PEEP的增加不断提高，但PEEP 过高可导致气压伤和影响循环功能、减少心排血量等。

（2）维持适宜的血容量，防治肺水肿：创伤出血过多者，必须输血。输血切忌过量，滴速不宜过快，最好输入新鲜血。库存1周以上血液含微型颗粒，可引起微栓塞，损害肺毛细血管内皮细胞，必须加用微过滤器。在保证血容量、稳定血压前提下，要求出入液量轻度负平衡（-1000～-500mL/d）。

（3）肾上腺皮质激素：早期可以应用激素，以抗炎和促使肺间质液吸收，缓解支气管痉挛，还可抑制后期肺纤维化。常用地塞米松每日60～80mg或氢化可的松每天1000～2000mg，每6h1次，连用2d，有效者继续使用1～2d停药，无效者停用。

（4）抗感染治疗：脓毒症是ARDS的常见病因，也是其高病死率的主要原因。 ARDS发生后又可并发肺部感染，因此抗感染疗法是必要的。及时选用有效抗生素。必要时可预防性口服或口咽部局部应用非吸收性抗生素。

2.一般护理。

（1）休息：将患者安置于单间病房，保持空气新鲜，重视病房消毒，备好各种抢救物品及药品，如呼吸机、吸引器、气切包、插管包等。

（2）保持呼吸道通畅：定时翻身、拍背、吸痰等，气管切开者做好气道护理；使用呼吸机通气者，做好相关护理。

（3）饮食与营养：ARDS患者处于高代谢状态，应尽早给予强有力的营养支持，供给足够的热量，以减少组织蛋白的分解。不能进食者通过管饲或静脉补充葡萄糖、氨基酸、脂肪乳等。

3.心理护理。做好患者及家属的心理疏导、稳定情绪工作，解释病情及治疗方案，以减轻患者及家属的不安情绪和恐惧感。

4.密切观察病情变化。动态监测动脉血氧饱和度，注意血气变化，及早发现各种酸碱紊乱；密切观察患者的神志、瞳孔、呼吸频率与节律、有无发绀，注意体温、脉搏、心率、心律、血压等变化，观察氧疗效果。

（六）健康教育

1. 疾病知识指导。向患者及家属讲解疾病的发生、发展与转归，使患者理解康复保健的目的和意义。

2. 呼吸锻炼指导。教会患者有效咳嗽、咳痰和有氧呼吸的方法，如缩唇呼吸、腹式呼吸，体位引流等，提高患者的自我护理能力。

3. 休息与活动。指导患者根据病情制定合理的休息与活动计划，避免进行耗氧量大的活动。

4. 增强体质、避免诱因。指导患者合理安排膳食，加强营养，避免劳累、情绪激动等不良刺激、避免与呼吸道感染者接触。

5. 指导就医。若出现气急、发绀加重等变化，应尽早就医。

第四节　肝、胆、胰疾病

一、门静脉高压症

（一）概述

门静脉高压症是门静脉血流受阻、血液淤滞引起的门静脉系统压力增高，临床上有脾肿大、脾功能亢进、食管胃底静脉曲张或破裂出血，腹水等表现。

（二）病理生理

门静脉血流阻力增加，常成为门静脉高压的始动因素。根据阻力增加的部位，可将门静脉高压症分为肝前、肝内和肝后3型。在我国最多见的，是肝炎后肝硬化或血吸虫病性肝硬化所致的肝内型门静脉高压症。在门静脉压增高的状态下，常发生3方面典型的病理生理变化。

1. 脾肿大、脾功能亢进。门静脉血流受阻后，出现充血性脾肿大，同时可见脾窦扩张，脾内纤维组织增生、外周血细胞减少。

2. 交通功能扩张。门静脉血流受阻，且无静脉瓣，4个交通支大量开放并扩张，形成静脉曲张。

3.腹腔积液。门静脉压力升高使门静脉系统毛细血管滤过压增加，同时由肝硬化引起的低蛋白血症使血浆胶体渗透压降低及淋巴液生成增加，促使液体漏入腹腔形成腹水。

（三）护理评估

1.健康史。首先应了解患者的肝炎与肝硬化病史、血吸虫病病史；其次注意了解有无肝癌、肝内胆管疾病、门静脉血栓等病史；对小儿患者应注意有无 先天性门静脉狭窄、闭塞等畸形病变的可能。

2.身体状况。

（1）脾肿大、脾功能亢进：脾肿大时，才可在左肋缘下触及，程度不一， 大者可达脐下。巨大型脾在血吸虫性肝硬化患者中为多见。早期，肿大的脾质软、活动；晚期，脾较硬且活动度减少，伴发程度不同的脾功能亢进，患者可有白细胞减少、血小板降低、贫血和出血倾向。

（2）呕血和黑便：食管胃底曲张静脉破裂出血是门静脉高压症患者最凶险的并发症，一次出血量可达1000～2000mL 。由于肝功能损害使凝血酶原合成发生障碍和脾功能亢进使血小板减少，一旦发生出血，难以自止。血液在胃肠内经胃酸及其他消化液的作用，随粪便排出时呈柏油样黑便。约25%的患者在第一次大出血时可直接因失血引起严重休克或因肝组织严重缺血缺氧而引起肝衰竭死亡。在第一次出血1～2年内，约50%的患者可再次出血。

（3）腹腔积液：腹腔积液是肝功能损害的表现。常伴腹胀、食欲减退、下肢水肿。

（4）其他：患者常出现食欲减退，恶心、呕吐。部分患者伴有黄疸、贫血、蜘蛛痣、肝掌、男性乳房发育、痣等。

3.心理一社会状况。患者常有明显心理及情绪状态的改变。因肝硬化是慢性疾病过程，经久不愈，患者多有不同程度的焦虑表现，如哭泣、易躁易怒、抑郁、失眠等。合并上消化道大出血时，精神紧张，有恐惧感。对手术及预后的种种顾虑，尤其是上消化道大出血的反复等，常使患者情绪消沉、悲观、食欲下降，甚至表现出不合作言行。同时注意询问患者和家属对门静脉高压症知识了解的程度；了解患者在卫生习惯、生活方式、饮食、嗜好等方面有无不健康表现；评估患者对医护方案或指导的遵循、执行情况。

（四）常见护理诊断/问题

1. 焦虑/恐惧。与下列因素有关：①因长期患病，失去康复信心；②突然呕血、便血造成的精神刺激；③对于手术及预后的顾虑。

2. 营养失调：低于机体需要量。与肝功能损害、胃肠消化吸收功能不良、出血等因素有关。

3. 体液过多：腹腔积液。与肝功能损害所致低蛋白血症、血浆胶体渗透压降低及醛固酮分泌增加有关。

4. 知识缺乏。缺乏门静脉高压症的相关知识。

5. 潜在并发症。休克、肝性脑病、感染及静脉血栓。

（五）护理目标

患者树立了战胜疾病的信心，能很好地配合医疗护理工作；肝功能及全身营养状况改善，手术耐受力增强；腹水减少，体液平衡得到维持；患者了解相关知识，自我保健能力提高；并发症能得到及时预防或处理。

（六）护理措施

1. 急性出血期的护理。

（1）一般护理：①绝对卧床休息，迅速将患者安置到有抢救设备、安静的病房；②心理护理，减轻患者焦虑，稳定患者情绪，必要时遵医嘱给予镇静剂；③口腔护理，及时清理血迹和呕吐物，做好口腔卫生。

（2）恢复血容量：迅速建立静脉通路，输新鲜血、输液，恢复血容量，保证心、脑、肝、肾等重要器官的血液灌流。

（3）止血：遵医嘱应用止血药并观察其效果；用冰盐水或冰盐水加血管收缩剂（如肾上腺素），胃内灌注以止血。可放置三腔二囊管并做好护理。

（4）严密观察病情：监测血压、脉搏、尿量及中心静脉压的变化，注意有无水、电解质及酸碱平衡失调。

2. 非手术治疗与术前护理。

（1）一般护理：①合理休息，适当活动，必要时卧床休息。可减轻代谢方面的负担，增进肝血流量；有利于保护肝功能。②合理营养，宜低脂、高糖、高维生素饮食，一般应限制蛋白质摄入量，但肝功能尚好者可给予富含蛋白质饮食。同时限制液体和钠的摄入。③禁烟酒，避免进食粗糙、干硬、油腻、有刺激性的食物。④避免引起腹内压增高的因素，以免诱发曲张静脉破裂出血。 ⑤在出血性休克及合并较重感染的情况下应及时吸氧。⑥告知患者相关知识。

（2）心理护理：及时了解患者心理状态，针对性地做好解释及思想工作，多给予安慰和鼓励，使之增强信心、积极配合，以保证治疗、护理计划顺利实施。对急性上消化道大出血患者，要专人看护，关心体贴。工作中要冷静沉着，抢救操作应娴熟，使患者消除精神紧张和顾虑。

（3）病情观察：观察有无皮肤、牙龈出血及黑便等；有无生命体征的变化和肝性脑病的征象。

（4）用药护理：①营养不良、低蛋白血症者静脉输给支链氨基酸、人血蛋白或血浆等；②贫血及凝血机制障碍者可输给鲜血、肌内注射或静脉滴注维生素K;③适当使用保肝药物，避免使用有损肝功能的药物；④手术前3～5d 静脉滴注GIK溶液，以促进肝细胞营养储备；⑤遵医嘱使用利尿剂并记录每天出入量。

（5）控制或减少腹腔积液的形成：①注意休息和营养。术前尽量平卧，以增加肝、肾血流灌注。纠正低蛋白血症。下肢水肿者抬高下肢。②限制液体和钠的摄入。每天钠摄入量限制在500～800mg（氯化钠1.2～2.0g）以内，少食含钠高的食物。③按医嘱使用利尿剂。如氨苯蝶啶，同时记录24h出入液量，并观察有无低钾、低钠血症。④测量腹围和体重。每周测体重1次，每天测腹 围1次，应定时间、定体位、定部位测量。

（6）术前准备：手术前2～3d 口服新霉素或链霉素等肠道杀菌剂及甲硝唑，减少肠道氨的产生，预防术后肝性脑病；术前1d 晚行清洁灌肠，避免手术后肠胀气压迫血管吻合口；脾—肾静脉分流术前要检查明确肾功能正常。

3.术后护理。

（1）一般护理：①分流术后48h内平卧位或15° 低半卧位，2～3d后改半卧位，翻身动作宜轻柔，一般手术后卧床1周，不宜过早活动，以防血管吻合口破裂出血；②忌粗糙和过热的食物，禁烟酒，分流术后应限制蛋白质饮食。

（2）并发症的观察、预防及护理：①出血。密切观察，发现出血征象，立即加快输液、通知医生并配合紧急处理。②肝性脑病。分流术后部分门静脉血未流经肝脏解毒而直接进入体循环，因其血氨含量高，加之术前肝功能已有不同程度受损及手术对肝功能的损害等，术后易诱发肝性脑病。若发现患者有神志淡漠、谵妄，应立即通知医师，并遵医嘱测定血氨浓度，对症使用谷氨酸 钾、钠，降低血氨水平；限制蛋白质的摄入，减少血氨的产生；忌用肥皂水灌肠，减少血氨的吸收。③静脉血栓形成。脾切除后血小板迅速增高，有诱发静脉血栓的危险。术后2周内每天或隔天复查1次血小板，如超过600×10^{9}/L，应考虑给予抗凝处理，并注意用药前后凝血时间的变化。脾切除术后不再使用维生素K及其他止血药物，以防血栓形成。

（3）腹腔引流管护理：做好膈下引流管的护理，防止膈下感染。 一般手术后2～3d，引流量可减少至每日10mL以下，色清淡，即可拔管。

（4）保护肝功能：继续采取保肝措施。

（5）预防感染：使用抗生素至体温恢复正常；做好口腔护理；有黄疸者及时止痒，保持皮肤清洁。

（七）健康指导

第一，指导患者合理饮食：饮食规律，少量多餐，以糖类食物为主。进行无渣饮食，禁忌烟酒，避免粗糙、干硬、过热、辛辣，以免损伤食管黏膜，诱发出血。

另根据肝硬化病程给予不同饮食。

第二，指导患者养成良好的生活习惯：保证充分休息，避免劳累和过度活动。一旦出现头晕、心慌、出汗等症状，应卧床休息，逐渐增加活动量。保持心情舒畅，消除紧张、恐惧、焦虑和抑郁情绪。不穿过紧衣服，用软毛牙刷刷牙，避免用力大便、打喷嚏、抬重物，减少出血的危险性。

第三，告知患者遵医嘱服用保肝药物，定期复查肝功能。

二、原发性肝癌

（一）概述

原发性肝癌是指发生于肝细胞和肝内胆管上皮细胞的癌，是我国常见的 恶性肿瘤之一，尤以东南沿海地区多见，发病年龄多在40～50岁，男女比例约为2:1。

原发性肝癌按大体病理类型分：结节型、块状型和弥漫型。以结节型最常见。

按肿瘤大小分：微小肝癌直径≤2cm，2cm〈小肝癌直径≤5cm，5cm〈大肝癌直径≤10cm和巨大肝癌直径>10cm。 按组织学类型分：肝细胞型、胆管细胞型和混合型。其中肝细胞癌占90%。

原发性肝癌通常先有肝内播散，然后再出现肝外转移。其极易侵犯门静脉分支，癌栓经门静脉系统形成肝内播散，甚至阻塞门静脉主干。肝外转移多 为血行转移，再次为淋巴道转移。血行转移最多见于肺，其次为骨、脑等。淋 巴转移至肝门淋巴结最多，其次为胰周、腹膜后、主动脉旁及锁骨上淋巴结。此外，向横膈及附近脏器直接蔓延和腹腔种植性转移也不少见。

（二）护理评估

1.健康史。原发性肝癌病因和发病机制尚未明确，普查和临床资料提示，肝炎病毒感染、黄曲霉毒素污染、饮水污染等与本病发生有较密切的关系。

（1）肝炎病毒：乙型肝炎病毒感染是发展中国家肝癌发病的主要原因之 一；丙型肝炎病毒感染是发达国家肝癌发病的主要原因之一。

（2）化学因素：黄曲霉毒素污染与肝癌密切相关；其他致癌物质如二甲亚硝 胺、六氯苯等。

（3）饮水污染：饮水污染与肝癌有关，尤其与HBV感染同时存在时，显示出协同的致癌和促癌作用。

2.身体状况。早期缺乏特异性症状，晚期可有局部和全身症状，发生肺、骨、脑等处转移。可产生相应症状。

（1）肝区疼痛：有半数以上患者以此为首发症状，多为间歇性或持续性钝痛、刺痛或胀痛，以夜间或劳累后加重。疼痛主要是由于肿瘤迅速生长，使肝包膜张力增加所致。

肝区疼痛部位与病变部位有密切关系，如病变位于右肝， 可表现为右上腹或右季肋部疼痛，位于肝右叶顶部累及横膈，则疼痛可牵涉至右肩背部；位于左肝常表现为剑突下疼痛。

（2）全身和消化道症状：容易被忽视，主要表现为乏力、消瘦、食欲减退、腹胀等。部分患者可伴有恶心、呕吐、发热、腹泻等症状。晚期则出现贫血、黄疸、腹腔积液、下肢水肿、皮下出血及恶病质等。肝癌破裂出血时，突然发生急 性腹膜炎及内出血表现，部分患者可发生上消化道大出血、肝性脑病等。

（3）肝大：为中、晚期肝癌的主要体征。肝呈进行性肿大，质地坚硬，边缘不规则，表面凹凸不平，有明显结节或肿块。癌肿位于肝右叶顶部者可使膈肌抬高，肝浊音界上移。

3. 心理一社会状况。肝癌的诊断对患者和家庭都是重大的打击，尤其是患者极易产生各种心理问题。主要表现为：怀疑、焦虑、恐惧，严重者失眠、不思饮食；常希望亲友来看望或陪伴自己；敏感猜疑，对病情进行缺乏依据的猜测，尤其对医生、护士的说话格外注意，揣测自己病情的进展情况；抑郁，表现为情 绪低落悲观，对周围事物的兴趣减弱或消失，严重时绝望，甚至自杀。因此，应注意患者的这些心理状态，对其多加关心及安慰，适当介绍有关治疗方法和意义，加强正面开导，使其树立战胜疾病的信心。此外，应注意鉴别患者是心理问题还是并发肝性脑病时的精神障碍表现。

（三）常见护理诊断/问题

1. 预感性悲哀。与担心预后和生存期限有关。

2. 疼痛。与肿瘤迅速生长导致肝包膜张力增加等有关。

3. 营养失调：低于机体需要量。与肝功能减退，急、慢性肝疾病的代谢性消耗、营养摄入不足、消化和吸收障碍有关。

4. 知识缺乏。缺乏肿瘤防治有关知识。

5. 潜在并发症。手术前并发症有急性腹膜炎、上消化道大出血、休克等；手术后并发症有肝功能衰竭或肝性脑病、腹腔积液、腹腔内出血、胸腔积液、胆汁渗漏、腹腔感染等。

（四）护理目标

患者思想负担减轻，树立了战胜疾病的信心；遵循饮食计划，保证各种营 养物质的摄入；对症处理，患者痛苦减轻；上消化道出血、肝性脑病、腹腔感染 等并发症发生的危险性减小；遵循休息和活动计划，肝功能有所改善。

（五）护理措施

1.非手术治疗与术前护理。

（1）一般护理：指导患者采取高蛋白、高热量、高纤维素饮食，为患者创造舒适安静的进餐环境，增加食欲，手术前按医嘱给予清蛋白、血浆及全血，纠正营养不良、贫血、低蛋白血症及凝血功能障碍。

（2）心理护理：了解患者的饮食、睡眠、精神状态，观察其言行举止，评估患者的焦虑程度，为患者创造一个安静的环境，教会一些消除焦虑的方法。详细手术前指导，介绍成功病例，消除紧张心理，医护人员与家属一起帮助患者树立战胜疾病的信心，使其接受和配合治疗。

（3）病情观察：在术前护理过程中，有可能发生多种并发症，如肝癌破裂、上消化道出血、肝性脑病等。

（4）用药护理：给予清蛋白、血浆，可提高胶体渗透压，减少腹腔积液。

（5）对症护理：①观察记录每天尿量、尿比重等变化，定期测量腹围及下肢水肿程度。指导腹水患者低盐饮食。用呋塞米时注意补钾，防止电解质发生紊乱。②在肝癌患者中大约有80%以上有中度至重度的疼痛，是造成患者焦虑和恐惧的主要因素之一，持续性疼痛不仅影响患者的生活，而且引起严重的心理变化，甚至丧失生存的希望。故应遵医嘱给予止痛剂或采用镇痛泵镇痛。

（6）术前准备：①手术前一般放置胃管，备足血液。凝血功能差者，尚需准备纤维蛋白原、新鲜冷冻血浆。②术前给予0.9%的氯化钠溶液灌肠，以减少血氨来源，避免诱发肝性脑病，同时，可减轻手术后腹胀。

2.术后护理。

（1）一般护理：①体位。为防止术后肝断面出血， 一般不鼓励患者早期活动。术后24h内卧床休息，避免剧烈咳嗽。②饮食。以富含蛋白、热量、维生素和膳食纤维为原则，鼓励家属按患者饮食习惯提供食物，以刺激食欲。手术后继续给予清蛋白、新鲜冰冻血浆，提高机体血浆胶体渗透压，减少腹腔积液发生。③疼痛护理。肝叶和肝脏局部切除术后疼痛剧烈者，应积极有效地镇痛，术后48h，若病情允许，可取半卧位，以降低切口张力。④体液平衡的护理。严格控制水钠的摄入量，记录24h出入量，记录体重和腹围的变化。

（2）病情观察：应随时监测血压、脉搏、呼吸、体温等生命体征，保持腹腔引 流通畅，严密观察腹腔引流的量和性质，观察肢端末梢循环状况，及时发现出血征象。密切观察患者神志状况，如有无嗜睡、烦躁不安等肝性脑病前驱症状。观察腹腔引流管有无胆汁漏出及腹痛、腹胀和腹膜刺激征，以判断有无胆漏发生。注意胃管内的引流情况，防止上消化道大出血。

（3）引流管护理：肝手术后可能放置多种引流，应保持各种引流管通畅，妥善固定，详细观察并记录引流量和内容物的性状以及变化情况。注意无菌操作，每天更换引流接管和引流袋。一般情况下，肝切除术后4～5d清蛋白降至 最低，腹水量达到高峰，故腹腔引流管不宜过早拔除。

（4）预防感染：手术后常规给予有效抗生素至体温、血象正常。对术后体温不降，白细胞计数增高者，应注意有无膈下脓肿、胸腔脓肿等，可行B 超检查。

3.并发症的观察、预防及护理。

（1）癌肿破裂出血：是原发性肝癌常见的并发症。少数出血可自行停止，多数患者需手术止血。对不能手术的晚期患者，可采用补液、输血、应用止血剂、支持治疗等综合性方法处理，但预后较差。故应告诫患者尽量避免剧烈咳嗽、用力排便等腹压骤升的动作；加强腹部观察，若高度怀疑肿瘤破裂出血，应及时通知医师，积极配合抢救，并稳定患者情绪，做好急诊手术的各项准备。

（2）上消化道出血：是晚期肝癌伴肝硬化者常见的并发症。指导患者保持情绪稳定、生活有规律；饮食以少粗纤维的饮食为主，忌浓茶、咖啡、辛辣刺激性食物，以免诱发出血；加强肝功能的监测，及时纠正或控制出、凝血功能的异常，必要时遵医嘱输注新鲜血液或凝血因子复合物等。 一旦发生上消化道出 血，若量少，可采取禁食、休息及应用止血剂等方法；出血量多时，在输血、补充 血容量同时使用双气囊三腔管压迫止血、经内镜或手术止血。

（3）肝性脑病：常发生于肝功能失代偿的原发性肝癌者。对患者加强生命体征和意识状态的观察，若出现性格行为变化，如欣快感、表情淡漠或扑翼样震颤等前驱症状时，及时通知医师。

4. 介入治疗的护理。

（1）介入治疗前准备：做好解释，消除患者紧张、恐惧的心理。协助做好出血时间、凝血时间、血常规、心电图及肝、肾功能等检查。穿刺处皮肤准备。标志足背动脉搏动点。术前禁食4h，做碘过敏试验， 术前30min肌内注射地西泮，备好一切所需物品及药品，检查导管的质量等。

（2）介入治疗后护理：介入治疗后护理包括以下几方面。

第一，预防出血。术后嘱患者平卧位，穿刺处沙袋加压1h，穿刺侧肢体制动6h。注意观察穿刺侧肢体皮肤的颜色、温度及足背动脉搏动，注意穿刺点有无出血现象，拔管后压迫穿刺点15min，卧床24h。

第二，导管护理。除常规护理外，特别注意：严格遵守无菌原则，每次注药 前消毒导管，注药后用无菌纱布包扎；注药后用肝素稀释液2～3mL(25U/mL) 冲洗导管。

第三，栓塞后综合征的护理。肝动脉栓塞化疗后多数患者可出现发热、肝区疼痛、恶心、呕吐、心悸、白细胞下降等，称为栓塞后综合征。嘱患者大量饮水，减轻化疗对肾的毒副作用，观察排尿情况。发热一般为低热，若体温超过 38.5℃，可予物理、药物降温。肝区疼痛可适当给予止痛剂。恶心、呕吐为化疗药物的反应，可给予甲氧氯普胺、氯丙嗪等。白细胞降低，应暂停化疗，并应 用升白细胞的药物。

第四，并发症的防治。密切观察生命体征和腹部体征，若因胃、胆、胰、脾动脉栓塞而出现上消化道出血及胆囊破坏等并发症时，及时通知医师并协助处理。肝动脉栓塞化疗可造成肝细胞坏死，加重肝功能损害，应注意观察患者的意识状态，黄疸程度，注意补充高糖、高能量营养素，积极给予保肝治疗，防止肝功能衰竭。

（六）健康指导

第一，注意防治肝炎，不吃霉变食物。

第二，对乙型肝炎后肝硬化者和高发区的人群应定期体格检查，可行B超、AFP普查，以早发现、早诊断。

第三，指导患者摄取适宜的饮食，多吃含蛋白质的食物和新鲜水果、蔬菜，增强机体对手术的耐受力。

第四，指导患者适当活动，注意休息；嘱患者坚持手术后续治疗，定期复诊，动态观察AFP、B超或胸片结果，注意有无肝癌的复发和转移。

三、胆石症与胆道感染

（一）概述

胆石症即胆道系统结石，包括胆囊结石和胆管结石，是胆道系统常见病、多发病。自然人群中的患病率约为5.6%，女性发病多于男性。胆囊结石发病率较胆管结石高。

胆道感染是指胆囊壁和（或）胆管壁受到细菌的侵袭而发生炎症反应，胆汁中有细菌生长。包括胆囊炎和胆管炎。

胆道感染与胆石症常互为因果，胆石症可引起胆道梗阻，梗阻可造成胆汁瘀滞、细菌繁殖而致胆道感染；胆道反复感染又是胆石形成的致病因素和促发因素。

（二）护理评估

1.健康史。

（1）胆囊结石：胆囊结石是综合性因素作用的结果。主要与脂类代谢异常、胆囊的细菌感染和收缩排空功能减退有关。其他如成核因子、雌激素及其水平亦可能与胆囊结石的形成有关。

（2）胆管结石：胆管结石的主要原因包括胆汁淤积、细菌感染和脂类代谢异常。肝外胆管结石的形成除上述原因外，胆道内异物，如虫卵和蛔虫的尸体亦可成为结石的核心；胆囊内结石或肝内胆管结石在某些因素作用下进入肝外胆管引起肝外胆管结石。

（3）急性胆囊炎：①胆囊管梗阻。由于结石阻塞或嵌顿于胆囊管或胆囊颈，导致胆汁排出受阻，胆汁淤积、胆汁中的胆汁酸刺激胆囊黏膜而引起水肿、炎症，甚至坏死。另外，结石亦可直接损伤受压部位的胆囊黏膜引起炎症。②细菌感染。细菌多来源于胃肠道，致病菌通过胆道逆行、直接蔓延或经血循环和淋巴途径入侵胆囊。③多因素相互作用。如严重创伤、化学性刺激、肿瘤压迫等，也可由结石以外的梗阻原因引起，如蛔虫、胆囊管扭曲等。

（4）慢性胆囊炎：大多继发于急性胆囊炎，是急性胆囊炎反复发作的结果。

（5）急性梗阻性化脓性胆管炎：①胆道梗阻。最常见的原因为胆道结石性梗阻。胆道发生梗阻时，胆盐不能进入肠道，易造成细菌移位。此外，胆道蛔 虫、胆管狭窄、胆管及壶腹部肿瘤等亦可引起胆道梗阻而导致急性化脓性炎症。②细菌感染。胆道内细菌大多来自胃肠道，其感染途径可经十二指肠逆进入胆道，或小肠炎症时，细菌经门脉系统入肝到达胆道引起感染。

2.心理一社会状况。患者因症状的反复、并发症的出现，常会有烦躁、焦虑、恐惧等情绪变化。胆道结石等多次手术治疗仍不能痊愈，经济负担加重，

可使患者对治疗信心不足，或沮丧甚至表现出不合作的态度。

（三）常见护理诊断/问题

1.疼痛。与结石突然嵌顿、胆汁排空受阻致胆囊强烈收缩、感染及Oddi括约肌痉挛有关。

2.体液不足。与呕吐、禁食、胃肠减压和感染性休克等有关。

3.体温过高。与胆囊管、胆管梗阻并继发感染有关。

4.低效性呼吸形态。与感染中毒有关。

5.营养失调：低于机体需要量。与胆道疾病致长时间发热、肝功能损害及禁食有关。

6.有皮肤完整性受损的危险。与胆管梗阻、胆盐沉积致皮肤黄疸、瘙痒及术后胆汁渗漏有关。

7.潜在并发症。胆囊穿孔、胆道出血、胆瘘、多器官功能障碍或衰竭。

（四）护理目标

患者疼痛得到缓解或控制；维持水、电解质及酸碱平衡；感染得到有效控制，体温恢复正常；呼吸形态恢复正常；营养失调得到纠正；皮肤瘙痒缓解，皮肤保持完整；并发症得到及时发现和处理或无并发症发生。

（五）护理措施

1. 非手术治疗及术前护理。

（1）一般护理：①卧床休息。协助患者采取舒适体位，指导其进行有节律的深呼吸，达到放松和减轻疼痛的目的。非休克患者取半卧位，使腹肌放松、膈肌下降，有助于改善呼吸和减轻疼痛；以及促使腹腔内炎性渗出物局限于盆腔，减轻中毒症状。休克患者应取头低足高位。②合理饮食。根据病情指导患者进食清淡饮食，忌油腻食物；病情严重者予以禁食、胃肠减压，以减轻腹胀和腹痛。不能进食或禁食及胃肠减压的患者，可通过胃肠外途径补充足够的热量、氨基酸、维生素、水和电解质等，以维持和改善营养状态。③保持皮肤清洁。可用温水擦洗皮肤，减轻瘙痒。

（2）心理护理：了解患者及家属对手术的心理反应，耐心倾听患者及家属的诉说。根据具体情况给予详细解释，说明手术的重要性，疾病的转归，以消除其顾虑，积极配合手术。

（3）病情观察：严密监测患者生命体征及腹痛程度、性质和腹部体征变化；与饮食、体位、睡眠的关系等，为进一步治疗和护理提供依据。

（4）用药护理：遵医嘱应用敏感抗菌药，以有效控制感染，减轻炎性渗出， 达到减少胆囊内压力、预防胆囊穿孔的目的。对诊断明确的剧烈疼痛者，可遵医嘱通过口服、注射等方式给予消炎利胆、解痉或止痛药，以缓解疼痛。

（5）对症护理：对高热者，采取物理降温和（或）药物降温的方法尽快降低患者的体温；遵医嘱应用足量有效的抗菌药，以有效控制感染，恢复正常体温。瘙痒剧烈者可遵医嘱应用药物治疗。休克患者应立即予以补液扩容，尽快恢复血容量，纠正水、电解质及酸碱平衡紊乱，维持体液平衡。

（6）术前准备：除常规准备外，对凝血机制障碍的患者，遵医嘱予以维生素K，肌内注射。拟行胆肠吻合术者，术前3d口服卡那霉素、甲硝唑等，术前1d 晚行清洁灌肠。

2. 术后护理。

（1）一般护理：在患者恢复进食前或进食量不足时，仍需从胃肠外途径补充营养素；当患者恢复进食后，应鼓励患者进食高蛋白、高碳水化合物、高维生素和低脂饮食。

（2）病情观察：包括神志、生命体征、尿量、腹部体征及引流液的量、颜色和性质，警惕出血和胆瘘的可能。

（3）并发症的观察、预防及护理：并发症的观察、预防及护理包括以下几方面：

第一，黄疸的观察和护理。术前有肝硬化、慢性肝炎或肝功能损害者，术后可出现黄疸，一般于术后3～5d 减退；若术后有较重的肝功能损害、胆管狭窄或术中损伤胆管，术后黄疸时间较长。护理应注意：密切观察血清胆红素浓 度，发现问题及时报告医师，并遵医嘱肌注维生素K，将患者指甲剪短，防止因黄疸所致皮肤瘙痒时抓破皮肤；以温水擦洗皮肤，保持清洁。

第二，出血的预防和护理。术后早期出血的原因多由于术中结扎血管线脱落、肝断面渗血及凝血功能障碍所致，应加强预防和观察。对于肝部分切除术后的患者，术后应卧床3～5d，以防过早活动致肝断面出血。改善和纠正凝 血功能，遵医嘱予以10mg维生素K，肌内注射，每天2次。加强观察，术后早期 若患者腹腔引流管内引流出血性液增多，每小时超过100mL，持续3h以上，或患者出现腹胀、腹围增大，伴面色苍白、脉搏细数、血压下降等表现时，提示患者可能有腹腔内出血，应立即报告医师，并配合医师进行相应的急救和护理。

第三，胆瘘的预防和护理。胆管损伤、胆总管下端梗阻、T 管引流不畅等均可引起胆瘘。加强观察，术后患者若出现发热、腹胀和腹痛等腹膜炎的表现，或患者腹腔引流液呈黄绿色胆汁样，常提示患者发生胆瘘。一旦发现胆瘘 的征象，应立即与医师联系，并协助处理。按常规做好引流管的护理。

（六）健康指导

第一，指导患者选择低脂肪、高糖类、高蛋白、高维生素易消化的食物，忌油腻食物，宜少量多餐，避免过饱，避免肥胖。告知定时进餐可减少胆汁在胆囊中贮存的时间并促进胆汁酸循环，预防结石的形成。合理安排作息时间，劳逸结合，避免过度劳累及精神高度紧张。

第二，非手术治疗及行胆囊造口术的患者，应遵医嘱坚持治疗，按时服药，定期到医院检查，以确定是否手术治疗和手术时机。年老体弱不能耐受手术的慢性泪囊炎患者，应严格限制油腻饮食，遵医嘱服用消炎利胆及解痉药物。若出现腹痛、发热和黄疸等症状时，应及时就诊。

第三，患者带T 管出院时，应告知患者留置T 管引流的目的及注意事项，指导其进行自我护理：①妥善固定引流管和放置引流袋，防止扭曲或受压；②避免举重物或过度活动，以防管道脱出或胆汁逆流；③沐浴时应采取淋浴的方式，并用塑料薄膜覆盖引流伤口处；④引流管伤口每天换药1次，敷料被浸湿时，应及时更换，以防感染，伤口周围皮肤涂氧化锌软膏保护；⑤每天同一时间更换引流袋，并记录引流液的量、颜色及性状。若引流管脱出、引流液异常或身体不适应及时就诊。

四、急性胰腺炎

（一）概述

急性胰腺炎是胰腺分泌的胰酶在胰腺内被激活，对胰腺组织自身消化而引起的急性化学性炎症。分为单纯性（水肿性）和出血坏死性（重症）胰腺炎。前者病情轻，预后好；后者病情发展快，并发症多，死亡率高。

（二）护理评估

1. 健康史。

（1）既往史：约一半的患者有胆道疾病史，胆总管下端发生结石嵌顿、胆道蛔虫症等造成胆道梗阻，诱发急性胰腺炎，称为胆源性胰腺炎。

（2）过量饮酒和暴饮暴食：患者发病前常有酗酒或暴饮暴食史。

（3）其他：有创伤、特异性感染、药物因素、高脂血症、高钙血症、妊娠等。

2. 身体状况。

（1）腹痛：是本病的主要症状。常于饱餐和饮酒后突然发作，腹痛剧烈，呈持续性、刀割样。位于上腹正中或偏左，放射至腰背部。有时疼痛呈束带状。疼痛系胰腺包膜肿胀、胰胆管梗阻和痉挛、腹腔内化学性物质刺激所致。

（2）腹胀及恶心、呕吐：与腹痛同时存在。早期呕吐剧烈而频繁，呕吐物为十二指肠内容物，呕吐后腹痛不缓解。随病情发展，因肠管浸泡在含有大量胰 液、坏死组织和毒素的血性腹腔积液中而发生麻痹，甚或梗阻，腹胀更为明显，并可出现持续性呕吐。

（3）休克：出血性坏死性胰腺炎患者可出现休克，表现为脉搏细速，血压下降等。早期以低血容量性休克为主，晚期合并感染性休克。合并胆道感染时常伴寒战高热。

（4）水、电解质紊乱：呕吐和腹膜炎引起脱水和代谢性酸中毒。胰脂肪酶分解脂肪成脂肪酸后，与钙离子结合成脂肪酸钙，可使血钙降低，出现手足抽搐。

（5）发热：急性水肿性胰腺炎可不发热或轻度发热。体温超过39℃提示急性出血坏死型胰腺炎继发感染。因胆道感染引起者可出现寒战、高热。

（6）腹膜炎及其他体征：急性水肿性胰腺炎时，压痛多局限于中上腹部，常无明显肌紧张。急性出血坏死性胰腺炎时，压痛明显，并有肌紧张和反跳痛；移动性浊音阳性；肠鸣音减弱或消失。可在腰部、季肋部和腹部皮肤出现大片青紫色瘀斑称Grey-Turner 征，出现在脐周称Cullen征。另有脱水征象等。胆道结石或胰头肿大压迫胆总管可引起黄疸。

3.心理一社会状况。由于本病病情重、治疗期间病情反复、花费较大，患者悲观、焦虑，家庭经济承受能力及家属的配合程度上也极大地影响患者的情绪。

（三）常见护理诊断/问题

1.疼痛。与胰腺及其周围组织炎症、胆道梗阻有关。

2.有体液不足的危险。与渗出、出血、呕吐、禁食等有关。

3.营养失调：低于机体需要量。与呕吐、禁食、胃肠减压和大量消耗有关。

4.潜在并发症。MODS、感染、出血、胰瘘或肠瘘。

5.知识缺乏。缺乏疾病防治及康复相关知识。

（四）护理目标

患者疼痛减轻或得到控制；体液得以维持平衡；营养得到补充，营养状况得以维持；并发症被预防或及时被发现与处理；患者掌握与疾病及康复有关的知识。

（五）护理措施

1.一般护理。患者绝对卧床休息，取斜坡位或半卧位，并协助患者变换体位，使之膝盖弯曲、靠近胸部以缓解疼痛；按摩背部，增加舒适感。禁食与胃肠减压，医嘱给予营养支持。保持呼吸道通畅，鼻导管给氧。

2.防治休克，维持水、电解质平衡。密切观察病情，记录24h出入量，必要时留置尿管，高热者物理降温，体温低者注意保暖。建立2条静脉通道，早期迅速补充液体和电解质，根据情况输给全血、血浆。发生低钙、低钾者及时补充。观察生命体征、面色、神志、尿量，监测中心静脉压，及时发现异常情况。

3.用药护理。

（1）镇痛和解痉药：对腹痛较重者遵医嘱给予止痛药，如哌替啶等，勿用吗啡，以免引起Oddi括约肌痉挛。可同时给解痉药，如山莨菪碱、阿托品等，以松弛Oddi括约肌。

（2）抑制胰腺分泌或胰酶活性的药：抑肽酶可抑制胰蛋白酶合成。奥曲肽、施他宁则能有效抑制胰腺的外分泌功能。H_2 受体阻滞剂，如西咪替丁，可间接抑制胰腺分泌；生长抑素可用于病情比较严重的患者。可遵医嘱选用。

（3）抗菌药：早期遵医嘱选用广谱抗菌药或针对革兰氏阴性菌的抗菌药，如环丙沙星、甲硝唑等，以后根据细菌培养和药敏试验结果选用。

（4）中药：呕吐基本控制后，遵医嘱经胃管注入中药，常用复方清胰汤加减，注入后夹管2h。

4.心理护理。为患者提供安全舒适的环境，了解患者的感受，耐心解答患者的问题，讲解有关疾病治疗和康复的知识，配合患者家属，帮助患者树立战胜疾病的信心。

5.并发症的观察、预防及护理。

（1）多器官功能障碍：①急性呼吸窘迫综合征。观察患者呼吸形态，根据病情，监测血气分析；若患者出现严重呼吸困难及缺氧症状，给予气管插管或气管切开，应用呼吸机辅助呼吸并做好气道护理。②急性肾衰竭。详细记录 每小时尿量、尿比重及24h出入水量。遵医嘱静脉滴注碳酸氢钠，应用利尿剂 或作血液透析。

（2）感染：加强观察和基础护理；监测患者体温和血白细胞计数；协助并鼓励患者定时翻身、深呼吸、有效咳嗽及排痰；加强口腔和尿道口护理；维持有效引流；合理应用抗菌药。

（3）出血：重症急性胰腺炎可引起应激性溃疡出血。应定时监测血压、脉搏；观察患者的排泄物、呕吐物和引流液色泽。若引流液呈血性，并有脉搏细 速和血压下降，可能为大血管受腐蚀破裂引起的继发出血；若因胰腺坏死引起胃肠道穿孔、出血，应及时清理血迹和引流的污物，立即通知医师，遵医嘱给予止血药和抗菌药等，并做好急诊手术止血的准备。

（4）胰瘘、胆瘘或肠瘘：若从腹壁渗出或引流出无色透明或胆汁样液体时应疑为胰瘘或胆瘘；若腹部出现明显的腹膜刺激征，且引流出粪汁样或输入的肠内营养样液体时，则要考虑肠瘘。应密切观察引流液的色泽和性质，动态监测引流液的胰酶值；注意保持负压引流通畅和引流管周围皮肤干燥，必要时涂以氧化锌软膏。

6.引流管护理。包括胃管、腹腔双套管、T形管、空肠造瘘管、胰引流管、导尿管等。应分清每根导管的名称和部位，贴上标签后与相应引流装置正确连接固定。防止引流管扭曲、堵塞和受压。定期更换引流瓶、袋，注意无菌操作，分别观察记录各引流液的颜色、性质和引流量。腹腔双套管灌洗引流护理：①持续腹腔灌洗，以释放腹腔内渗出物，可在生理盐水内加抗生素，以维持20～30滴/min为宜，冲洗液现配现用。②保持通畅，维持一定的负压，但吸引力不宜过大，以免损伤组织和血管。若有坏死 组织脱落、稠厚脓液或血块堵塞管腔，可用20mL生理盐水缓慢冲洗，无法疏通时在无菌条件下更换内套管。③观察并准确记录24h引流液的色、质、量，引流液开始为暗红色浑浊液体，内含血块及坏死组织，2～3d后颜色渐淡、清亮。若引流液呈血性，并有休克征兆，应考虑大血管糜烂出血，立即通知医师处理，并积极做好紧急手术的准备；若引流液含有胆汁、胰液或肠液，应考虑胆瘘、肠瘘或胰瘘的可能。④动态监测引流液的胰淀粉酶值并做细菌培养。⑤保护引流管周围皮肤：引流管周围皮肤涂氧化锌软膏，防止胰液腐蚀。⑥拔管护理。患者体温正常并稳定10d左右，血白细胞计数正常，腹腔引流少于每天5mL，引流液的淀粉酶值正常后可考虑拔管。拔管后注意拔管处伤口有无渗漏，若有渗出应及时更换敷料。

（六）健康指导

第一，告知患者戒酒并养成良好的饮食习惯，规律饮食。高脂血症者，应长期服用降脂药、并摄入低脂、清淡饮食。

第二，帮助患者及家属正确认识胰腺炎，强调预防复发的重要性；强调积极治疗胆道结石和胆道疾病的重要性。

第三，出院后4～6周内，避免负重和过度疲劳。定期随访，如并发胰腺囊肿、胰瘘等患者及时就医。

五、胰腺癌和壶腹周围癌

（一）概述

胰腺癌是恶性度很高的消化系统肿瘤，在我国发病率有上升的趋势，40岁以上好发，男性多于女性。早期诊断困难，90%的患者在诊断后1年内死亡。胰腺癌好发于胰头部，常浸润累及胰周围器官或组织，早期即可发生淋巴转移。壶腹周围癌是指胆总管末端、壶腹部和十二指肠乳头附近的肿瘤，胰头癌与壶腹部癌临床表现相似，治疗和护理也相同，但壶腹周围癌恶性程度低于胰头癌。

（二）护理评估

1. 健康史。胰腺癌和壶腹部癌的病因尚不明确。吸烟被认为是胰腺癌发病的主要危险因素。据研究，胰腺癌患者存在染色体异常；高蛋白和低脂肪饮食可增加胰腺对致癌物质的敏感性；糖尿病、慢性胰腺炎发生本病的危险性较高。

2. 身体状况。胰腺癌出现临床症状往往已属晚期。早期无特异症状，仅有上腹部不适、饱胀或消化不良等，极易与胃肠、肝胆等疾病相混淆。壶腹周围癌症状出现相对较早。

（1）腹痛：是最早出现的症状。早期由于胰管或胆管部分梗阻，造成胰管及胆道压力增高，出现持续且进行性加重的上腹部钝痛、胀痛，疼痛可向腰背部放射。晚期呈持续性疼痛，一般止痛药无法缓解，常因癌肿侵犯腹腔神经丛所致。

（2）消化道症状：由于胰液和胆汁排出受阻，患者早期上腹部饱胀不适、食欲不振、消化不良，可出现腹泻。晚期出现恶心、呕吐、消化道出血或上消化道梗阻表现，系十二指肠被肿瘤压迫或浸润所致。

（3）黄疸：是胰腺癌的主要症状和体征，尤其是胰头癌，因接近胆总管，浸润或压迫易造成阻塞性黄疸。一般呈进行性加重，伴有皮肤瘙痒、大便陶土色、出血倾向和肝功能损害表现。壶腹部癌早期即可出现黄疸，由于肿瘤溃烂、坏死、脱落，胆道阻塞部分解除而黄疸减轻；肿瘤在短期内又迅速生长，完全阻塞胆管而致黄疸再出现或加深。黄疸呈波动性是本病区别于胰头癌的一个重要特征。

（4）消瘦和乏力：患者因饮食减少、消化不良、睡眠不足及癌肿消耗，短期内可出现消瘦乏力，体重下降，晚期出现恶病质。

（5）其他：癌肿致胆道梗阻一般无胆道感染，若继发感染，患者出现反复发热，易与胆石症混淆。黄疸明显的患者，大多能扪及腹部肿大的肝脏和胆囊。

3. 心理一社会状况。胰腺癌、壶腹周围癌患者常有持续性或难以忍受的疼痛，夜间尤为严重，严重影响患者的睡眠；特别是胰腺癌的患者，预后差，手术时间长，根治范围广，术后放、化疗时间长，并发症多，患者极易产生烦躁、焦虑、悲观甚至绝望，等不良情绪。

（三）常见护理诊断/问题

1. 焦虑/恐惧。与担心治疗过程及预后等因素有关。

2. 疼痛。与癌症浸润、扩散、手术创伤有关。

3. 营养失调：低于机体需要量。与食欲下降、呕吐、肿瘤消耗等有关。

4. 潜在并发症。出血、胰瘘、胆瘘、继发性糖尿病、切口或腹腔感染等。

（四）护理目标

患者树立了战胜疾病的信心，接受治疗；疼痛缓解和消失；营养改善、增强机体免疫力；手术后并发症能得到及时预防或处理。

（五）护理措施

1. 非手术治疗与术前护理。

（1）一般护理：改善营养状况，供给高蛋白、高糖饮食，应大量补充维生素。

必要时采取肠外营养支持。

（2）心理护理：大多数患者为40岁左右，家庭负担较重，很难接受诊断，常会出现否认、悲哀、畏惧和愤怒等不良情绪，加之胰腺癌患者大多就诊晚，手术机会小，预后差，故患者对治疗缺乏信心。护理人员应予理解，多与患者沟通，了解患者的真实感受，满足患者的精神需求。同时根据患者掌握知识的程度，

有针对性地介绍与疾病和手术相关的知识，使患者能配合治疗与护理。

（3）用药护理：改善凝血功能，遵医嘱给予维生素K_1,肌注，每天2次。

（4）对症护理：黄疸致皮肤瘙痒者，指导患者涂抹止痒药物，避免指甲抓伤皮肤。疼痛者给予有效止痛护理。

（5）术前护理：①安置胃管；②控制血糖在稳定水平；③遵医嘱手术前1d 开始使用抗生素，预防感染，有PTCD者，手术前2～3d即可用药；④手术前3d口服肠道抗生素，手术前1d 清洁灌肠。

2.术后护理。

（1）一般护理：静脉输液，维持水、电解质和酸碱平衡。保肝和营养支持，充分补给热量、氨基酸、维生素等营养素。根据需要适时补给全血、血浆或清蛋白等。

（2）病情观察：观察体温、呼吸、脉搏、血压；注意意识和黄疸的变化；监测尿量、血常规、肝肾功能情况；对全胰切除或胰大部分切除者，需监测血糖、尿糖和酮体变化。

（3）引流管护理：了解各种引流导管的引流部位和作用，如胃肠减压管、胆道引流管、胰管的引流、腹腔的引流等。观察与记录每天引流量和引流液的色泽、性质，警惕胰瘘或胆瘘的发生。腹腔引流一般需放置5～7d，胃肠减压停留至胃肠蠕动恢复，胆管引流需2周左右；胰管引流在2～3周后可拔出。

（4）并发症的预防和护理：手术后可能有各种并发症发生，如消化道出血、 腹腔内出血、切口感染或裂开、腹腔感染、胰瘘或胆瘘、脂肪痢、继发性糖尿病等，根据具体情况，配合治疗工作，拟定相应护理计划。

（六）健康指导

第一，早诊断、早发现、早治疗。40岁以上，近期出现持续性上腹痛、闷胀、食欲减退、消瘦，应及时就诊。

第二，患者出院后如出现消化功能不良、腹泻等，多是由于胰腺切除后剩余胰腺功能不足，适当应用胰酶可减轻症状。

第三，饮食以均衡饮食为主，应少量多餐，避免暴饮暴食。

第四，按期检测血糖、尿糖，预防和治疗糖尿病。

第五，出院后每3～6个月复查1次，如出现发热、进行性消瘦、乏力、贫血应及时就医。

第五节　胃、肠疾病

一、胃、十二指肠溃疡

（一）概述

胃、十二指肠溃疡是消化系统极为常见的疾病，多数消化性溃疡经完善的内科治疗可痊愈，但少数患者需要外科治疗。

（二）护理评估

1. 健康史。出现严重并发症前，大多数患者有溃疡病史，同时应注意患者 有无生活过度紧张、饮食不规律和溃疡反复发作的病史；急性穿孔前患者多有暴饮暴食、进食刺激性食物、情绪激动、过度疲劳等诱发因素。

2. 心理一社会状况。溃疡病好发于青壮年，反复发作，病程长，经久不愈，可直接影响到患者的生活、学习及工作，因此患者常产生焦虑、急躁的情绪。年龄大、病程长的患者往往惧怕癌变，产生恐惧、担忧的心理。急性严重并发症的患者由于发病急，病情危重需急症手术，易产生焦虑、恐惧、紧张心理。长期的慢性病程还会影响到患者的家庭生活及经济状况。

（三）常见护理诊断/问题

1. 焦虑/恐惧。与疾病知识缺乏及对手术和疾病预后的顾虑有关。

2. 体液不足。与呕吐、腹膜渗出及禁食等因素有关。

3. 营养失调：低于机体需要量。与摄入减少及丢失、消耗过多有关。

4. 疼痛。与胃肠黏膜受侵蚀、胃肠内容物对腹膜的刺激及手术的创伤有关。

5. 知识缺乏。缺乏对疾病本身及术后营养调理、饮食等康复知识的了解。

6. 潜在并发症。出血、十二指肠残端破裂、吻合口破裂或瘘、梗阻及倾倒综合征等。

（四）护理目标

使患者焦虑及恐惧情绪得以减轻或缓解；体液维持平衡；营养状况得以改善；疼痛减轻或缓解；患者对疾病的本身及术后各种康复知识有基本的了解；术后并发症被有效防治。

（五）护理措施

1.术前护理。

（1）一般护理：根据病情，给予患者高蛋白、高热量、高维生素、易消化的饮料食，并指导患者应少食多餐。

（2）用药护理：嘱患者应用减少胃酸分泌、解痉及抗酸等药物，并观察其疗效。

（3）急性穿孔患者的护理：严密观察患者生命体征及腹痛、腹膜刺激征、肠鸣音变化等；休克患者应取平卧位，病情稳定后可取半卧位，并积极治疗休克；患者应禁食、禁饮、持续胃肠减压，防止胃肠内容继续漏入腹腔；遵医嘱补液及使用抗生素；做好急症手术前的准备。

（4）急性大出血患者的护理：严密观察呕血及便血情况，观察记录出血量；严密监测生命体征，观察有无口渴、肢冷、尿少等循环血量不足的表现；患者取平卧位；禁饮食；适当给予镇静剂；及时输血、补液，应用止血药物以纠正贫血和休克；做好急症手术前的准备工作。

（5）瘢痕性幽门梗阻患者的护理：输液、输血以纠正营养不良及脱水，纠正低氯、低钾性碱中毒；根据病情给予流质饮食或进食；做好术前准备，术前3d开始行胃肠减压，经胃管给予300～500mL的温生理盐水洗胃，以减轻胃黏膜水肿和炎症，利于术后吻合口的愈合。

（6）拟行迷走神经切断术患者的护理：术前测定胃酸，包括夜间12h分泌量、最大分泌量及胰岛素试验分泌量，为手术提供参考依据

（7）心理护理：对于急性穿孔及急性大出血的患者，及时安慰患者，缓解紧张、恐惧情绪，介绍相关知识。

2.术后护理。

（1）一般护理：①卧位。术后患者取平卧位，血压平稳后可取低半卧位，以利于减轻切口张力，缓解疼痛，也有利于呼吸和循环及腹腔引流。卧床期间，多协助患者翻身。

若病情允许，应鼓励患者尽早下床活动，活动量因人而异，以促使胃肠道功能的恢复。②维持水、电解质平衡。禁食期间经静脉补充液体，并详细记录24h出入量，必要输血浆或全血，以提供患者需要的水、电解质和营养。③饮食护理。拔出胃管后当天可进少量水或米汤，第2d进半量流质饮食，第3d 进全量流质饮食，若无不适，第4d 可进半流质饮食，以稀饭为好，第10～14d可进软食。应注意避免生、硬、辣等刺激性食物；尽量少食牛奶、豆类 等产气食物。注意少食多餐，每日5～6餐，逐步减少用餐次数及增加每餐数量，以致恢复正常饮食。

（2）术后胃出血的护理：表现为术后胃管不断吸出新鲜血液，24h 不能自止。可采取禁食、止血、输血等措施控制出血。若非手术疗法不能达到止血效果，或者出血量大500mL/h，则应手术止血。

（3）十二指肠残端破裂的护理：为毕氏Ⅱ式胃大部切除术后早期最严重的并发症，多发生于术后的3～6d。临床表现为突发性上腹部剧痛、发热、腹膜 刺激征及白细胞计数增加，腹腔穿刺可抽出胆汁样液体。一旦确诊，应立即手术治疗。

（4）胃肠吻合口破裂或瘘的护理：术后早期并发症，多发生于术后5～7d，早期发生者常引起明显的腹膜炎症状和体征，晚期发生者则因腹腔内局部形成粘连，可产生局限性脓肿或向外穿破而形成腹外瘘。出现腹膜炎者，应立即手术修补，局限性脓肿或腹外瘘者，除行局部引流术外还应给予胃肠减压和营 养支持治疗，促进瘘口的愈合，若经久不愈，则应再次手术治疗。

（5）术后梗阻的护理。

输入端梗阻：有急性、慢性2种类型。急性输入端梗阻表现为上腹部剧烈疼痛、呕吐伴上腹部压痛，呕吐物量少，多不含胆汁，上腹部可扪及包块。急性完全性输入端梗阻属于闭袢性肠梗阻，容易形成肠绞窄，病情不缓解者应行手术解除梗阻。慢性不完全性输入端梗阻，表现为餐后半小时上腹部胀痛或绞痛，伴大量呕吐，呕吐物为胆汁，几乎不含、食物，呕吐后症状缓解消失。不完全性输入端梗阻应采取保守治疗，包括禁食、胃肠减压营养支持等疗法。若无缓解，可行手术治疗。

输出端梗阻：患者表现为上腹部饱胀，呕吐食物和胆汁，X线检查可确定梗阻部位。若保守治疗无效，需行手术治疗。吻合口梗阻：患者表现为进食后上腹部饱胀、不适、呕吐食物不含胆汁。X线检查可见钡剂完全停留在胃内。若保守治疗无效，需行手术治疗。输入端梗阻和输出端梗阻这两者见于毕氏Ⅱ式胃大部切除术后。

（6）倾倒综合征的护理：根据症状出现的早晚可分为2种类型。

早期倾倒综合征：多于进食后30min内发生，患者出现心悸、心动过速、出汗、无力、面色苍白等表现，伴有恶心、呕吐、腹部绞痛、腹泻等消化道症状，多数患者经调整饮食后，症状能减轻或消失。处理方法为少食多餐，避免过甜、过咸、过浓流质食物，宜进食低碳水化合物、高蛋白食物。进食时限制饮水。 进食后平卧10～20min。饮食调整后症状不缓解，应用生长抑素治疗。手术治疗应慎重。晚期倾倒综合征：又称低血糖综合征。患者表现为餐后2～4h 出现头晕、心慌、无力、出冷汗、脉搏细弱甚至晕厥，也可导致虚脱。处理方法为饮食调整、食物中加入果胶延缓碳水化合物吸收等措施，症状可缓解。症状严重者， 可应用生长抑素，改善症状。

（7）急性反流性胃炎的护理：患者表现为上腹部或胸骨后烧灼样疼痛、呕吐胆汁样液体及体重减轻。抑酸制剂无效，较顽固。一般应用胃黏膜保护剂、胃动力药及胆汁酸结合药物。症状严重者，可考虑手术治疗。

（8）残胃癌的护理：胃、十二指肠溃疡行胃大部切除术后5年以上，残留胃发生的原发癌，好发于术后20～25年。患者表现为上腹部疼痛不适、进食后饱胀、消瘦、贫血等症状，胃镜检查取活检可明确诊断。

（六）健康指导

第一，向患者宣传饮食定时、定量、细嚼慢咽的卫生习惯；少吃生冷、过热、辛辣及油炸食物；严格禁止酗酒、吸烟；同时注意劳逸结合，行为规律的健康生活方式；加强自我调节能力，稳定情绪，豁达乐观，以减少溃疡病发生的客观规律。

第二，向患者说明坚持药物治疗的重要性，争取非手术治疗愈合。提醒患者注意服药的时间、方式、剂量及药物的毒副作用；避免服用对胃黏膜有损害的药物，如阿司匹林、吲哚美辛、皮质激素等。

第三，若做了胃大部切除术，告诉患者术后1年内胃容量受限，宜少食多餐，并保证丰富的营养，逐步过渡到正常饮食

第四，术后或出院时应向患者及家属讲解手术后期并发症的表现和防治方法，并嘱咐患者定期随访，若有不适应及时就诊。

二、胃癌

（一）概述

胃癌在我国各种恶性肿瘤中居首位，也是消化道常见的恶性肿瘤。发病年龄以40～60岁多见，男女比例为2:1。胃癌起病隐匿，早期表现缺乏特异性，故早期诊断较困难。胃癌好发于胃窦部，约占50%，其次为胃小弯，再次为贲门部，其他部位少见。

（二）病因

胃癌的确切病因尚未完全清楚，一般认为与以下因素有关。

1. 环境、饮食及遗传因素。胃癌发病有明显的地域性差别，日本、俄罗斯、南非、智利等国家较北美、西欧、印度等国家发病率高；我国西北和东北部沿海地区胃癌的发病率较南方地区高。长期食用熏烤、腌制食品的人群胃远端癌 发病率高；食物中缺乏新鲜蔬菜、水果与发病率也有一定的关系。吸烟与发病 也有一定的关系。此外，有调查发现A型血者，其胃癌的发病率较其他血型者高；胃癌还常见于近亲者中，说明遗传因素对胃癌的发生起着一定的作用。

2. 幽门螺杆菌。近年来的研究发现，幽门螺杆菌（HP）感染是引发胃 癌的重要因素之一，我国胃癌的高发区成人HP 感染率在60%以上，较低发区成人HP感染率明显增高。

3. 癌前病变。癌前条件是指一些增加胃癌发病危险性的良性胃疾病和病理改变，如胃息肉、慢性萎缩性胃炎及胃大部切除术后的残胃。癌前病变是指容易发生癌变的胃黏膜病理组织学改变，并未达到恶性病变，是从良性上皮组 织转变成癌过程中的交界性病理变化，如胃黏膜上皮的异形增生。

（三）病理

1. 分期。胃癌按照病期及大体形态可分为早期与进展期胃癌2种。

（1）早期胃癌：指胃癌病变仅局限于黏膜和黏膜下层，不论病灶大小和有无淋巴结转移。癌灶直径在5mm以下的称微小胃癌，10mm 以下者称小胃癌；癌灶更小，仅在黏膜活检时诊断为胃癌、但切除后的胃标本未见癌组织，称“一 点癌”。

（2）进展期胃癌：包括中、晚期胃癌。癌组织超过黏膜下层侵入胃壁肌层为中期胃癌；病变达浆膜下层或是超出浆膜向外浸润至邻近脏器或组织或有 转移者为晚期胃癌。

2. 病理学分型。可分为：①乳头状腺癌；②管状癌；③低分化腺癌；④黏液腺癌；⑤印戒细胞癌。特殊类型胃癌主要有腺鳞癌、鳞状细胞癌、类癌、未分化癌等。

3. 胃癌的转移途径。其包括：①直接蔓延；②淋巴转移；③血行转移；④腹腔种植。其中早期以淋巴转移方式为主。

（四）护理评估

1. 健康史。目前认为胃癌的发病多有不良的饮食史（主要原因）、慢性胃病史、生活环境差异、家族史和胃幽门螺旋感染史。

2. 身体状况。早期胃癌临床症状多不明显，缺乏典型特征，少数患者有恶心、呕吐或类似溃疡病的上消化道症状，诊断率较低。进展期胃癌最常见的症状是疼痛及体重减轻，患者常有明显的上消化道症状，如上腹部不适、进食后饱胀，因病情发展而上腹部疼痛加重，食欲减退、乏力、消瘦，并可伴有恶心、呕吐。此外，不同部位的肿瘤可有特殊的临床表现。贲门胃底癌可有胸骨后疼 痛和进行性吞咽困难；幽门附近的胃癌有幽门梗阻的表现；肿瘤破坏血管后可有上消化道出血的症状如呕血、黑便。晚期胃癌患者常有贫血、消瘦、营养不良甚至恶病质等表现。

3. 心理一社会状况。患者在已知患癌症的情况下，有恐惧、绝望、悲哀、沮丧及忧虑等心理变化；对治疗缺乏信心，甚至放弃治疗；胃癌并发急性穿孔、出血、幽门梗阻的并发症时不但患者痛苦加重，也易产生焦虑或恐惧感；患者缺乏手术治疗、化学治疗及康复知识，心理准备不充分，会表现出忧虑的情绪。

（五）常见护理诊断/问题

1. 焦虑/恐惧。与环境改变、担心手术及胃癌预后有关。

2. 营养失调：低于机体需要量。与摄入不足及消耗增加有关。

3. 疼痛。与癌症及手术创伤有关。

4. 潜在并发症。出血、感染、穿孔、梗阻、吻合口瘘等。

（六）护理目标

患者焦虑、恐惧缓解，情绪稳定，对生命恢复信心；营养不良得以改善；疼痛减轻或缓解；并发症得以有效地预防及控制。

（七）护理措施

1. 非手术治疗及术前护理。

（1）一般护理：患者应少食多餐，进食高蛋白、高热量、高维生素、易消化饮 食。对于营养状态差的患者，术前应予纠正，必要时静脉补充血浆或全血，以提高手术耐受力。术前1d 进流质饮食。

（2）控制感染：遵医嘱应用有效的抗生素防治感染。

（3）严密观察病情：注意患者的体温、脉搏、神志和腹部体征，以及实验室检查结果。一旦病情加重，应急症手术。

（4）心理护理：术前应做好患者的安慰工作，真实而灵活地回答患者提出 的问题，解释疾病及手术的相关知识。

2. 术后护理。

（1）一般护理：①体位与活动。患者全麻清醒，血压稳定后取低半卧位，患者卧床期间，协助患者翻身。若病情允许，应鼓励患者尽早下床活动，以促使胃肠道功能的恢复。②禁食与营养。术后暂禁食，禁食期间，遵医嘱静脉补充液 体，维持水、电解质平衡并提高必要营养素；记录24h出入量，以便保证合理补 液；若患者营养状况差或贫血，应补充血浆或全血，拔除胃管后试用饮水或米 汤，逐渐过渡到半量流质饮食、全量流质饮食、半流质饮食、软食至正常饮食。

（2）并发症的观察、预防及护理：术后主要并发症有出血、胃排空障碍、吻合口破裂或瘘、十二指肠残端破裂及术后梗阻等。

（八）健康指导

第一，让患者及家属了解引发胃癌的相关因素，指导患者饮食及相关的生 活习惯；注意防治与胃癌有关的疾病。

第二，讲解化疗的必要性及化疗副作用的预防，定期检查血象、肝功能等，并注意预防感染。

第三，讲解术后饮食及应注意的问题；讲解术后并发症的表现及预防措施。

第四，定期随访，发现问题，尽早诊治。

三、阑尾炎

（一）概述

急性阑尾炎是最多见的外科急腹症之一，发病以青壮年人较多，男性高于女性，一般预后良好，少数患者因延误诊治可引起严重并发症。

（二）病理生理

阑尾炎常表现为阑尾壁受到不同程度的细菌侵袭而引起化脓性感染。急性阑尾根据其临床过程和病理解剖学变化，可分为以下四种病理类型。

1. 急性单纯性阑尾炎。阑尾轻度肿胀，浆膜充血，表面有少量纤维蛋白性渗出物。阑尾黏膜有小溃疡和出血点，各层组织均有充血、水肿和中性粒细胞浸润，以黏膜和黏膜下层最显著。见于炎症早期和轻型阑尾炎患者，临床症状和体征均较轻。

2. 急性化脓性阑尾炎。随着炎症发展，阑尾黏膜面溃疡扩大，肌层和浆膜层也受累，常有壁内小脓肿形成，阑尾腔脓性分泌物积聚。阑尾显著肿胀，浆膜高度充血，表面覆以明显脓性纤维素性渗出物，腹腔内有少量混浊渗液。该型亦被称为急性蜂窝织炎性阑尾炎，临床症状和体征较重。

3. 坏疽性及穿孔性阑尾炎。急性阑尾炎若未能及时处理，阑尾壁可因持续缺血缺氧而发生部分或全部坏死，外观呈暗红色或黑紫色，腔内充满血性脓液。此时约2/3的病例可发生穿孔，并可因大量细菌和脓液进入腹腔而引起急性弥漫性腹膜炎，后果严重。

4. 阑尾周围脓肿。若急性阑尾炎化脓、坏疽或穿孔的病理进程缓慢，腹内大网膜可移向右下腹部，将阑尾包裹而形成炎症肿块或阑尾周围脓肿，使炎症局限。

（三）护理评估

1.健康史。阑尾炎的发生与多种因素相关，阑尾腔梗阻后并发感染为基本病因，暴饮暴食、过度疲劳及生活不规律等可诱发。应详细询问发病经过和既往病史，注意以下病因相关因素。

（1）阑尾管腔阻塞：是急性阑尾炎的最常见原因，阑尾的解剖学特点是易于发生管腔阻塞的重要基础，如阑尾是一盲管、开口细小、管腔狭长且呈弧形卷曲等。因阑尾淋巴组织丰富，由于淋巴滤泡明显增生而引起的阻塞最为多见，约占60%。粪石所致亦较常见，约占35%。其他因素，如食物残渣、异物、 肿瘤、寄生虫的虫体与虫卵等，也可造成管腔阻塞，但很少见。此外，胃肠功能 紊乱可反射性引起阑尾平滑肌痉挛而诱发阑尾炎。阑尾管腔阻塞后，因分泌物积聚，腔内压力不断上升，导致管壁血运障碍，局部抵抗力下降而易于受到 细菌侵袭，并使阑尾炎症加剧。

（2）细菌入侵：引起阑尾炎的致病菌多为肠道内的各种革兰氏阴性杆菌和厌氧菌，常因阑尾腔内细菌繁殖、直接侵入而致。血源性感染和周围脏器或组织的炎症蔓延，也可引起阑尾炎。由于炎症反应使阑尾腔内压力进一步增高，阑尾壁间质压力亦升高，使管壁血运障碍更加严重，最终可致管壁的坏死及穿孔。

2.身体状况。

（1）急性阑尾炎：其身体状况常表现为以下几点。

第一，腹痛。常为急性阑尾炎患者早期就医的主要原因，70%～80%的患者表现为典型的转移性右下腹痛，即疼痛最初始发于上腹部，渐移向脐周围，数小时（6～8h）后转移至右下腹并局限于阑尾所在区域，呈持续性疼痛。少数患者发病初期即表现为右下腹痛，或是阑尾位置变异使腹痛部位发生变化，如肝下区阑尾炎出现右上腹痛，盆位阑尾炎为耻骨上区腹痛，盲肠后位阑尾炎则在右侧腰部疼痛。由于阑尾炎的病理类型不同，其腹痛特点可有所差异。一般急性单纯性阑尾炎表现为轻度隐痛，急性化脓性阑尾炎为阵发性胀痛且较严重，坏疽性阑尾炎常呈持续性剧烈腹痛，当并发穿孔时可有暂时腹痛缓解，而在继发腹膜炎后又出现腹痛持续加剧。

第二，胃肠道症状。常有食欲不振及恶心、呕吐反应；部分病例因胃肠功能紊乱可出现腹泻或便秘；盆位阑尾炎或盆腔脓肿时，由于炎症刺激直肠和膀胱，可引起频繁排便及里急后重、黏液便等症状；继发弥漫性腹膜炎后，尚可因麻痹性肠梗阻而引起腹痛、呕吐、腹胀和排便排气停止等相应表现。

第三，全身症状。以体温改变较突出，急性化脓性阑尾炎体温常超过38℃，坏疽性和穿孔性阑尾炎可达39～40℃，甚至更高，并常伴有乏力、脉速表现。发生化脓性门静脉炎时可出现寒战、高热和黄疸，弥漫性腹膜炎还会引起明显脱水征象，感染性休克时四肢厥冷、脉搏细弱、呼吸急促、血压下降，并可有神志改变。

第四，体征。右下腹固定压痛在急性阑尾炎早期即存在，且压痛程度与病　变严重程度相关，是最常见的重要体征。压痛点通常位于麦氏点，少数患者因 阑尾解剖位置变异可有不同，但往往都会固定在一个位置。继发局限性或弥 慢性腹膜炎时，压痛范围相应扩大，而压痛最明显处仍是阑尾所在部位。腹膜 受到炎症刺激后，还会出现腹肌紧张、反跳痛以及肠鸣音减弱或消失等体征。若有阑尾周围脓肿，可在右下腹触及压痛性包块，边界不清、活动度差。

对于阑尾位置有变异的患者，还可通过以下检查获得有意义的体征：①结肠充气试验。协助患者仰卧，检查者一手压住患者左下腹降结肠区，再用另一手反复按压近侧结肠，以刺激结肠内积气传至盲肠和阑尾部位，若引起右下腹 痛感者为阳性。②腰大肌试验。协助患者左侧卧，检查者将其右下肢向后过伸，如引起右下腹疼痛为阳性，提示盲肠后位或腹膜后位阑尾炎。③闭孔内肌试验。协助患者仰卧、右髋和右膝关节屈曲90°，使其右股向内旋转，此时若引起右下腹疼痛则为阳性，提示盆位阑尾炎。④直肠指检。直肠右前方触痛反应有助于盆位阑尾炎的诊断，或提示炎症已波及盆腔。发生阑尾穿孔时直肠 前壁可有广泛压痛，若形成盆腔脓肿还可触及痛性肿块。

（2）妊娠期急性阑尾炎：妊娠期阑尾炎约占医院阑尾炎总数的2%，多发生于妊娠前6个月。由于妊娠期盆腔器官充血，炎症发展常较快，并发穿孔的机会亦较多，其危险性往往较大。妊娠早期急性阑尾炎的临床表现无异于一般急性阑尾炎，但妊娠中、后期阑尾炎随着子宫增大，盲肠和阑尾的位置发生改变，腹壁被抬高，大网膜受推挤而向上方移位，由此出现阑尾炎压痛点上移、腹膜刺激征不明显及炎症难以局限等特点。此外，炎症刺激子宫收缩，还可诱发流产、早产，使病情更加复杂，甚至威胁孕妇和胎儿的生命安全。

（3）小儿急性阑尾炎：12岁以下的小儿急性阑尾炎约占总数的4%～5%，因年龄幼小，常不能清晰、准确提供病史，检查时难以很好配合，故资料收集较困难。小儿阑尾壁薄、管腔细小，加之大网膜发育不健全、对炎症的局限能力差，与成人相比，小儿急性阑尾炎具有发展快、病情重、穿孔率高、并发症多等特点，常较早出现高热、呕吐、腹泻等症状，而转移性右下腹痛多不典型，局部压痛和肌紧张是重要体征，但若检查不合作则影响病情判断。护理体检时应 耐心细致，尽量赢得患儿的配合与信赖，动作轻柔、左右对比，并注意观察患儿反应，争取获得较准确的结果。

（4）老年人急性阑尾炎：伴随人口的老龄化，60岁以上老年人急性阑尾炎 的发病数亦有所增加，约占总数的10%。老年人痛觉迟钝、腹肌薄弱、反应性差，所以急性阑尾炎发生后其症状、体征往往不突出，常因临床表现与病理改变不一致而延误诊断和治疗。由于防御机能减退、阑尾壁薄、血管硬化、大网 膜萎缩等因素的影响，老年人阑尾发炎后易导致坏死、穿孔及形成弥漫性腹膜炎。一些老年期的慢性疾病如冠心病、高血压、阻塞性肺病、糖尿病、肾功能不 全等，也常使急性阑尾炎的病情更加复杂而严重。

（5）慢性阑尾炎：慢性阑尾炎多继发于急性阑尾炎病后，少数起病隐匿、发展缓慢，为原发性慢性阑尾炎。临床主要表现为经常发生的右下腹不规则疼痛，隐痛不适或时轻时重，阑尾部位较固定的局限性压痛是重要体征，一般无腹肌紧张、反跳痛及腹部包块。饮食不节、剧烈活动、疲劳等可使症状加重或诱发急性发作，部分病例的病程中有反复急性发作史。

3. 心理－社会状况。急性阑尾炎患者常见的心理反应有紧张、焦虑、无所适从和恐惧。部分患者因对疾病的严重性认识不足或惧怕手术而拒绝早期手术，甚至逃避手术；妊娠期阑尾炎可引起孕妇及其家庭顾虑重重、慌乱、无助；小儿急性阑尾炎时常哭闹不安，由于病情严重、诊断困难致使父母忧心如焚； 老年人急性阑尾炎多就诊较迟，对疾病严重性认识不足，易延误诊断和治疗，加之麻醉和手术的耐受性差而使患者及其家属担忧预后。

（四）常见护理诊断/问题

1. 疼痛。与阑尾炎症刺激或手术创伤有关。

2. 体温过高。与细菌及其毒素作用引起炎症反应有关。

3.体液不足。与呕吐、禁食、发热及腹膜大量炎性渗出有关。

4.焦虑。与突发疾病及需急诊手术带来的心理应激有关。

5.知识缺乏。缺乏麻醉、手术和术后康复知识。

6.潜在并发症。术后出血、腹膜炎、腹腔脓肿、切口感染、粘连性肠梗阻、粪瘘等。

（五）护理目标

患者自述疼痛缓解，舒适感增加；体温逐渐恢复正常，不因体温过高而发生并发症；能维持体液平衡，电解质及pH 值在正常范围；自述焦虑程度减轻，情绪平稳，对治疗充满信心；了解相关知识，积极配合治疗；不发生并发症或发生时能被及时发现和处理。

（六）护理措施

1. 非手术治疗与术前护理。

（1）一般护理：急性发作期嘱患者卧床休息，取半卧位或右侧卧位、肢体屈曲；除轻症单纯性阑尾炎患者可进流质饮食以外，一般应禁食，通过静脉补液以维持体液平衡。

（2）对症护理：高热患者需采取有效物理降温；呕吐剧烈者适当使用止吐剂，及时清理呕吐物以增强舒适感；疼痛患者可遵医嘱给予针灸或解痉剂减轻症状，诊断未明确之前禁用吗啡、哌替啶等麻醉性镇痛剂，以免掩盖病情；便秘者可使用开塞露，但禁服泻药及灌肠，避免诱发阑尾穿孔或炎症扩散。

（3）控制感染：遵医嘱应用有效抗菌药物，如氨苄西林、大孢霉素、甲硝唑等，观察用药效果和药物不良反应。

（4）病情观察：非手术治疗期间应加强巡视、严密观察病情变化，一般每 2～4h测量生命体征，间隔6～12h查血常规，同时观察患者腹部症状和体征的演变，一旦病情恶化或有门静脉炎、腹膜炎、感染性休克征象，应及时报告医师，并积极做好术前准备工作。

（5）心理护理：关心患者，多与患者及其家属沟通交流，耐心解释、安慰，给予心理支持，使其焦虑减轻，情绪稳定，增强对治疗的信心。

（6）术前准备：根据情况做好急诊或择期手术前常规准备，如协助完成各项检查、通知患者禁食水、做好手术区皮肤准备和药物过敏试验等。小儿患者术前还应积极补液以纠正脱水和电解质紊乱；老年人加强对伴发内科疾病的处理以提高对麻醉和手术的耐受性；妊娠期阑尾炎术前使用黄体酮以减少宫 缩、防止流产或早产。

2.术后护理。

（1）体位：术后一般先根据麻醉方式安置适当体位，待麻醉恢复、血压平稳后常取半卧位，以利于呼吸、减轻切口疼痛及有助于腹腔引流。

（2）饮食： 一般术后禁食1～2d，肛门排气、肠蠕动恢复后可从流食逐渐过渡至普食，指导患者勿进过多甜食、牛奶、豆制品等，避免产气过多引起腹胀不适。

（3）活动：鼓励术后早期活动，轻症患者手术当天即可下床活动，重症患者可先进行床上主动或被动活动，随着病情稳定逐渐下床活动。早期活动不仅可以增进血液循环、有利切口愈合，而且还可以促进肠蠕动及防止肠粘连。

（4）切口与引流的护理：经常观察，及时更换敷料，保持切口敷料清洁、干燥，预防切口感染。如有腹腔引流管，应按常规做好相应护理，如妥善固定、保持通畅、观察记录等。一般在术后48～72h，引流量逐渐减少、颜色变淡、患者体温及白细胞计数正常时，可考虑拔管。

（5）并发症的观察、预防及处理：①出血。常发生于术后24～48h内，多因阑尾系膜结扎线松脱所致，虽较少见但后果严重，可引起腹腔内大出血，甚至休克。因此应密切观察，一旦发现术后患者有面色苍白、腹胀、腹痛、脉速、血压下降等失血征象，应及时通知医师，立即输血、补液，做好紧急手术止血的准备。②切口感染。为阑尾炎术后最常见的并发症，尤其易发生于化脓性或穿孔性阑尾炎患者，手术时切口污染、异物存留、血肿及引流不畅等是常见原因。 表现为术后2～3d 体温升高，局部红肿、胀痛与压痛等，应拆去缝线，排出脓液，充分引流，加强换药。③粘连性肠梗阻。由于局部炎性渗出、手术损伤、异物刺激及术后缺乏活动等多种因素影响，阑尾炎术后并发粘连性肠梗阻较常见。早期手术、早期离床活动可减少此并发症。一般经非手术治疗可痊愈，严重者需手术治疗，是较常见的并发症。病情重者应手术治疗。④其他并发症。如腹腔脓肿、粪瘘等，需加强观察。

（七）健康指导

第一，指导慢性阑尾炎患者生活规律、劳逸结合，注意饮食卫生，保持大便通畅，避免暴饮暴食、生冷刺激性食物及腹部受凉，预防阑尾炎急性发作。

第二，向非手术治疗患者说明限制饮食和适当体位的意义，取得患者及其 家属的配合。如需手术治疗，特别是急诊手术，应耐心解释早期手术的必要性和重要性，解除患者紧张、焦虑及恐惧等不良心理反应。

第三，指导术后患者逐渐恢复饮食，加强营养。鼓励患者早期离床活动，说明其对促进肠蠕动、防止肠粘连的重要意义。

第四，嘱出院患者若有恶心、呕吐、腹胀、腹痛等不适及时就诊，告知阑尾 周围脓肿患者3个月后返院接受阑尾切除手术。

四、肠梗阻

（一）概述

肠梗阻是指多种原因使肠腔内容物的正常运行或顺利通过发生障碍。其发病率仅次于阑尾炎和胆道疾病，可由多种病因引起，临床病情多变，且发展 迅速，常需及时诊治。

（二）护理评估

1. 健康史。可导致肠梗阻的原因很多，大体包括机械性、动力性和血运性 3方面因素，应仔细询问患者年龄、起病急缓、发生时间、病程长短和既往疾病及手术史。

（1）机械性因素：是临床最多见的肠梗阻病因，主要指一些致使肠腔变窄从而影响肠内容物顺利通过的因素，如寄生虫、结石、异物或干结的粪块等使肠腔机械性堵塞，肠扭转、嵌顿疝或是邻近粘连带、肿瘤等使肠管受压，以及肠 壁本身的病变（炎性狭窄、肿瘤、先天性肠道闭锁等）引起肠腔狭窄。

（2）动力性因素：指严重影响肠壁平滑肌功能的因素，如钾代谢紊乱、弥漫性腹膜炎、腹部大手术、腹膜后感染或血肿等可使肠蠕动丧失（肠麻痹），急性肠功能紊乱和慢性铅中毒等可致肠平滑肌持续痉挛。

（3）血运性因素：由于肠管血运障碍，如肠系膜血管栓塞或血栓形成，肠壁 平滑肌因缺血缺氧而发生蠕动障碍，甚至肠麻痹。 一般较少见，但在老龄人口和动脉硬化的患者中时有发生。

2.身体状况。各类肠梗阻因存在肠内容物通过障碍，所以常具有一些共性的临床表现，即腹痛、呕吐、腹胀及肛门排便排气停止。由于病因、部位、病变程度及发病急缓的不同，肠梗阻的具体表现又可有所差异，护理人员应加强观察，认真评估，并应特别注意绞窄性肠梗阻的各种征象。

（1）腹痛：单纯机械性肠梗阻由于梗阻部位以上的肠管蠕动强烈，常表现为阵发性绞痛，多位于腹中部或相应的梗阻部位。若腹痛间歇逐渐缩短，阵发性腹痛转为较剧烈的持续性腹痛，或持续性腹痛伴有阵发性加重时，应警惕绞窄性肠梗阻的可能。麻痹性肠梗阻腹痛往往不明显，往往呈持续性胀痛或隐 痛不适。

（2）呕吐：早期呕吐常为反射性，吐出物为食物或胃液。呕吐出现的时间和性质根据梗阻部位不同而不同。一般高位小肠梗阻呕吐出现早且频繁，呕吐物主要为胃液、胆汁及十二指肠液；低位肠梗阻呕吐出现较晚，量少，呕吐物可呈粪样。麻痹性肠梗阻的呕吐多呈溢出性，蛔虫引起的梗阻可吐出蛔虫，当呕吐物呈棕褐色或血性时，提示发生绞窄性肠梗阻。

（3）腹胀：腹胀通常在梗阻发生一段时间以后开始出现，高位肠梗阻由于呕吐频繁，腹胀往往不明显；而低位或麻痹性肠梗阻时，腹胀明显，常遍及全腹；肠扭转、结肠完全梗阻等闭袢性肠梗阻腹胀多不对称。

（4）停止排便排气：完全性肠梗阻发生后，常停止自肛门排气、排便，但在早期，尤其高位肠梗阻时，仍可自行或在灌肠后排出梗阻下段肠管内积存的粪便和气体。此外，不完全性肠梗阻患者可有多次少量排便、排气。发现患者排出大便为血性黏液样，为某些绞窄性肠梗阻的征象，如肠套叠、肠系膜血管栓 塞或血栓形成。

（5）腹部体征：包括视、触、叩、听等护理体检所获客观资料，不同类型的肠 梗阻腹部体征可有所不同。单纯机械性肠梗阻可见肠型、异常蠕动波及腹胀，听诊肠鸣音亢进并可闻及气过水声或金属音，腹部轻压痛但无腹膜刺激征；麻痹性肠梗阻全腹均匀腹胀，肠鸣音减弱或消失；绞窄性肠梗阻不对称性腹胀或 腹部不均匀隆起，有固定压痛及腹膜刺激征，可触及压痛包块，腹腔有渗液时可叩出移动性浊音。怀疑绞窄性肠梗阻时，还可进行直肠指诊，若见指套染血有助于诊断。

（6）全身表现：可因水、电解质及酸碱平衡失调而有相应的全身表现，继发腹膜炎和毒血症时常引起生命体征的明显改变，重症病例甚至可发生休克而危及生命。

3. 心理一社会状况。急性肠梗阻发展迅速、症状严重，常使患者紧张不安，甚至有恐惧心理，家属亦很焦急、担忧。若需紧急手术，更给患者及其家属带来很大压力。慢性肠梗阻病情反复、病程长，严重扰乱患者日常的生活和工作等，易出现焦躁、情绪低落，甚至悲观厌世。肠梗阻诊断不明确时，患者及其家属往往不知所措、无所适从。粘连性肠梗阻易复发，又无理想的治疗方法，患者因而惶惑不安。此外，临床尚有部分患者的肠梗阻为恶性肿瘤所致，当诊断明确时患者或其家属愕然而不知如何应对。

（三）常见护理诊断/问题

1. 疼痛。与梗阻后肠管膨胀、肠蠕动增加、炎症刺激或手术治疗等有关。

2. 舒适度减弱：腹胀、呕吐。与梗阻后肠腔内容物下行受阻有关。

3. 体液不足。与禁食、呕吐、肠腔积液、腹腔渗出以及胃肠减压等有关。

4. 低效性呼吸形态。与高度腹胀使膈肌抬高及腹痛等有关。

5. 营养失调：低于机体需要量。与呕吐、禁食、胃肠减压或消化吸收受影响有关。

6. 焦虑/恐惧。与严重不适、诊断不明、担心预后或手术应激等有关。

7. 知识缺乏。缺乏肠梗阻的预防、治疗及自我护理知识。

8. 潜在并发症。术前有肠坏死、肠穿孔、腹腔感染、休克等；术后有切口感染、切口裂开、肠粘连、肠瘘等。

（四）护理目标

患者自述疼痛减轻，腹胀缓解，舒适感增加；恢复体液平衡状态，无电解质及酸碱平衡紊乱；呼吸平稳，血气分析指标正常；营养改善，全身状况良好；焦虑减轻，情绪稳定，对治疗充满信心；了解疾病和手术相关知识，积极配合治疗，自护能力增强；并发症发生时能被及时发现，并得到及时处理。

（五）护理措施

1. 非手术治疗与术前护理。

（1）体位：肠梗阻患者如生命体征平稳，一般采取半卧位，有利于缓解腹痛及减轻腹胀对呼吸和循环的影响。若有休克征象，应安置仰卧中凹位或平卧位。

（2）禁食与补液：肠梗阻患者应禁食、禁水，通过静脉补充水分、能量和电解质，避免加重腹胀、呕吐及刺激肠蠕动引起疼痛，并可使胃肠道休息以利于其功能恢复。通常待梗阻缓解、病情好转12h后，先试行进食少量流质，如无不适再逐渐过渡为半流质和软食，嘱患者恢复过程中忌甜食、牛奶和豆类等易产气食物，避免肠胀气。

（3）胃肠减压：是肠梗阻患者非手术治疗的重要措施，通过有效吸引，达到排出胃肠道内的积液、积气，以减轻腹胀、降低肠腔内压力、改善肠壁血液循环及减少肠腔内细菌和毒素产生，从而促进肠腔恢复通畅，改善机体局部和全身状况。应做好持续胃肠减压的常规护理，包括妥善固定、保持有效负压和引流 通畅、加强观察、预防感染等措施。置管期间若需经胃管灌注中药，如“肠梗阻方”，应将药物浓煎至每次100mL左右，防止过量引起呕吐，注意在灌药后夹管 1～2h使药物充分吸收。

（4）抗感染：遵医嘱使用有效抗菌药物，观察药物疗效和毒副反应。

（5）对症护理：①解痉止痛。腹痛剧烈的肠梗阻患者，如无肠壁血运障碍及肠麻痹，可使用阿托品、山莨菪碱（654-2）等抗胆碱药物解痉止痛，一般禁用吗啡、哌替啶等麻醉性镇痛剂，避免掩盖病情而延误治疗。②呕吐的护理。呕吐时协助患者坐起或头侧向一边，清除口腔内呕吐物，避免误吸；及时清理呕 吐物以保持颜面部和床单被服的清洁；给予温开水漱口，增进舒适感；观察呕 吐的性质、量、次数和时间等并做好记录。③腹胀的护理。经胃肠减压后，腹 胀常迅速缓解。此外，腹部按摩或热敷，电针双侧足三里穴，在没有绞窄性肠 梗阻时经胃管注入20～30mL 液状石蜡等，均可刺激肠蠕动而减轻腹胀。

（6）心理护理：重视对患者及其家属的心理护理，根据心理评估结果，针对性给予个体化的心理支持，使患者以良好的心态接受检查、手术及其他治疗，促进身心早日康复。

（7）病情观察：准确记录24h出入液量，观察水、电解质及酸碱平衡有无异常。密切观察患者神志、生命体征、腹部表现及全身状况，把握病情的动态信息，及时发现异常并配合医生进行处理。应特别警惕绞窄性肠梗阻在症状、体 征及辅助检查方面的相应改变，同时还应注意肠穿孔、腹腔感染、休克等严重 并发症的早期识别，做到早期发现、早期处理。

（8）术前准备：对于非手术治疗无效，绞窄性肠梗阻、肠穿孔或其他需要手术治疗的患者，应按照腹部手术常规迅速完成术前准备。

2. 术后护理。

（1）体位：术后患者返回病房之初，根据麻醉方法妥善安置体位。待麻醉清醒、血压平稳后应采取半卧位，不仅可改善呼吸和循环功能，还有利于腹腔渗血、渗液的引流，减少术后并发症。

（2）饮食：腹部手术后，常规暂禁食、禁饮。经仔细观察肠蠕动恢复、肛门排气、胃管拔除、无腹痛或腹胀不适，可开始进少量流质并逐渐过渡。对于肠切除肠吻合术后患者，进食时间应适当推迟，并应加强观察进食后反应。

（3）胃肠减压：肠梗阻患者手术后，通常于肛门排气、胃肠功能恢复后拔除胃管。置管期间做好胃肠减压的相应护理。

（4）切口与腹腔引流的护理：经常巡视，观察切口敷料渗血、渗液情况及有无松脱，及时更换敷料，保持局部清洁、干燥，预防切口并发症。如有腹腔引流管按常规做好相应护理，一般置管时间为48～72h。

（5）病情观察：术后密切观察生命体征和腹部症状、体征的变化，以及切口与引流情况，积极预防，及时发现术后并发症，并对并发症进行处理。肠梗阻患者手术后常见的并发症主要是粘连性肠梗阻、腹腔内感染、肠瘘及切口感染、切口裂开等。

（6）其他护理：遵医嘱应用抗生素防治感染；禁食期间通过静脉补充营养；鼓励早期活动以预防肠粘连等。

（六）健康指导

第一，进行卫生宣教，指导患者劳逸结合，饮食规律，加强营养，避免饭后剧烈活动，经常保持大便通畅，养成良好的卫生习惯，预防和治疗肠道寄生虫病。

第二，向患者及其家属讲解禁食和胃肠减压的意义，积极配合治疗和护理，及时反映病情变化。

第三，向患者说明半卧位的作用，使其配合护理，采取适当卧位。

第四，鼓励术后患者早期活动，反复强调早期活动，特别是下床活动的意义。

第五，告知患者出院后若有腹痛、腹胀、恶心呕吐等不适应及时就诊。

五、大肠癌

（一）概述

大肠癌为消化道常见的恶性肿瘤，发病年龄以40～60岁居多，男性多于女性。从我国人口发病情况来看，大肠癌的易发部位以直肠最多见，其次是乙状结肠，其他依次为盲肠、升结肠、横结肠、降结肠。随着人们生活水平的提高 以及饮食与行为方式的改变，结肠癌发病率明显上升，青年人（<30岁）直肠癌发病率亦呈上升趋势。

（二）护理评估

1. 健康史。目前，大肠癌的病因尚未阐明，资料收集中注意患者年龄、性别、饮食与生活习惯、既往史及家族史等健康资料，评估有无大肠癌的高危因素，并有利于制定针对性的健康教育计划。研究显示大肠癌相关的高危因素包括以下几方面。

（1）饮食习惯：高脂、高蛋白与低膳食纤维饮食，尤其是摄入过多动物脂肪和动物蛋白食物、可使肠道致癌物质增加而诱发大肠癌。

（2）遗传易感性：如家族性肠息肉病已被公认为癌前期疾病，有遗传性非息肉性结肠癌及癌肿家族史者大肠癌发病率高。

（3）大肠慢性病变：局部腺瘤、慢性溃疡性炎性病变、血吸虫病肉芽肿等与结（直）肠癌的发病有着较密切的关系。

（4）其他因素：经常久坐及缺乏适度体力活动也与大肠癌的发病有关。

2. 身体状况。

（1）结肠癌：结肠癌的临床表现可因病理类型和部位不同而有所差别，早期往往症状轻微或无特殊表现，因而难以早期发现。由于癌肿表面坏死破溃、出血或继发感染等对局部的刺激，常使排便习惯和粪便性状的改变成为最早出现的症状，可表现为排便次数增多、腹泻、便秘或腹泻与便秘交替出现，大便中带有黏液、脓液或血液。腹部持续性定位模糊的隐隐作痛或腹胀不适，也是结肠癌常见的早期症状之一。

随着病程的发展，当癌肿较大时可于局部触及结节状、质硬、表面不光滑、难以推动的腹部肿块，若癌肿突破肠壁并发感染，还可表现为有明显压痛的固 定肿块。癌肿的增长使肠腔狭小或受压，至中晚期，患者渐呈现慢性不完全性低位肠梗阻征象，甚至发生急性完全性肠梗阻而使腹痛、腹胀、便秘等症状更加显著。患者还可因慢性失血、感染及毒素等影响而出现贫血、低热、乏力、消瘦、低蛋白血症等全身症状，晚期尚可有远处转移和恶病质表现。

右半结肠癌多以腹部肿块、贫血和全身症状为主要表现；左半结肠癌常在 排便习惯、大便性状和肠梗阻方面的表现更为突出。

（2）直肠癌：早期癌肿局限于黏膜内可无任何症状，有时少量出血但肉眼不易觉察。待癌肿增大及并发溃疡、感染时可出现3种症状。其一为直肠刺激征状，表现为排便异常，如便意频繁、肛门坠胀、排便不尽及里急后重等；其二为破溃感染症状，引起大便性状改变如表面带血、黏液及脓液等，其中血便是最常见的症状，约85%的患者可较早出现便血；其三为肠腔狭窄症状，出现大便变形、变细以及腹胀、腹痛、肠鸣音亢进、排便困难等不完全性肠梗阻征象。

此外，直肠癌患者也可出现不规则低热和慢性消耗症状。癌肿侵犯骶前神经可出现骶尾部持续性剧烈疼痛；前列腺和膀胱受累时表现为尿频、尿痛、血尿等排尿异常；侵及肛门括约肌可致大便失禁；发生远处肝脏转移时，可有肝大、黄疸、腹腔积液及水肿等表现。

3. 心理一社会状况。等待检查结果的过程中，患者及其家属往往惶惑不安，心存侥幸。一旦恶性肿瘤的诊断确立，患者可有否认、愤怒、妥协、接受、抑郁等心理反应，家属常出现惊讶、恐惧、忧虑、无助、矛盾等心理改变。发现较 早的大肠癌病例，由于术后5年生存率高，患者及其家属可较乐观。但若需结 肠造瘘或遗留永久性人工肛门时，患者可因自我形象受损而产生焦虑、自卑、 退缩等不良心理，知识的缺乏还常使患者无所适从、难以应对。晚期病例可 绝望或预感性悲哀，家属悲痛不已。

（三）常见护理诊断/问题

1. 焦虑/恐惧或预感性悲哀。与癌症诊断、手术应激、需要造瘘及担心预后等有关。

2. 营养失调：低于机体需要量。与腹泻、慢性癌症消耗、手术创伤、饮食控制及化疗或放疗后消化道反应有关。

3. 疼痛。与骶前神经受侵犯或手术创伤有关。

4. 知识缺乏。缺乏肠道恶性肿瘤的早期诊断、术前准备、综合治疗及结肠造瘘或永久性人工肛门的自我护理等方面的知识。

5. 潜在并发症。切口感染、吻合口瘘以及造口狭窄、感染、坏死等。

6. 自我形象紊乱。与结肠造口的建立、控制排便能力丧失以及排便方式的改变有关。

（四）护理目标

患者焦虑或恐惧缓解，能平静面对疾病和现实；对麻醉和手术的耐受力提高，术后营养需求得到满足；疼痛减轻，舒适感增加；了解疾病诊断和综合治疗相关知识；了解术前身心准备，特别是肠道准备知识；结肠造口患者掌握人工肛门的自我护理；患者的病情变化能被及时发现和处理；患者接受结肠造口的存在，主动适应自我形象的变化和排便方式的改变。

（五）护理措施

1. 术前护理。

（1）一般护理：指导患者注意休息，适当活动，防寒保暖，预防呼吸道感染，直肠癌患者若因骶前神经受累出现骶尾部持续性剧烈疼痛，可遵医嘱使用镇痛药物，并采用一些分散注意力的技巧和心理疗法，以减轻疼痛、增进舒适感。前加强营养，无肠梗阻时可给予高蛋白、高热量、丰富维生素且易消化的少渣饮食，若有不全梗阻则应流质饮食，通过静脉补充营养及维持体液平衡。对于贫血和低蛋白血症的患者，可少量多次输血或输入白蛋白溶液，以全面改善机体状况。

（2）心理护理：多与患者及其家属沟通，了解他们的心理反应和需要，针对具体情况给予疏导、安慰、鼓励和支持。说明手术的必要性，介绍手术方式和结肠造口知识，耐心回答患者及其家属的疑问。可通过成功的手术病例激发 患者战胜疾病的信心，帮助患者以积极的心态接受治疗和护理。

（3）完善术前检查：了解心、肺、肝、肾等重要脏器功能，评估患者对麻醉和手术的耐受力。如有冠心病、高血压、糖尿病、慢性阻塞性肺病及肝肾功能不全时，应于有效控制病情后再施行手术。

（4）肠道准备：大肠癌患者手术前应进行细致的肠道准备，这对于清洁肠腔、减少手术并发症和促进术后吻合口愈合等具有重要意义。肠道准备通常从饮食控制、肠腔清洁和口服肠道抗菌药物及补充维生素K等方面着手。传统肠道准备法：一般术前2～3d 少渣半流质或流质饮食，并按术前常规 时间禁食禁饮，如有梗阻者应禁食补液；术前3d 开始使用肠道抗菌药物，如新 霉素、卡那霉素、甲硝唑等，并口服或肌内注射维生素K，于肠道抑菌的同时补充维生素K；术前2～3d 每晚给予缓泻剂1次，可口服液体石蜡或蓖麻油20～ 30mL，或50%的硫酸镁30～40mL，也可用番泻叶6g泡水后代茶饮；术前晚和术日晨分别行清洁灌肠。

全肠道灌洗法：可避免因灌肠而导致癌细胞扩散，但不适用于年老体弱、肠梗阻以及心、肾等重要脏器功能不全者。具体做法是在术前12～14h 开始，让患者口服或经胃管灌入大量37℃左右的等渗平衡电解质溶液，一般要求灌洗量≥6000mL，并需于3～4h内完成，通过容量性导泻作用达到清洁肠道的目 的。灌洗溶液常用氯化钠、碳酸氢钠及氯化钾配制，可加入抗菌药物，避免使用清水或低渗溶液，防止发生水中毒及增加循环负荷。

口服甘露醇肠道准备法：利用甘露醇的高渗作用，在大量口服后于肠腔形成高渗环境，借以增加肠腔容量，并促进肠蠕动，从而引起腹泻，达到清洁肠道的效果。该法简单方便，一般于术前1d 午餐后0.5～2h内口服5%～10%的甘露醇1500mL即可，常无须使用泻剂及灌肠。由于甘露醇在肠道内可被细菌酵 解而产生易爆气体，因此术中若使用电刀时应注意安全。此外，肠梗阻、年老体弱及心、肾功能不全者也不能采用此法进行肠道准备。

（5）其他准备：直肠癌患者可于术前2d 每晚用1:5000高锰酸钾溶液坐浴；女性患者如癌肿已侵犯阴道后壁，术前3d 每晚行阴道冲洗；术前常规放置胃管，有梗阻者应及早胃肠减压以减轻腹胀；术晨留置导尿以排空膀胱，可避免手术时损伤膀胱及预防术后尿潴留。

2. 术后护理。

（1）病情观察：根治性手术切除范围广泛，术后尤需严密观察病情变化，并予以记录。最初每0.5h测量血压、脉搏、呼吸1次，并注意患者的意识和切口渗血、渗液量以及引流液的性状和引流量。待病情平稳后，酌情延长间隔时间。如发现异常，应及时报告医生并协助处理。

（2）体位：患者麻醉清醒、生命体征平稳后，宜取半卧位，以利于呼吸和腹 腔引流及减轻切口疼痛。

（3）饮食：术后常规禁食，持续胃肠减压，静脉补充营养和水分。当肠蠕动恢复、有肛门排气或结肠造口开放后，可停止胃肠减压、拔除胃管，进少量流质。若无不适，则改为半流质，逐渐过渡为少渣软食，至术后2周左右可进普食。

（4）引流护理：结肠癌根治术后常放置腹腔引流管（3～5d）直肠癌根治术后一般放置骶前引流管（5～7d）以充分引流腹腔或盆腔渗血、渗液，避免积聚 而继发感染，应按常规加强观察和护理。

（5）排泄护理：患者术后通常留置导尿管，特别结直肠癌根治术后往往需留置导尿1～2周，除按常规护理外，拔管前还应训练膀胱排尿功能。大肠癌手术后可出现排便次数增多，Dixon手术后一段时期内还可因排便控制功能差而发生大便失禁，应指导患者调整饮食，积极进行肛门括约肌舒缩训练，并注意便后清洁和肛周皮肤保护。

（6）结肠造口（人工肛门）的护理：部分结肠、直肠癌患者需行暂时性结肠造口或永久性腹壁人工肛门，作为粪便排出的通道，应做好相应护理。

（7）并发症的预防及护理：①切口感染。术后常规使用抗生素，并应及时更换切口敷料，保持局部清洁干燥，积极预防切口感染。Miles手术患者，会阴部切口可在骶前引流管拔除后每日以1:5000的高锰酸钾溶液温水坐浴，直至伤口愈合为止。②吻合口瘘。大肠癌患者若采取肠切除术，术后可能因局部 血供差、愈合延迟或并发感染、饮食不当等原因而发生吻合口瘘。常出现于术后1周左右，临床主要表现为局限性或弥漫性腹膜炎，有时可见切口渗出或自 引流管引流出稀粪样肠内容物。为预防吻合口瘘，术后7～10d禁止灌肠。如有发生，应立即禁食、胃肠减压，行盆腔持续滴注、吸引，给予肠外营养支持以改善全身状况，必要时再次手术处理。

（六）健康教育

第一，宣传大肠癌的预防和早期诊断知识，指导具有高危因素的人群定期检查，以早期发现、早期治疗。

第二，说明术前肠道准备的重要性，指导患者积极配合术前各项准备工作。

第三，介绍结肠造口的护理知识和护理用品，教会患者及其家属结肠造口的护理方法，包括：如何更换肛袋及保护周围皮肤；肛袋的清洁消毒处理； 结肠灌洗与排便训练；人工扩张造口的方法，出院后每1～2周应扩肛1次，持续2～3个月。大便成形及养成定时排便习惯后，可在每次排便后用棉垫将 造口盖好，再用弹力带固定，无须使用造口袋。

第四，鼓励患者参加一定的社交活动，指导合理饮食，保持乐观的心态，适当进行户外活动，养成规律的生活习惯。

第五，出院后应每3～6个月来院复查1次，若发现人工肛门狭窄或排便困难及时就诊。

第六节　乳房疾病

成年女性乳房是两个半球形的性征器官，位于胸大肌浅表、前胸第2～6 肋骨水平，浅筋膜的浅、深层之间。乳头位于乳房中央，周围色素沉着区为乳晕。乳房外上方形成腋部，向腋窝呈角状延伸。

乳房腺体有15～20个腺叶，每个腺叶分成若干个腺小叶，腺小叶由小乳管和许多腺泡组成，是乳腺的基本单位。每个腺叶由各自汇总的大乳管呈放 射状向乳晕集中，开口于乳头。大乳管靠近开口的1/3段略微膨大，是乳管内 乳头状瘤的好发部位。腺叶、腺小叶和腺泡间有结缔组织间隔，腺叶之间有许多与皮肤垂直的纤维束，上连浅筋膜浅层，下连浅筋膜深层，称为Cooper韧带 （乳房悬韧带），起支持、固定乳房的作用。

乳房是许多内分泌器官的靶器官，其生理活动受腺垂体、卵巢和肾上腺皮 质等分泌的激素的影响。妊娠和哺乳期明显增生，腺管伸长、腺泡分泌乳汁； 哺乳期后，乳腺又处于相对静止状态。育龄妇女在月经周期各阶段，乳腺生理状态随激素水平呈现周期性变化。绝经后腺体逐渐萎缩，由脂肪组织代替。

乳房的淋巴液主要有4条输出途径：①大部分沿胸大肌外侧缘淋巴管流至腋窝淋巴结，再流向锁骨下淋巴结，继之达锁骨上淋巴结；②来自乳房中央 区和内侧的淋巴液，沿肋间淋巴管流向胸骨旁淋巴结；③乳房深部淋巴网与腹直肌鞘和肝镰状韧带的淋巴管相通，进入肝脏；④两侧乳房间皮下有交通淋巴管， 一侧乳房淋巴液可流向对侧，甚至达双侧腹股沟淋巴结。

一、急性乳腺炎

（一）概述

急性乳腺炎是乳腺的急性化脓性感染，患者多是产后哺乳期妇女，以初产妇多见，常发生在产后3～4周。细菌多从乳头破损处沿着淋巴管侵入乳腺实质，或直接侵入乳管上行至腺小叶而致感染，致病菌多数为金黄色葡萄球菌，少数为链球菌。

（二）护理评估

1.健康史。

（1）乳汁淤积史：乳汁淤积有利于入侵细菌的生长繁殖，是引起急性乳腺炎的主要原因。患者存在导致乳汁淤积的原因，如乳头内陷或过小，妨碍婴儿吮吸；乳汁分泌过多或婴儿吸乳少，初产妇缺乏哺乳经验，每次哺乳不能排空乳汁，导致乳汁淤积。另外，要了解产妇和家属对乳房保健知识的知晓程度。

（2）细菌入侵史：乳头破损或皲裂使细菌沿淋巴管入侵，这是主要途径。 细菌也可直接经乳头开口侵入，上行至腺小叶而致感染。

2.身体状况。发病初期患者感觉患乳胀痛，局部红肿、发热，触及痛性硬块，炎症部位较深者乳房表面红肿不明显，触不清肿块，但有深压痛。随着炎症发展，患乳红肿加重，呈蜂窝织炎样表现，出现搏动性疼痛，常有患侧腋窝淋巴结肿大和压痛，伴有寒战、高热、脉速等全身症状。数天后形成乳房脓肿，浅 部脓肿有波动感，可自行破溃；深脓肿穿刺可以抽到脓液。脓肿可位于乳晕区、乳房内，也可穿至乳房与胸肌间的疏松组织中，形成乳房后脓肿。感染严重者可并发脓毒症。

3. 辅助检查。

（1）血常规检查：白细胞计数和中性粒细胞比例明显增高。

（2）脓肿穿刺及脓液细菌培养：深部脓肿不能确诊时可进行穿刺，抽出脓液表示脓肿已形成，脓液可做细菌培养及药物敏感试验。

4. 心理一社会状况。由于发热、乳房疼痛、食欲减退以及治疗用药，患者担忧影响产后康复乳房形成改变，同时又担心婴儿喂养与发育，所以情绪波动较大。注意家庭其他成员对患者生活和情绪的影响。

5. 治疗与效果。治疗则是消除感染、排空乳汁。炎症早期消除乳汁淤积，局部理疗并全身应用抗菌药物，促使炎症消散吸收；脓肿形成后应及时切开引 流，为避免损伤乳管而形成乳瘘，切口呈放射状至乳晕处；乳晕部脓肿可沿乳晕边缘作弧形切口；分离脓肿的多房间隔以利引流；深部脓肿波动感不明显；深部脓肿波动感不明显，可在超声引导下定位穿刺，明确诊断后在乳房下缘作弓形切口。为保证引流通畅，引流条应放在脓腔最低部位，必要时另加切口作对口引流。

（三）常见护理诊断/问题

1. 焦虑。与担心自身健康及婴儿喂养等有关。

2. 体温过高。与炎症有关。

3. 皮肤完整性受损。与手术切开引流或脓肿破溃有关。

4. 知识缺乏。缺乏哺乳卫生和预防乳腺炎的知识。

（四）护理目标

患者乳腺炎症得到控制，体温恢复正常，情绪稳定，了解乳腺炎的预防知识。

（五）护理措施

1. 一般护理与病情观察。

（1）饮食与休息：保证充足的休息，并适当运动。进行高蛋白、高热量、高维生素、低脂肪且易消化的饮食，食欲明显减退及全身症状重者应静脉补液。

（2）定时测量体温、脉搏和血压：了解白细胞计数及分类变化，必要时做血 或脓液培养及药物敏感试验。注意观察抗菌药的效果和不良反应。高热者行物理降温，必要时遵医嘱给解热镇痛药。

（3）卫生指导：指导患者养成良好的哺乳期卫生习惯，保持乳房清洁，定期沐浴、勤更衣。

2. 患乳的护理。

（1）积乳的处理：患乳暂停哺乳，定时使用吸乳器吸净积乳，或用手、梳子背沿乳管方向加压按摩。一般不主张断乳，因断乳不仅影响婴儿的喂养，而且增加了乳汁淤积的机会；若感染严重或并发其他乳房疾病应断乳，可口服己烯 雌酚、溴隐亭或肌注苯甲酸雌二醇，至乳汁停止分泌。

（2）疼痛护理：用宽松的乳罩托起乳房，以减轻疼痛、促进血液循环；减少对患侧乳房触碰，疼痛严重时适当给予止痛药物。

（3）局部治疗的护理：炎症早期可用金黄散、鱼石脂软膏外敷，局部热敷或理疗，促使炎症消散；水肿明显者可用25%的硫酸镁溶液湿热敷。可服用中药蒲公英、野菊花等。脓肿形成后，协助医生进行脓肿切开引流术，术后保持引流通畅，及时更换敷料，并注意观察引流液的量、色及气味变化。

3. 心理护理。介绍急性乳腺炎的发病原因和治疗方法，让患者了解炎症消退后，对乳房的外观形态及哺乳功能均无影响，只要做好预防工作，可以避免再次发生。

（六）健康指导

1. 孕期乳房保健。在妊娠后期应每日用温水擦洗并用手指按摩乳头，使乳头表皮坚韧不易破损。先天性乳头内陷的妇女，应从妊娠第3～4个月开始用手法矫正，每日清晨或睡前一手在乳晕处向下压乳房组织，另一手将乳头向外牵拉，待乳头稍突后，改用手指捏住乳头轻轻向外提拉，长期坚持可使内陷乳头隆起。也可采用吸乳器吸引，每日1～2次，使乳头外突。

2. 产后保健。产妇要了解婴儿喂养知识，哺乳前后应清洗乳头，每次哺乳 应将乳汁吸净；不能吸净时，用手按摩或用吸乳器吸净剩余的乳汁。不让婴儿含着乳头睡觉，并注意婴儿口腔卫生。产妇要勤换内衣，定期沐浴。如有乳头破损，应暂停哺乳，定时排空乳汁，局部用温水清洗后涂抗生素软膏，待伤口愈合后再哺乳。

二、乳腺癌

（一）概述

乳腺癌是女性常见的恶性肿瘤之一，近年来乳腺癌的发病率呈上升趋势，占各种恶性肿瘤的7%～10%，已逐渐成为我国女性发病率最高的恶性肿瘤。20岁前乳腺癌少见，20岁后发病率迅速上升，以40～60岁和围绝经期的妇女多见，男性很少见。

（二）病因

病因尚未阐明，多数认为与性激素紊乱有关。乳房是雌激素、孕激素及催乳素等内分泌激素的靶器官，其中雌酮（E_1）及雌二醇与乳腺癌的发病有直接的关系。

（三）病理分型

多数乳腺癌起源于乳管上皮，少数起源于腺泡。我国采用的病理分型包括五型。

1. 非浸润性癌。非浸润性癌包括导管内癌（癌细胞未突破导管壁基膜）、小叶原位癌（癌细胞未突破末梢乳管或腺泡基膜）及不伴发浸润性癌的乳头疱疹样癌，属早期乳腺癌，预后较好。

2. 早期浸润性癌。早期浸润性癌包括早期浸润性导管癌（癌细胞突破管壁基膜，开始向间质浸润）及早期浸润性小叶癌（癌细胞突破末梢乳管或腺泡基膜，开始向间质浸润，但未超过小叶范围）仍属早期乳腺癌，预后较好。

3. 浸润性特殊癌。浸润性特殊癌包括乳头状癌、髓样癌（伴大量淋巴细胞浸润）、小管癌（高分化腺癌）、腺样囊性癌、黏液腺癌、大汗腺癌、鳞状细胞癌、乳头湿疹样癌等，此型一般分化程度较高，预后尚好。

4. 浸润性非特殊癌。浸润性非特殊癌包括浸润性小叶癌、浸润性导管癌、硬癌、无大量淋巴细胞浸润的髓样癌、单纯癌、腺癌等。此型乳腺癌中最常见的，占70%～80%，分化低，预后较前述类型差。

5. 其他罕见癌。其他罕见癌包括分泌型（幼年型）癌、富脂质型（分泌脂质）癌、纤维腺瘤癌变、乳头状瘤癌变等。

（四）转移途径

1. 局部扩散。癌细胞沿导管或筋膜间隙蔓延浸润，继而侵及Cooper韧带及皮肤。

2. 淋巴转移。可循淋巴的4条输出途径扩散。原发灶位于乳房外侧者，约 80%发生腋窝淋巴结转移，然后扩散到锁骨下及锁骨上淋巴结，进而可经胸导管或右淋巴导管侵入静脉血流，向远处转移；原发灶位于乳房内侧者，约70% 发生胸骨旁淋巴结转移，继而达锁骨上淋巴结。癌细胞也可通过逆行途径转移到对侧腋窝或腹股沟淋巴结。

3. 血运转移。乳腺癌细胞可经淋巴途径进入静脉或直接侵入血液循环而发生远处转移。多见晚期侵犯肺、肝、骨等部位，但也有早期就发生血运转移者。

（五）护理评估

1. 健康史。

（1）发病高危人群：包括未生育、晚生育或未哺乳妇女；月经初潮早于12 岁，绝经迟于52岁者； 一级亲属中有乳腺癌病史者，发病危险性是普通人群的 2～3倍；一侧曾患乳腺癌者；有卵巢或子宫原位癌病史者；患部分乳房良性病变者，主要是乳腺小叶有上皮高度增生或不典型增生者。

（2）饮食、营养与环境：高脂饮食与乳腺癌有明显的关系，脂肪可加强或延长雌激素对乳腺上皮细胞的刺激，从而增加乳腺癌的发病机会。某些环境因素和生活方式也会增加乳腺癌发病危险。

2. 身体状况。

（1）乳房肿块：无痛、单发的小肿块是最常见的症状，患者多在无意中发现而就医。发生于乳房外上象限者占45%～50%, 10%～20%发生于乳头及乳晕区，12%～15%发生于内上象限。肿块质硬，表面不光滑，与周围组织分界不清。早期尚可被推动，乳腺癌晚期可侵犯胸肌和胸壁，使肿块固定不易推动。

（2）乳房外形改变：癌肿较大时局部突起。若癌块侵犯连接腺体与皮肤的 Cooper 韧带，使之收缩，导致局部皮肤表面凹陷，称为“酒窝征”。如果癌肿侵犯近乳头的大乳管，则可使乳头偏移、抬高或内陷，使两侧乳头位置不对称；癌肿继续增大，与皮肤广泛粘连，当皮内或皮下淋巴管被癌细胞堵塞时，可出现 真皮水肿，在毛囊处形成许多点状凹陷，使皮肤呈“橘皮样改变”。如果癌细胞 侵及大片皮肤，可出现多个坚硬小结节或条索，呈卫星样围绕原发灶，称卫星 结节，结节彼此融合、弥漫成片、延伸至背部和对侧胸壁，使胸壁紧缩呈铠甲状 时，呼吸受限。乳腺癌晚期皮肤破溃形成溃疡，其外形外翻似菜花或凹陷似弹坑，易出血且有恶臭，在肿瘤周围皮肤可出现多个散在的癌结节。少数患者出现乳头溢液，以血性液体多见。

（3）转移征象：多见患侧腋窝淋巴结转移，先为少数散在、质硬、无压痛、尚可推动的淋巴结；继之肿大的淋巴结增多，并融合成团，甚至与皮肤和深部组织粘连，不易推动。癌细胞堵塞腋窝主要淋巴管时，上臂出现蜡白色水肿；锁骨下或腋窝淋巴结压迫腋静脉时出现上肢青紫色水肿；当累及腋窝神经丛时，患侧上肢出现麻木或疼痛。晚期可转移至肺、肝、骨等处，有肺和胸膜转移者可出现咳嗽、胸痛、气急、呼吸困难；椎骨转移者伴腰背痛，股骨转移则易引起病理性骨折；肝转移者可伴有肝大及黄疸。

（4）特殊类型的乳腺癌：①炎性乳腺癌。少见，发生在妊娠期或哺乳期，呈红肿、热、痛等炎症样表现，很快扩展到整个乳房，无明显的局部肿块，常累及对侧乳房，多于病后数月内死亡。②乳头湿疹样乳腺癌。少见，初起乳头有瘙 痒、灼痛，以后乳头、乳晕皮肤变粗糙，出现糜烂和渗出，有时覆盖黄褐色鳞屑 样痂皮；较晚发生腋窝淋巴结转移，此型乳腺癌恶性程度低、发展慢。

3.辅助检查。

（1）影像学检查：X线钼靶摄片和干板照相检查或见密度增高的肿块影，对 区别乳房肿块性质有一定的价值，可用于乳腺癌的普查；超声显像能发现直径在1cm 以上的肿瘤，属无损伤性检查，主要用于鉴别囊性肿块与实质性肿块。

（2）病理学检查：有细针穿刺细胞学检查、乳头溢液涂片细胞学检查等。对疑为乳腺癌者，不宜做切取活检，最好做好乳腺癌根治术的准备，将肿块连同周围少许正常乳腺组织整块切除，术中作快速冷冻病理学检查。如确诊为乳腺癌，应及时施行根治性手术。

4.心理－社会状况。患者除了对癌症和手术的恐惧外，还担心手术切除乳房后造成身体外形的改变，尤其是年轻患者心理上的痛苦和困扰更重，另外对内分泌治疗、放疗和化疗产生的不良反应都会产生焦虑不安情绪。

5.治疗与效果。手术是治疗乳腺癌的主要手段。早期首选根治性手术治疗，同时辅以放疗、化疗及内分泌治疗等；晚期以化疗、内分泌治疗为主，必要时做姑息性单纯乳房切除术。

乳腺癌手术方式包括乳腺癌根治术、乳腺癌扩大根治术、乳腺癌改良根治术、全乳房切除术、保留乳房的乳腺癌切除术。乳腺癌根治术切除患侧整个乳房、胸大肌、胸小肌、腋窝及锁骨下淋巴结及脂肪组织；如在上述手术中保留胸肌，称作乳腺癌改良根治术。现在多主张缩小手术切除范围，加强术后综合辅助治疗。手术方式的选择应根据病理分型、疾病分期及辅助的条件而定。对可以切除的乳腺癌患者，手术应达到局部及区域淋巴结最大限度地清除，以提高生存率，后考虑外观及功能。对于 I 期、II期的乳腺癌患者可采取乳腺癌改良根治术或保留乳房的乳腺癌切除术；胸骨旁淋巴结有转移者，若术后无放疗条件可行扩大根治术；对辅助治疗条件较差地区的患者，还是以乳腺癌根治术为好。癌肿细胞中雌激素受体含量高者，称激素依赖性肿瘤，可用内分泌治疗。 绝经前妇女主要采用手术切除卵巢或用放射线照射卵巢的方法，以消除体内 雌激素的来源，称为去势治疗，以达到抑制乳腺癌和其转移灶生长的目的；使用雄激素对绝经前患者也有同样的作用。

化疗是一种必要的全身性辅助治疗，需在手术后近期内开始，联合化疗的效果优于单药化疗。

放射治疗属局部治疗的方法之一，术前放疗可用于局部进展期乳腺癌；在保留乳腺癌的切除术后，放疗是一重要组成部分。目前术后不做常规放疗，对复发高危病例，放疗可减少液淋巴阳性患者的复发率，提高生存质量。

近年来逐渐推广使用曲妥珠单抗注射液，通过转基因技术制备，对C-erB-2 过度表达的乳腺癌患者有一定效果，特别是对其他化疗药物无效的也能有部分疗效。

（六）常见护理诊断/问题

1.焦虑/恐惧。与对癌症的预后及乳房缺失等有关。

2.躯体移动障碍。与手术损伤、上肢水肿或瘢痕牵拉有关。

3.自我形象紊乱。与乳房切除后外形改变或化疗致脱发有关。

4.潜在并发症。术后皮瓣坏死、患肢水肿等。

（七）护理目标

患者情绪稳定，能接受失去乳房的事实；患者上肢恢复正常活动；患者能够主动应对身体外观的变化；伤口皮肤无感染与坏死。

（八）护理措施

1. 术前护理。

（1）心理护理：乳房是女性性征之一，患者除了对癌症的恐惧外，还担心术后胸部形态的改变会影响体形和夫妻关系等。护理人员应关心和尊重患者，主动热情向患者介绍环境等，使患者尽快适应。耐心倾听患者的诉说，适时介绍手术的必要性和目前手术治疗的成功率，并介绍治疗成功者现身说法，介绍弹性假体乳房可以弥补乳房切除后体型外观的改变，使患者相信一侧乳房切除不会影响家庭生活、工作和社交，使患者解除顾虑，树立信心。另外，做好患者家属的思想工作，从而减轻患者的心理负担。

（2）皮肤准备：应按手术范围准备皮肤，如需植皮者，要做好供皮区的皮肤准备。对皮肤已有癌性溃疡的患者，从术前3d开始每日换药并消毒溃疡周围皮肤。

（3）特殊患者准备：妊娠期或哺乳期的乳腺癌患者，应立即终止妊娠或断乳，以免因体内激素水平活跃而加快癌细胞发展。

2. 术后护理。

（1）体位：待血压平稳后取半卧位，以利于引流和呼吸。

（2）饮食：鼓励患者进食高蛋白、高能量、富含维生素和膳食纤维的食物，为创面愈合和机体康复创造条件。

（3）观察病情：密切监测生命体征，若由于胸壁加压包扎导致呼吸有压迫 感，应做好解释工作；如有胸闷、呼吸窘迫，应判断是否因术中损伤胸膜而发生了气胸。

（4）切口护理：①保持皮瓣血供良好。术后伤口覆盖多层敷料并用胸带或绷带加压包扎，使皮瓣与胸壁紧密贴合，包扎松紧要适当，以能纳一指、能维持正常血运、不影响患者呼吸为宜。观察皮瓣颜色及创面愈合情况：正常皮瓣温度较健侧略低，颜色红润，与胸壁紧贴；若皮瓣着色暗红，则提示血循环欠佳。观察患侧上肢远端血液循环，脉搏摸不清、皮肤发绀、皮温降低，提示腋部血管受压，应调整绷带松紧度。绷带加压包扎一般维持7～10d，包扎期间告知患者不可自行松解绷带，瘙痒时不能将手指伸入敷料下搔抓。绷带松脱时应及时重新包扎。更换敷料时检查腋窝皮瓣或胸壁植皮皮片，若皮瓣边缘发黑坏死，应予以剪除，待其自行愈合，或待肉芽生长良好后再植皮。②保持引流通畅。术后留置引流管，以及时引流皮瓣下渗液和积气，使皮瓣紧贴创面以促进愈合。患者卧床时固定于床旁，起床时固定于上衣。保持负压吸引的有效性，定时挤压引流管以保持通畅，引流过程中若有局部积液使皮瓣不能紧贴 胸壁且有波动感时，应及时报告医生，及时处理。观察引流液的量和颜色，术后1～2d，一般每日有50～200mL血性液体为正常，以后逐渐减少、色变淡。严格无菌操作以防止感染。正确拔管，术后3～5d，每日引流液量少于10～15mL、创面与皮肤紧贴即可拔管。若拔管后仍有皮下积液，可在无菌操作下穿刺抽吸，并局部加压包扎。

（5）预防患侧上肢肿胀：乳癌根治术切除患侧腋窝淋巴结使上肢淋巴回流不畅或头静脉被结扎、腋静脉栓塞、局部积液或感染等因素均可导致患侧上肢肿胀。指导患者保护患侧上肢，平卧时用软枕抬高患侧上肢10°～15°，肘关节微屈；半卧位时屈肘90°放于胸腹部；下床活动时用吊带或用分健侧手将患肢 抬高于胸前，需他人扶持时只能扶健侧，以防腋窝皮瓣滑动而影响创面愈合； 避免患肢下垂过久。禁止在术侧手臂测血压、注射或抽血，以免加重循环障碍。按摩患侧上肢或进行握拳及屈、伸肘运动，以促进淋巴回流；肢体严重肿胀者，可用弹力绷带或戴弹力袖套以利于回流；局部感染者，应用抗菌药治疗。

（6）术侧上肢护理与功能锻炼：为尽快恢复患肢功能，应鼓励和协助患者早期开始患侧上肢功能锻炼。如无特殊情况，术后24h内开始活动手部及腕部，可伸指、握拳、屈腕等。术后1～3d进行上肢肌肉的等长收缩；还可用健侧上肢或由他人协助进行患肢的屈肘、伸臂等锻炼，逐渐过渡到肩关节的小范围前屈、后伸运动。术后4～7d 患者可坐起，鼓励患者用患侧手洗脸、刷牙、进食等，练习用患侧手触摸对侧肩部及同侧耳朵的动作。术后1周皮瓣基本愈合后，开始做肩关节活动，以肩为中心，前后摆动。术后10d左右，皮瓣与胸壁已粘贴较牢固，指导患者循序渐进地增加肩部功能锻炼，如逐渐抬高患侧肘关节，手掌从触摸对侧肩部到颈后。术后10～12d鼓励患者用患侧的手梳头、刷牙、洗脸。2周以后继续坚持患侧上肢的功能锻炼，主要有以下锻炼方法。

手指爬墙运动：患者面对墙，双脚分开站立，肘弯曲，手掌贴在墙上与肩同高，手指作伸屈动作往墙上移动，直到手臂充分伸展为止，然后手臂再向下移至原来位置。如此重复练习，长期坚持可使手臂逐渐上举，直至患侧手掌越过头顶能触摸对侧耳朵为止。

举杆运动：两手伸直握住一根杆子，两手相距60cm。将杆子举过头顶，弯曲肘部将杆子放在头后方，再反方向将杆子举至头顶，然后恢复到原来位置，如此反复练习。

转绳运动：面向门站立，绳子一端系在门上，另一端由左侧手抓住，手臂伸展与地面平行。按顺时针或逆时针方向，以画圈动作转动手臂。

拉绳运动：将一根绳子悬于头顶上方挂钩内，双手握住绳子两端，轮流拉 动两边绳端，使患侧手臂抬高至疼痛为止。长期练习逐渐缩短绳子，直到患侧手臂能抬高至额头高度。

（7）心理护理：术后注意保护患者隐私，操作时避免过度暴露，必要时用屏风遮挡。继续给予患者及家属心理上的支持。尤其是要取得患者配偶的感情支持，鼓励夫妻双方相互理解与合作，引导患者尽早正视现实，早日恢复自信。

3.内分泌治疗的护理。使用雄激素治疗会出现多毛症、嗓音变粗等男性化现象，应事先做好解释工作，取得患者的合作。手术切除的乳腺癌标本除了病理检查外，还检测雌激素受体（ER）,ER 阳性者对内分泌治疗有效。现多推 荐使用抗雌激素制剂三阿替洛尔，特别是对绝经后的ER 阳性妇女疗效更为明显。三阿替洛尔的用量为每日20mg，至少服用3年，该药的副作用有潮热、恶心、呕吐、静脉血栓形成、阴道干燥或分泌物多；长期使用后个别病例可能发生子宫内膜癌，应注意观察，但后者发病率低且预后良好。另外，芳香化酶抑制剂如来曲唑，可通过降低雌二醇，起到治疗乳腺癌的作用。

（九）健康指导

第一，交代出院后化疗、放疗的方案及复查日期，告诉患者术后5年内应 避免妊娠，因妊娠可促使乳腺癌复发。化疗期间定期复查血常规，放疗期间注意皮肤保护。

第二，指导术后患者佩戴义乳，开始选用无重量的义乳，以后可根据恢复 情况选用有重量的义乳，保持义乳清洁，放置时勿受压变形。根治术后3个月可行乳房再造术，但有肿瘤转移或乳腺炎者，严禁植入假体。

第三，普及妇女自查乳房知识乳腺癌早期治疗的效果和预后均较满意，关键是要早期发现。20岁以上女性每月自我检查乳房1次，选择在月经结束后 5～7d进行；绝经后妇女应定期到医院体检。40岁以上妇女、乳腺癌术后患者 每年行钼钯X线摄片检查，以早期发现乳腺癌。乳腺癌患者的姐妹和女儿属高危人群，更应提高警惕。

乳房自我检查的步骤：①视诊。脱去上衣，站立于镜子前，观察两侧乳房的大小和外形轮廓是否对称，有无局限性隆起、凹陷或皮肤改变，有无乳头回缩或抬高。然后两臂高举过头，再观察上述内容。②触诊。仰卧位，左肩下垫 薄枕，左臂高举过头，尽量放松肌肉。右手五指并拢，用手指掌面轻柔扪摸，依 次检查外上、外下、内下、内上象限，最后扪及乳晕区，要注意乳头有无溢液；然 后左臂放下，用右手再扪左侧腋窝有无淋巴结肿大。用同样的方法检查另一侧。发现或怀疑异常应及时就医。

三、乳房良性肿块

（一）乳腺囊性增生病

乳腺囊性增生病又称慢性囊性乳腺病（简称乳腺病），是妇女常见的乳腺疾病，好发于30-50岁的女性。

本病并非肿瘤，是乳腺实质的良性增生。其发病与内分泌功能失调有关：一是体内女性激素代谢障碍，尤其是黄体素分泌减少，雌激素量相对增多，两者比例失调使乳腺实质增生过度和复旧不全；二是部分乳腺实质中女性激素受体的质和量异常，使乳房各部分增生程度不一致。增生也可发生于腺管周围，形成大小不等的囊肿；也可见腺管囊性扩张，腺管内上皮有不同程度的乳头状增生。少数可以恶变，尤其是伴有乳头状瘤，即伴有乳头溢液的患者恶变的可能性增大。

主要表现乳房胀痛和肿块。乳房胀痛常有周期性，表现为月经来潮前发生或加重，月经过后疼痛减轻或消失，胀痛程度不一。肿块常为多发性，可分布于一侧或两侧乳房，也可局限于乳房的一部分，或分散于整个乳房。肿块呈结节状、颗粒状或片状，大小不等，质韧而不硬，与周围组织分界不清，但与皮肤和基底不发生粘连，可推动，肿块在经期过后可能有所缩小。腋窝淋巴结不 肿大。少数患者偶有乳头溢液，常为黄绿色、棕色或血性液体。病程较长，发展缓慢。

目前尚无确切有效的治疗方法，采取以减轻疼痛为主的对症治疗。用乳罩托起乳房，口服中成药或乳康片、乳康宁等；症状严重时可抗雌激素治疗，如口服他莫昔芬等。每隔2～3个月到医院复查1次。

（二）乳房纤维腺瘤

乳房纤维腺瘤是乳腺最常见的良性肿瘤，好发于18～25岁的青年女性，其发生与雌激素刺激有关，发生于卵巢功能旺盛时期。其产生的原因可能与小叶内纤维细胞所含雌激素受体的量和质的异常有关。

主要表现为乳房肿块，好发于乳房外上象限，多数为单发，少数属多发，呈圆形或卵圆形，除肿块外患者常无自觉症状。肿块增大缓慢，质地坚韧，表面光滑，边界清楚，与周围组织不粘连，活动度大，腋窝淋巴结不肿大。月经周期对肿块的大小并无影响。X线钼靶摄片、活组织检查有助于肿块定性。纤维瘤生长缓慢，但有恶变的可能，所以一旦发现，应教育患者及早手术切除并送病理学检查。

（三）乳管内乳头状瘤

乳管内乳头状瘤是发生于乳管内的良性肿瘤，可见于任何年龄的成年妇女，但40～50岁的妇女多发。75%发生在大乳管近乳头的膨大部分。瘤体一般很小，带蒂而有绒毛，突入管腔，因血管丰富，极易出血。

一般无自觉症状，肿块较小，常不易触及，因乳头溢液污染内衣而引起注意，溢液多为血性（通常呈鲜红色），也有暗棕色或黄色。偶有肿块较大者，在乳晕区可触及樱桃大小、质软、可推动的小结节。乳管造影和乳头溢液细胞学检查有助于诊断。乳管内乳头状瘤有恶变倾向，应及早手术切除病变乳管及 周围的乳腺组织，并做常规病理学检查。对年龄大的患者，可考虑做单纯乳房切除术。术中快速冷冻病理检查，如有恶变应施行乳腺癌根治术，并按乳腺癌进行术后护理。

第二章　肛肠疾病的护理

第一节　痔疮

一、定义

痔是影响人类健康的常见病和多发病，可发生于任何年龄阶段，且发病率随着年龄增长而增高。

二、病因与发病机制

病因与发病机制与多种因素有关，目前得到广泛认可的学说主要有以下2个。

1.肛垫下移学说。肛垫起着肛门垫圈的作用，协助括约肌完全封闭肛门，也是痔的好发部位。正常情况下，肛垫在排便时被推挤下移，排便后可自行回缩至原位；若存在反复便秘、妊娠等引起腹内压增高的因素，则肛垫内正常纤维弹力结构破坏伴有肛垫内静脉曲张和慢性炎症纤维化，肛垫出现病理性肥大并向远侧移位后形成痔。

2.静脉曲张学说。直肠静脉是门静脉系统的属支，其解剖特点是无静脉瓣；另外，直肠上下静脉丛管壁薄、位置表浅，末端直肠黏膜下组织松弛。任何引起腹内压增高的因素如久坐久立、用力排便、妊娠、腹水及盆腔巨大肿瘤等均可阻碍直肠静脉回流，导致血液淤滞、静脉扩张以及痔的形成。

此外，长期饮酒和进食大量刺激性食物可使局部充血，肛周感染可引起静脉周围炎使肛垫肥厚，营养不良可使局部组织萎缩无力。以上因素都可诱发痔的发生。

三 、临床表现

（一）内痔

内痔主要临床表现是便血及痔块脱出。其便血的特点是无痛性间歇性便后出鲜血。便血较轻时表现为粪便表面附血或便纸带血，严重时则可出现喷射状出血，长期出血患者可发生贫血。若发生血栓、感染及嵌顿，可伴有肛门剧痛。内痔分为4度。

I度：排便时出血，无痔块脱出，肛门镜检查可见齿状线以上直肠柱结节状突出。

Ⅱ度：便血常见，痔块在排便时脱出肛门，排便后可自行回纳。

Ⅲ度：偶有便血，痔排便时脱出，或在劳累后、步行过久、咳嗽时脱出，无法自行回纳，需用手辅助。

Ⅳ度：偶见便血，痔块长期脱出于肛门外，无法回纳或回纳后又立即脱出。

（二）外痔

外痔主要临床表现是肛门不适感，常有黏液分泌物流出，有时伴局部瘙痒。若发生血栓性外痔，疼痛剧烈，排便、咳嗽时加剧，数日后可减轻，可在肛周看见暗紫色椭圆形肿物，表面皮肤水肿、质硬、压痛明显。

（三）混合性痔

混合性痔兼有内痔及外痔的表现。严重时可呈环状脱出肛门，在肛周呈梅花状，称环状痔。脱出痣块若发生嵌顿，可引起流血、水肿甚至坏死。

四、辅助检查

肛门镜检查可确诊，不仅可见到痔的情况，还可观察到直肠黏膜有无充血、水肿、溃疡、肿块等，以及排除其他直肠疾病。

五、治疗

痔的治疗遵循3个原则：①无症状痔无须治疗；②有症状的痔重在减轻及消除症状，而非根治；③首选保守治疗，失败或不宜保守治疗时才考虑手术治疗。

（一）非手术治疗

1. 一般治疗。 一般治疗适用于痔初期及无症状静止期的痔。主要措施包括：增加膳食纤维的摄入，改变不良排便习惯；热水坐浴以改善局部血液循环；肛管内注入抗生素油膏或栓剂，以润滑肛管、促进炎症吸收、减轻疼痛；血栓性外痔有时经局部热敷，外敷消炎止痛药物，疼痛可缓解而不需行手术；嵌顿痔初期，也可采用一般治疗，用手轻轻将脱出的痔块推回肛内，阻止其脱出。

2. 注射疗法。注射疗法用于治疗Ⅱ度、Ⅲ度出血性内痔的效果较好。方法是在痔核上方的黏膜下层注入硬化剂使痔及其周围产生无菌性炎症反应，黏膜下组织发生纤维增生，小血管闭塞，痔块硬化、萎缩。

3. 胶圈套扎疗法。胶圈套扎疗法可用于治疗Ⅱ度、Ⅲ度内痔。应用器械 在内痔根部套入一个特制胶圈，利用胶圈的弹性回缩力将痔的血供阻断，使痔缺血、坏死、脱落而治愈。

4. 红外线凝固疗法。红外线凝固疗法适用于 I度、Ⅱ度内痔。通过红外 线直接照射痔块基底部，引起蛋白凝固、纤维增生，痔块硬化萎缩脱落。术后常有少量出血，且复发率高，临床少用。

5. 多普勒超声引导下痔动脉结扎术。多普勒超声引导下痔动脉结扎术适用于Ⅱ～Ⅳ度内痔。采用带有多普勒超声探头的直肠镜，于齿状线上方探测痔上方的动脉并结扎，通过阻断痔的血液供应以达到缓解症状的目的。

6. 其他方法。其他方法包括冷冻疗法、枯痔钉疗法等，原理类似红外线凝固疗法。

（二）手术治疗

当保守治疗效果不满意、痔脱出严重、套扎治疗失败时，手术切除痔是最好的方法。手术方法包括：①痔切除术，主要用于Ⅱ～ Ⅳ度内痔和混合痔的治疗；②吻合器痔上黏膜环形切除术，主要适用于Ⅲ~Ⅳ度内痔、环形痔和部分Ⅱ度大出血内痔；③激光切除痔核；④血栓性外痔剥离术，用于治疗血栓性外痔.

六、观察要点

术前观察痔核大小，是否脱出、糜烂、坏死及出血的量和色泽。若发现患者面色无华、少气懒言、脉象虚大，为大出血征兆，应立即报告医师，并配合救治。

术后注意观察有无便后出血，有出血者应检查结扎线是否牢固或过紧。痔核脱落过早而出现伤口渗血，可用止血粉纱条塞入肛门压迫止血，遵医嘱肌内注射止血药。若痔核脱落后，出现动脉波动性大出血，应立即报告医师，行紧急救治。

七、护理要点

（一）非手术治疗护理/术前护理

1. 饮食与活动。嘱患者多饮水，多吃新鲜水果蔬菜，多吃粗粮，少饮酒，少吃辛辣刺激食物。养成良好生活习惯，养成定时排便的习惯。适当增加运动量，促进肠蠕动，切忌久站、久坐、久蹲。

2.热水坐浴。便后及时清洗，保持局部清洁舒适，必要时用1:5000的高锰酸钾溶液3000mL坐浴，控制温度在43～46℃，每日2～3次，每次20～30min，以预防病情进展及并发症。

3.痔块回纳。痔块脱出时应及时回纳，嵌顿性痔应尽早行手法复位，注意动作轻柔，避免损伤；血栓性外痔者局部应用抗生素软膏。

4.术前准备。缓解患者的紧张情绪，指导患者进少渣食物，术前排空大便，必要时灌肠，做好会阴部备皮及药敏试验，贫血患者应及时纠正。

（二）术后护理

1.饮食与活动。术后1～2d 应以无渣或少渣流质、半流质为主。术后24h内可在床上适当活动四肢、翻身等，24h后可适当下床活动，逐渐延长活动时间，并指导患者进行轻体力活动。伤口愈合后可以恢复正常工作、学习和劳动，但要避免久站或久坐。

2.控制排便。术后早期患者会存在肛门下坠感或便意，告知其是敷料刺激所致；术后3d内尽量避免解大便，促进切口愈合，可于术后48h内口服阿片酊以减少肠蠕动，控制排便。之后应保持大便通畅，防止用力排便而崩裂伤口。如有便秘，可口服液状石蜡或其他缓泻药，但切忌灌肠。

3.疼痛护理。大多数肛肠术后患者创面疼痛剧烈，是由于肛周末梢神经丰富，或因括约肌痉挛、排便时粪便对创面的刺激、敷料堵塞过多等导致。判断疼痛原因，给予相应处理，如使用镇痛药、去除多余敷料等。

4.并发症的观察与护理。

（1）尿潴留：术后24h内，每4～6h嘱患者排尿1次。避免因手术、麻醉刺激、疼痛等原因造成术后尿潴留。若术后8h仍未排尿且感下腹胀痛、隆起时，可行诱导排尿、针刺或导尿等。

（2）创面出血：由于肛管直肠的静脉丛丰富，术后容易因为止血不彻底、用力排便等导致创面出血。通常术后7日内粪便表面会有少量出血，如患者出 现恶心、呕吐、心慌、出冷汗、面色苍白等并伴肛门坠胀感和急迫排便感进行性加重，敷料渗血较多，应及时通知医师进行相应处理。

（3）切口感染：直肠肛管部位由于易受粪便、尿液等的污染，术后易发生切口感染。应注意术前改善全身营养状况；术后2d 内控制好排便；保持肛门周围皮肤清洁，便后用1:5000的高锰酸钾溶液坐浴；切口定时换药，充分引流。

（4）肛门狭窄：术后观察患者有无排便困难及大便变细，以排除肛门狭窄。如发生狭窄，及早行扩肛治疗。

第二节 肛瘘

一、定义

肛瘘是肛管或直肠与肛周皮肤相通的肉芽肿性管道，是常见的直肠肛管疾病之一，多见于青壮年男性。

二、病因与发病机制

大多数肛瘘由直肠肛管周围脓肿发展而来。肛瘘由内口、瘘管及外口组成。内口即原发感染灶，外口为脓肿破溃处或手术切开引流部位，内、外口之间为由脓腔周围增生的纤维组织包绕的管道即瘘管，近管腔处有炎性肉芽组织。由于致病菌不断由内口进入，而瘘管迂曲，少数存在分支，常引流不畅，且外口皮肤生长速度较快，常发生假性愈合并形成脓肿。脓肿可从原外口溃破， 也可从他处穿出形成新的外口，反复发作，发展为有多个瘘管和外口的复杂性肛瘘。

三 、临床表现

（一）症状

肛门部潮湿、瘙痒，甚至出现湿疹。较大的高位肛瘘外口可排出粪便及气体。当外口因假性愈合而暂时封闭时，脓液积存，再次形成脓肿，可出现直肠肛管周围脓肿症状，脓肿破溃或切开引流后，脓液排出，症状缓解。上述症状反复发作是肛瘘的特点。

（二）体征

在肛周皮肤可见单个或多个外口，呈红色乳头状隆起，挤压可排出少量脓液或脓血性分泌物。直肠指诊为在内口处有轻压痛，瘘管位置表浅时可触及硬结样内口及条索样瘘管。

四、辅助检查

确定内口位置对明确肛瘘诊断非常重要。常用的辅助检查如下

1. 内镜检查。肛门镜检查有时可发现内口。

2. 特殊检查。若无法判断内口位置，可将白色纱布条填入肛管及直肠下端，并从外口注入亚甲蓝溶液，根据白色纱布条染色部位确定内口。

3. 实验室检查。当发生直肠肛管周围脓肿时，患者血常规检查可出现白细胞计数及中性粒细胞比例增高。

4. 影像学检查。碘油瘘管造影是临床常规检查方法，可明确瘘管分布； MRI检查可清晰显示瘘管位置及与括约肌之间的关系。

五、治疗

由于二肛瘘无法自愈，必须及时治疗以避免反复发作。其具体方法有2种。

（一）堵塞法

瘘管用1%的甲硝唑、生理盐水冲洗后，自外口注入生物蛋白胶。 该方法适用于单纯性肛瘘，但治愈率较低。

（二）手术治疗

手术切开或切除瘘管，术中应避免损伤肛门括约肌，防止肛门失禁。手术方法主要有以下3种。

1. 瘘管切开术。瘘管切开术适用于低位肛瘘。瘘管全部切开，靠肉芽组织生长使切口愈合。

2. 肛瘘切除术。肛瘘切除术适用于低位单纯性肛瘘。切除全部瘘管壁直至健康组织，创面敞开，使其逐渐愈合。

3. 挂线治疗。挂线治疗适用于距肛缘3～5cm 内，有内、外口的低位单纯性肛瘘、高位单纯性肛瘘或作为复杂性肛瘘切开、切除的辅助治疗。方法是利用橡皮筋或有腐蚀作用的药线的机械性压迫作用，使结扎处组织发生血运障碍而坏死，以缓慢切开肛瘘。

六、观察要点

术后注意观察伤口是否渗血，如伤口出血，应通知医生，采取止血措施。

七、护理要点

（一）保持大便通畅

1. 饮食。清淡忌辛辣食物，多进食新鲜蔬果，多饮水。

2. 养成良好的排便习惯。术后因惧怕疼痛而拒绝排便，应向患者解释排便的意义，有便意及时排便；可口服缓泻药，必要时应用止痛药缓解疼痛。

（二）加强肛周皮肤护理

1. 保持肛周皮肤清洁干燥。局部皮肤瘙痒时，避免因搔抓引起皮肤的损 伤和感染。

2. 温水坐浴。手术后第2d 开始，每日早晚及便后用1:5000的高锰酸钾溶液坐浴，浴后擦干，局部涂以抗生素软膏。

3. 挂线后护理。每5～7d 至门诊收紧药线，直至药线脱落。脱线后局部涂生肌散或抗生素软膏，促进伤口愈合。

（三）术后并发症的预防和护理

定期行直肠指诊，及时观察伤口愈合情况。防止肛门狭窄，术后5～10d内可用食指扩肛，每日1次。肛门括约肌松弛者，术后3d 起指导患者进行提肛运动。

第三节　肛裂

一、定义

肛裂是指齿状线以下肛管皮肤层裂伤后形成的经久不愈的缺血性溃疡，多见于中青年人。

二、病因与发病机制

病因尚不清楚，可能与多种因素有关，但直接原因大多是因长期便秘、粪便干结致排便时损伤肛管及其皮肤层。

三、临床表现

（一）症状

肛裂患者多有长期便秘史，典型的临床表现为疼痛、便秘、出血。

1. 疼痛。疼痛为主要症状，一般较剧烈，有典型的周期性。由于排便时干硬粪便刺激裂口内神经末梢，肛门出现烧灼样或刀割样疼痛；便后数分钟可缓解；随后因肛门括约肌反射性痉挛，再次发生疼痛，时间较长，常持续半小时至数小时，直到括约肌疲劳、松弛后，疼痛缓解，以上称为肛裂疼痛周期。

2. 便秘。肛裂形成后患者往往因惧怕疼痛而不愿排便，故而加重便秘，粪便更加干结，便秘又加重肛裂，形成恶性循环。

3. 出血。由于排便时粪便擦伤溃疡面或撑开肛管撕拉裂口，故创面常有少量出血。鲜血可见于粪便表面、便纸上或排便过程中滴出，大量出血少见。

（二）体征

典型体征是肛裂“三联症”，若在肛门检查时发现此体征，即可明确诊断。

肛裂患者行肛门检查时，常会引起剧烈疼痛，有时需在局部麻醉下进行。

四、辅助检查

已确诊者， 一般不宜行直肠指诊或肛镜检查，避免增加患者痛苦。可以取活组织做病理检查，以明确诊断。

五、治疗

软化大便，保持大便通畅；解除肛门括约肌痉挛，缓解疼痛，中断恶性循环，促进局部创面愈合。

1. 非手术治疗。非手术治疗具体措施有：服用通便药物、局部坐浴及扩肛疗法。扩肛疗法时患者侧卧位，局部麻醉后，用食指和中指循序渐进、持续地 扩张肛管，使括约肌松弛，疼痛消失，创面扩大，促进溃疡愈合。

2. 手术治疗。手术治疗适用于经久不愈、非手术治疗无效且症状较重的陈旧性肛裂。手术方法有肛裂切除术和肛管内括约肌切断术，现在前者已较少使用。

六、护理要点

（一）心理支持

向患者详细讲解肛裂的相关知识，鼓励患者克服因惧怕疼痛而不敢排便的情绪，配合治疗。

（二）保持大便通畅

长期便秘是引起肛裂的主要病因。指导患者养成每日定时排便的习惯，进行适当的户外锻炼，必要时可服缓泻药或液状石蜡等，也可选用蜂蜜、番泻叶等泡茶饮用，以润滑、松软大便，利于排便。

（三）调理饮食

增加膳食中新鲜蔬菜、水果及其他粗纤维食物的摄入，少食或忌食辛辣和刺激食物，多饮水，以促进胃肠蠕动，防止便秘。

（四）术后常见并发症的预防和护理

1. 切口出血。切口出血多发生于术后1～7d，常见原因多为术后便秘、剧烈咳嗽等导致创面裂开、出血。预防措施包括：保持大便通畅，防止便秘；预防感冒；避免腹内压增高的因素如剧烈咳嗽、用力排便等。密切观察创面的变化，一旦出现切口大量渗血，紧急压迫止血，并报告医师处理。

2. 排便失禁。排便失禁多由于术中不慎切断肛管直肠环所致。询问患者排便前有无便意，每日的排便次数、量及性状。若仅为肛门括约肌松弛，可于术后3d开始指导患者进行提肛运动；若发现患者会阴部皮肤常有黏液及粪便沾染，或无法随意控制排便时，立即报告医师，及时处理。

第四节　直肠肛管周围脓肿

一、定义

直肠肛管周围脓肿是指直肠肛管周围间隙内或其周围软组织内的急性化脓性感染，并发展成脓肿。

二、病因与发病机制

绝大多数直肠肛管周围脓肿源于肛腺感染，少数可继发于外伤、肛裂或痔疮药物注射治疗等。肛腺开口于肛窦底部，由于肛窦呈袋状开口向上，可因粪便损伤或者嵌入发生感染而累及肛腺。肛腺形成脓肿后可蔓延至直肠肛管周围间隙，其间所含的疏松脂肪结缔组织使感染极易扩散，从而形成不同部位的 脓肿。多数脓肿可穿破皮肤或在手术切开后形成肛瘘。在直肠肛管周围炎症 病理过程中的急性期表现为脓肿，慢性期则表现为肛瘘。

三、临床表现

1.肛门周围脓肿。以肛门周围皮下脓肿最为常见，占40%～48%，位置多表浅，以局部症状为主。疼痛、肿胀和局部压痛为主要表现。疼痛为持续跳动性，可因排便、局部受压、摩擦或咳嗽而疼痛加剧，坐立不安，行动不便。早期局部红肿、发硬，压痛明显，脓肿形成后则波动明显，若自行穿破皮肤，则脓液排出。

2.坐骨肛管间隙脓肿（坐骨直肠窝脓肿）。此表现较为多见，占20%～25%，该间隙空间较大，因此形成的脓肿较大且深，全身感染症状明显。患者在发病初期就可出现寒战、发热、乏力、食欲缺乏、恶心等全身表现。早期局部症状不明显，之后出现持续性胀痛并逐渐发展为明显持续性跳痛，排便或行走时疼痛加剧。有的患者可出现排尿困难，里急后重。感染初期无明显局部体征，以后出现患处红肿，双臀不对称。局部触诊或直肠指诊时患侧有深压痛，甚至波动感，有时可扪及局部隆起。

3.骨盆直肠间隙脓肿（骨盆直肠窝脓肿）。此表现较前两者少见。此处位置深、空间大，因此全身感染症状严重而无明显局部表现。早期即出现持续高 热、寒战、头痛、疲倦等全身中毒症状。局部症状为直肠坠胀感、便意不尽等，常伴排尿困难。会阴部多无异常体征，直肠指诊可在直肠壁上触及肿块隆起，有深压痛和波动感。

4.其他。肛管括约肌间隙脓肿、直肠后间隙脓肿、高位肌间脓肿、直肠壁内脓肿（黏膜下脓肿）。由于位置较深，局部症状多不明显，主要表现为会阴、直肠坠胀感，排便时疼痛加重，患者同时有不同程度的全身感染症状。直肠触 诊可扪及疼痛性肿块。

四、辅助检查

1.局部穿刺抽脓。有确诊价值，且可将抽出的脓液行细菌培养检查。

2.实验室检查。有全身感染症状的患者血常规可见白细胞计数和中性粒细胞比例增高，严重者可出现核左移及中毒颗粒。

3.直肠超声、MRI检查。直肠超声可协助诊断。MRI检查对肛周脓肿的诊断很有价值，可明确与括约肌的关系及有无多发脓肿，部分患者可观察到内口。

五、治疗

1. 非手术治疗。脓肿未形成时可应用抗生素治疗，控制感染；温水坐浴； 局部理疗；为缓解患者排便时疼痛，可口服缓泻药或液状石蜡促进排便。

2. 手术治疗。脓肿形成后及早行手术切开引流。现有许多学者采取脓肿切开引流并挂线术，取得良好的临床效果。

六、观察要点

行脓肿切开引流者，密切观察引流液颜色、质量及性状并记录。

七、护理要点

（一）非手术治疗/术前护理

1. 饮食护理。多食新鲜蔬菜、水果，多饮水，少吃辛辣食物，避免饮酒。

2. 体位护理。避免坐位，高热及病情较重者应卧床休息，宜取侧卧位。

3. 卫生护理。脓肿初期未破溃时，应加强肛周保护及清洁护理，定时用药液或温开水坐浴。内裤宜柔软、透气、干燥。

4. 病情观察。密切观察局部皮肤红肿范围、温度、疼痛程度，有无波动感。观察体温变化及精神、体力、大小便情况。

5. 高热的护理。高热的护理其具体措施包括：①观察患者体温变化，每日测量4～6次，必要时随时测量；②观察伴随的症状、体征和白细胞数的变化；③调节室内温度、湿度，使患者舒适；④体温超过39℃，给予物理降温，如酒精浴、冷敷等，并观察降温效果，30min后复测体温；⑤遵医嘱合理使用药物降温，应注意患者出汗情况，及时更换汗湿的衣物、被服，防止虚脱、受凉；⑥鼓励患者多饮水，必要时遵医嘱静脉输液；⑦卧床休息，寒战时注意保暖。

（二）术后护理

1. 饮食护理。饮食宜清淡、富营养，忌辛辣刺激食物。为减少排便对局部的刺激可予少渣流质或半流质。

2. 体位护理。体位多采取平卧位或侧卧位，病情许可也可根据患者自己的喜好选择体位，以不引起疼痛和出血为原则。

3. 疼痛的护理。大肠肛门疾病手术后的疼痛多是急性疼痛，所引起的病理生理改变可影响术后体力恢复，可发生呼吸、心血管系统的各种并发症。因此应尽量避免和减轻术后疼痛或尽早给予处理。

（1）一般处理：肛门部手术的可给予局部理疗，如热敷、红外线照射等；避免粪便干结，口服缓泻药或开塞露塞肛以协助排便；如无出血早期拔除肛管填塞物。

（2）镇痛治疗：肌内注射哌替啶50～100mg，硬膜外镇痛或患者自控镇痛。

4. 坐浴护理。切开排脓48h后坐浴，每日2次，坐浴后更换敷料，坐浴溶液 用1:5000的高锰酸钾，每次便后亦需坐浴。

5. 病情观察。切开排脓术后观察伤口情况，引流物的色、量、气味，有无出血或渗血。若发现渗血不止、出血或引流物稀薄、脓臭等应及时报告医师。

第五节　直肠脱垂

一、定义

直肠脱垂是指肛管、直肠甚至部分下端乙状结肠向下移位脱出至肛门外。通常所指为直肠全层的脱出，而仅有直肠黏膜层的脱出则称直肠黏膜脱垂，或见于直肠的不完全脱出。

二、病因及发病机制

直肠脱垂的病因尚不完全明了，认为与多种因素有关。

1. 解剖因素。发育不良幼儿、营养不良患者、年老衰弱者，易出现肛提肌和盆底筋膜薄弱无力；小儿骶骨弯曲度小、过直；手术、外伤损伤肛门直肠周围肌或神经等因素都可减弱直肠周围组织对直肠的固定、支持作用，直肠易于脱出。

2. 腹压增加。如便秘、腹泻、前列腺增生症、慢性咳嗽、排尿困难、多次分娩等，经常致使腹压升高，推动直肠向下脱出。

3. 其他。内痔、直肠息肉经常脱出，向下牵拉直肠黏膜，诱发黏膜脱垂。

三、临床表现

1. 直肠黏膜或直肠全层脱出。这是直肠脱垂的主要症状，早期排便时直肠黏膜脱出，便后自行复位；随着病情的发展，直肠全层甚至部分乙状结肠脱出，甚至咳嗽、负重、行路、下蹲时也会脱出，而且不易复位，需要用手推回复位。

2. 出血。 一般无出血症状，偶尔大便干燥时，擦伤黏膜有滴血，粪便带血或手纸擦拭时有血，但出血量较少。

3. 潮湿。由于直肠脱出没有及时复位，或反复脱出导致的肛门括约肌松弛，黏液自肛内溢出刺激肛周皮肤而引起，并导致瘙痒。

4. 坠胀。由于黏膜下脱，引起直肠或结肠套叠，压迫肛门部，产生坠胀，有的还感觉股部和腰骶部坠胀。

5. 嵌顿。直肠脱出未能及时复位，局部静脉回流受阻，肠黏膜和肠壁炎症 肿胀可导致嵌顿。嵌顿后黏膜逐渐变成暗红色，甚至出现表浅黏膜糜烂、坏死，或脱垂肠段因肛门括约肌收缩而绞窄坏死。患者疼痛、坠胀、出血等症状加剧，发生肠梗阻症状。

四、辅助检查

1. 视诊。排便时肿物脱出肛门外，令患者蹲位做排便动作时，可见或“同心环状”皱襞，黏膜表面充血、水肿、溃疡等。

2. 指诊。直肠指诊感括约肌松弛无力，直肠壶腹可触及折叠黏膜、柔软且上下活动。

3. 直肠镜检查。直肠内有折叠黏膜。

五、治疗

1. 保守治疗。

适应证：儿童的直肠脱垂，成人直肠脱垂的辅助治疗。

注意要点：①排便后立即将脱出的直肠复位，取俯卧位，用胶布固定双臂；②积极治疗咳嗽、便秘、排尿困难等增加腹压的疾病；③多做收缩肛门的运动以增强盆底肌群的力量。

2. 硬化剂注射治疗。

适应证：成人的直肠部分脱垂，保守治疗无效的儿童直肠脱垂。

注意要点：①将硬化剂注射到脱垂部位的黏膜下层；②一般使用5%的石炭酸植物油和5%的盐酸奎宁尿素水溶液；③对儿童和老年患者效果好，对青壮年患者易复发。

3. 手术治疗。

适应证：成人的直肠完全脱垂。

禁忌证：高龄、内科并发症多、心肺储备功能差、恶病质等不适合手术治 疗者。

术前准备：①饮食。术前1d 流食，术晨禁食禁水。②导泻。术前1d口服10%的甘露醇500mL。③ 抗生素。术前3d每日口服肠道灭菌药。④清洁肠道。术前晚及术晨清洁灌肠。

手术入路：包括直肠悬吊固定术、吻合器痔上黏膜环切术（PPH）、肛门紧缩术。

注意要点：①直肠脱垂有很多治疗方法，应按年龄、脱垂种类和全身情况 选择不同治疗方法；②每一种治疗方法均有其优缺点及复发率，没有任何一种 治疗方法可用于所有患者；③有时对同一患者需同时用几种治疗方法。

六、护理要点

（一）非手术治疗及术前护理

1. 饮食护理。多食新鲜蔬菜、水果，多饮水，少吃辛辣食物，避免饮酒。

2. 体位护理。脱垂嵌顿者应卧床休息。

3. 肠道准备。术前3d 进食少渣饮食，并口服缓泻药液状石蜡及肠道杀菌药甲硝唑、庆大霉素等，以预防感染。术前1d 进食全流，泡服中药大黄30g、芒硝30g、甘草10g 或术前晚清洁灌肠。

4. 保持大便通畅。养成定时排便习惯，便秘者可口服缓泻药，大便时不宜采用蹲位，采用坐姿，每日做提肛运动。

5. 脱垂后处理。 一经发现，指导患者及时复位，取侧卧位托住脱出物，轻轻还纳，并用“井”字敷料和“丁”字带压迫固定。如脱垂后嵌顿水肿，需报告医师处理。

6. 减轻肛周瘙痒不适。减轻肛周瘙痒不适的具体措施包括：①嘱患者选用宽松、柔软的内裤，勤洗勤换，便纸应选用清洁、柔软、吸水的卫生纸，以减轻摩擦刺激；②剪短患者指甲，嘱患者不要用手搔抓肛周皮肤，以免破溃后并发出血、感染；③观察患者睡眠情况，如瘙痒导致精神紧张、神经衰弱而影响睡眠时，可遵医嘱予以镇静催眠药，保证睡眠。

（二）术后护理

1. 饮食护理。术后禁食，第2d 进食流质，第3d进食半流质，1周后进食无渣软食，避免食用产气和刺激性食物。

2. 体位护理。术后平卧位，病情许可、血压平稳后改半坐卧位，术后当日可在床上坐起，第1d 可下床活动。行直肠硬化剂注射治疗者，术后俯卧6h后仍需卧床休息。

3. 疼痛护理。大肠肛门疾病手术后的疼痛多是急性疼痛，所引起的病理生理改变可影响术后体力恢复，可发生呼吸、心血管系统的各种并发症。因此应尽量避免和减轻术后疼痛或尽早给予处理。

（1）一般处理：肛门部手术的可给予局部理疗，如热敷、红外线照射等；避免粪便干结，口服缓泻药或开塞露塞肛以协助排便；如无出血，早期拔除肛管填塞物。

（2）镇痛治疗：肌内注射哌替啶50～100mg，硬膜外镇痛或患者自控镇痛。

配备高度适宜的坐浴凳，方便患者坐浴。常用药物有：在沸水中加入适量的高锰酸钾，浓度不超过1:5000；在沸水中加入少许食盐和花椒；或使用中药祛毒汤坐浴。熏洗坐浴在排便后进行，若治疗需要，每日可坐浴2～3次。

5. 控制排便。控制排便可服用复方地芬诺酯1～2片，每日2～3次。尽量避免术后3d内解大便，有利于手术切口愈合。若有便秘，可口服缓泻药，但禁忌灌肠。

6. 病情观察。观察患者全身与局部情况，注意创面疼痛，肛缘水肿与渗血。渗血者可加压包扎，出血不止者通知医师及时处理。

7. 尿潴留的观察及处理。尿潴留是盆腔直肠手术后常见的并发症。主要表现为拔除尿管后仍不能自行排尿，当尿潴留膀胱极度充盈时，感到腹胀，伴充盈性尿失禁。

（1）一般处理：病情许可改立位排尿，排尿时用力收缩腹壁肌肉，或于耻骨上适度加压。也可用下腹部热敷和针刺疗法。

（2）药物疗法：给予提高膀胱逼尿肌收缩力的药物，如新司地明；提高膀胱逼尿肌紧张力的药物，如溴化双吡己胺；提高膀胱颈和后尿道平滑肌紧张度的药物，如麻黄碱，用于治疗尿失禁。

4.熏洗坐浴。坐浴是肛门直肠手术后必不可少的一种治疗方法。通过对肛门局部的坐浴和热敷，利用蒸气和水温对肛门进行加热，缓解括约肌痉挛，减轻疼痛，减少渗出，促进血液循环和炎症的吸收，加速切口愈合。水温高时，蒸气熏浴，水温降至适度时坐浴。将肛门切口浸泡在药液中，坐浴水温以43～46℃为宜，时间为5～15min。 坐浴盆应较大而深，能盛放3000mL 溶液，并配备高度适宜的坐浴凳，方便患者坐浴。常用药物有：在沸水中加入适量的高 锰酸钾，浓度不超过1:5000；在沸水中加入少许食盐和花椒；或使用中药祛毒 汤坐浴。熏洗坐浴在排便后进行，若治疗需要，每日可坐浴2～3次。

5.控制排便。控制排便可服用复方地芬诺酯1～2片，每日2～3次。尽量避免术后3d内解大便，有利于手术切口愈合。若有便秘，可口服缓泻药，但禁忌灌肠。

6.病情观察。观察患者全身与局部情况，注意创面疼痛，肛缘水肿与渗血。渗血者可加压包扎，出血不止者通知医师及时处理。

7.尿潴留的观察及处理。尿潴留是盆腔直肠手术后常见的并发症。主要表现为拔除尿管后仍不能自行排尿，当尿潴留膀胱极度充盈时，感到腹胀，伴充盈性尿失禁。

（1）一般处理：病情许可改立位排尿，排尿时用力收缩腹壁肌肉，或于耻骨上适度加压。也可用下腹部热敷和针刺疗法。

（2）药物疗法：给予提高膀胱逼尿肌收缩力的药物，如新司地明；提高膀胱逼尿肌紧张力的药物，如溴化双吡己胺；提高膀胱颈和后尿道平滑肌紧张度的药物，如麻黄碱，用于治疗尿失禁。

（3）神经损伤所致的尿潴留需重新留置导尿管，控制感染以等待自行恢复。

8.肛门失禁的观察及处理。可先行保守治疗，做好基础护理及解释工作，给予减少肠管蠕动的药物，如复方地芬诺酯或给予收敛药，如碳酸铋，使大便干燥，随着时间的推移可能逐渐恢复。

第六节　直肠癌

一、定义

直肠癌是乙状结肠与直肠交界处至齿状线之间的癌，是消化道常见的恶性肿瘤，占消化道癌的第二位。

二、病因及发病机制

直肠癌的病因目前仍不十分清楚，其发病与社会环境、饮食习惯、遗传因素等有关。直肠息肉也是直肠癌的高危因素。目前基本公认的是动物脂肪和蛋白质摄入过高，食物纤维摄入不足是直肠癌发生的高危因素。

三、临床表现

1. 排便习惯的改变。出现腹泻或便秘，有里急后重、排便不尽感，随着肿瘤的增大，肠腔狭窄，大便逐渐变细。

2. 便血。为直肠癌常见的症状。在癌肿浸润至黏膜下血管时开始有出血。开始出血量少，见于粪便表面，有时出血呈间歇性。癌肿侵及大血管时，偶见大出血，出现休克症状。癌肿溃烂感染后有黏液排出。

3. 腹部不适。病变在直肠上段，随着肠腔的逐渐狭小出现梗阻症状，如腹部膨胀、肠鸣音亢进和阵发性腹痛。

4. 全身恶病质。癌肿晚期，癌细胞已侵及其他脏器，患者出现食欲减退、消瘦、乏力、贫血、黄疸、腹水及排尿不畅，骶部、腰部有剧烈疼痛。

四、辅助检查

癌胚抗原（CEA） 是目前较为常用且对诊断、随访很有价值的肿瘤标志物。直肠镜、乙状结肠镜与结肠镜可在镜下直接观察肿瘤的形状、范围，并可取活组织检查。X 线钡剂灌肠造影可排除直肠近侧其他病灶。B 超可对肿瘤向周 围组织侵犯的程度进行评估。CT 可发现直肠内肿块影、向周围组织侵犯与盆腔转移的程度、肝脏有无转移等。阴道镜可对侵犯阴道的肿瘤进行观察。有轻度贫血应查血常规、大便潜血试验、尿检。

五、治疗

手术切除是直肠癌的主要治疗方法，同时配合化疗、放疗等综合治疗可在一定程度上提高疗效。

六、观察要点

第一，术后每半小时测量血压、脉搏、呼吸，测量4～6次病情平稳后改为每小时1次，术后24h病情平稳后延长间隔时间。

第二，留置导尿管期间观察患者尿液性质，若出现脓尿、血尿等，及时处理。第三，观察肠造口的活力、高度、性状与大小。

七、护理要点

（一）术前护理

1.心理护理。对低位结直肠癌患者需要做永久性人工肛门，护士应耐心解释人工肛门的必要性，并说明术后只要经过一段时间的训练可自主排便，不会影响正常的生活，帮助患者树立自信心，使之积极配合手术前后的治疗。

2.维持足够的营养。术前应尽量多给高蛋白、高热量、高维生素、易消化的少渣食物，必要时静脉输液纠正水、电解质及酸碱失衡，以提高患者手术的耐受性。

3.肠道准备。其包括：①饮食要求。无肠梗阻者，术前3d 进少渣半流食，术前2d进流食，术前1d 禁食，以减少肠道内有形成分的形成。②术前1d 给予口服泻药（中药泻药或20%的甘露醇）清洁肠道，及时了解其导泻效果。 ③遵医嘱。术前3d 给予肠道不吸收抗生素，同时肌内注射维生素K，向患者讲解药物作用，抑制肠道细菌，预防术后感染，补充肠道因使用抑菌剂对维生素K的吸收障碍。④患者有肠梗阻症状时，术前肠道准备应延长。肠腔有狭窄时，灌肠应选择粗细合适的肛管轻轻通过狭窄部位，禁用高压洗肠，防止癌细胞扩散。⑤女患者如肿瘤已侵犯阴道后壁，术前3d 每晚冲洗阴道。⑥手术当日晨禁食，留置胃管、尿管，由于直肠癌切除直肠后，膀胱后倾或骶前神经损伤易导致尿潴留，术后导尿管需保持的时间较长，可留置气囊尿管，以防尿管脱出。

（二）术后护理

1.饮食护理。患者术后禁食，保持胃肠减压通畅，待肠蠕动恢复后拔除胃管，进流质饮食。保留肛门的患者术后1周进半流食，2周进普通饮食，术后7～10d 内不可灌肠，以免影响吻合口的愈合。施行人工肛门的患者，人工肛门排气后即可进半流食及普食。

2.会阴部切口的护理。其包括：①保持敷料的清洁干燥。如被污染或血液渗透，应及时更换，观察有无出血征象，如有异常及时与医生联系。②换药。创口内填塞纱条于术后5d 开始慢慢拔除，并观察无出血后再全部拔除，每日换药1次至切口全部愈合。③负压吸引护理。若会阴部切口做一期缝合时，由于残腔大，渗出液易潴留，给予留置引流管并持续负压吸引，保持引流管通 畅，防止堵塞、弯曲、折叠，观察记录引流液的量和性质。 一般术后5～7d待引流液量减少后方可拔除引流管。④会阴部的开放切口。因切口闭合需较长时 间，应向患者说明其目的意义以取得合作。注意观察无效腔内部的情况，如有凝血块应除去，用碘酒消毒并填塞碘纺纱布，上面覆盖纱布包扎，渗液多时应及时更换碘纺纱布，如无渗液只需更换表面的纱布，无效腔内部闭合前，切口如有闭合倾向要填塞纱布，防止无效腔只在表面封闭。

3.导尿管的护理。其包括：①留置导尿管一般在2周左右，做好尿道口的护理；②拔除尿管，患者术后从5～7d 起训练膀胱功能，每4h开放尿管1次，防止出现排尿困难。

4.人工肛门的护理。其包括：①人工肛门用钳夹或暂时封闭者，术后2～3d 待肠蠕动恢复后开放。②因最初排便时粪便稀薄、次数多，患者行侧卧位。③初期粪便稀薄，不断流出对腹壁周围皮肤刺激大，极易引起皮肤糜烂并污染切口，需用塑料薄膜纸将切口与人工肛门隔开，用凡士林纱布在瘘口周围绕成 圆圈，周围皮肤涂以氧化锌软膏保护。④勤换粪袋保持腹部清洁。⑤训练定时排便。患者术后1周应下床活动并教会患者使用人工肛门袋的方法，训练定时排便，定期经造口灌肠以建立定时排便的习惯。⑥防止腹泻或便秘。患者术后容易腹泻或便秘，应注意饮食调节，进少渣半流食或软食。当进食后3～4d未排便或因粪块堵塞发生便秘者常用液状石蜡或肥皂水灌肠，液量一般不超过10mL，可用导尿管代替肛管，但注意压力不能过大，以防肠穿孔。为防止便秘，鼓励患者平时多吃新鲜蔬菜水果以及多运动。⑦防止造口狭窄。观察患者造口有无水肿、缺血、坏死情况，术后1周用手指扩张造口，每周2次， 每次5～10min，持续3个月，以免造口狭窄。

第三章 泌尿外科疾病的护理

第一节 肾损伤

一、疾病概述

（一）概念与特点

肾脏在解剖上位置较深，且受到胸廓、脊柱、肌肉和腹腔的保护，一般不易受伤，只有在受到严重暴力打击时才会发生肾损伤，且常合并有其他脏器损伤。肾损伤的原因有：①直接暴力；②间接暴力；③强烈肌肉收缩；④锐器刺伤；⑤医源性损伤；⑥肾自发性破裂。

（二）临床特点

1. 症状。

（1）休克：可为创伤性和（或）出血性休克，闭合性损伤发生休克者应考虑重度肾损伤和肾蒂损伤。

（2）血尿：血尿与损伤的程度不一定成比例，一般肾挫伤血尿轻微，重度肾损伤血尿重，如输尿管离断、肾蒂损伤，严重的肾盂裂伤或血块阻塞输尿管或休克无尿时，则血尿可不明显，甚至无尿。

（3）疼痛：患侧胸、腹部疼痛，血块通过输尿管时可发生肾绞痛，血液渗入腹腔或伴有腹腔器官损伤时，可出现全腹疼痛或腹膜刺激征状。

（4）肿块：由于血液和外渗尿积存于肾周围，而形成痛性肿块，出现全身中毒症状、发热、寒战等。

2. 体征。上腹部及腰部压痛，腹部包块。刀伤或穿透伤累及肾脏时，伤口可流出大量鲜血。出血量与肾脏损伤程度以及是否合并其他脏器或血管损伤有关。

（三）辅助检查

1.实验室检查。尿中含多量红细胞。血红蛋白与血细胞比容持续降低时有活动性出血。血红细胞计数增多应注意是否存在感染灶。

2.特殊检查。早期积极的影像学检查可以发现肾损伤部位、程度，有无尿外渗或肾血管损伤以及对侧肾情况。根据病情轻重，除需紧急手术外，有选择应用B型超声检查、CT扫描、排泄性尿路造影、动脉造影及逆行肾盂造影。

（四）治疗原则

肾损伤的治疗是依照患者的一般情况、肾损伤的范围和程度以及其他器官有无严重损伤而确定：①休克的治疗；②其他器官损伤的治疗；③肾损伤的处理，支持治疗或手术治疗。

二、主要护理问题

1.疼痛。与肾周软组织损伤，肾包膜张力增加；血液、尿液外渗刺激腹膜；合并内脏损伤；手术切口等有关。

2.自理缺陷。与医疗限制、需绝对卧床休息至少2周等有关。

3.有皮肤完整性受损的危险。与创伤、长期卧床休息局部皮肤持续受压有关。

4.潜在并发症。主要包括：①感染。与开放性损伤术后、留置引流管有关。②出血、再出血。与肾损伤继发性感染有关。

三、护理措施

（一）保守治疗（非手术治疗）的护理常规

第一，绝对卧床休息2～4周。护士应向患者反复讲明卧床休息的重要性，取得患者的密切配合。卧床期间，加强口腔、皮肤等的护理。

第二，及时遵医嘱输液，保持足够尿量，维持水、电解质平衡。

第三，应用止血剂控制出血，防止休克。

（二）手术治疗护理常规

第一，术前常规准备（术区备皮、术前配血、术前晚灌肠、术晨禁饮食）

第二，肾切除术后6h血压、脉搏平稳可给予半卧位，以利引流和呼吸。术后禁饮食，排气后由流质饮食至普食。

第三，肾部分切除或肾修补术后应严格卧床2～3周，禁食水1～2d，给予补液，待肠功能恢复后进流质或半流质饮食，3～4d 后改为普食。

第四，严格无菌操作，有尿管者保持引流通畅，防止尿液反流，定期更换尿袋，以防泌尿系统感染。观察尿管引流情况，注意尿液的性状和量。

（三）病情观察

1. 手术观察。手术观察其具体包括：①观察疼痛的部位、性质、持续时间， 必要时应用止痛剂；②密切观察生命体征变化，注意发生休克；③观察切口引流物性状、颜色、质量等，敷料浸湿须及时更换；④观察尿液颜色，每2h留取尿液于试管内，观察血尿颜色深浅的变化；⑤准确测量并记录腰腹部肿块的大小， 观察腹膜刺激征状的程度；⑥观察体温，遵医嘱应用抗生素预防感染。

2. 并发症观察。

（1）休克：早期休克由剧烈疼痛所致，其后与大量失血有关。程度依伤势和失血量而定。凡短时间内迅速发生休克或快速输血2单位后仍不能纠正休克时，常提示有严重的内出血。晚期继发性出血常见于伤后2～3周。偶尔在2个月后亦可发生。

（2）血尿：90%以上肾损伤的患者有血尿，轻者为镜下血尿，但肉眼血尿较多见。严重者血尿甚浓，可伴有条状或铸形血块和肾绞痛，有大量失血。多数病例的血尿是一过性的。开始血尿量多，几天后逐渐消退。

（3）疼痛：伤侧肾区有痛感、压痛和强直。身体移动时疼痛加重。

（4）腰腹部包块及损伤程度：从肿胀的进展程度可以推测肾损伤的严重程度，为缓解腰区疼痛，患者脊柱常呈侧突。

（四）健康指导

第一，肾损伤非手术治疗的患者出院后绝对卧床休息>4周。

第二，卧床期间适时变换体位预防压疮。

第三，出院后2～3个月避免重体力劳动。即使恢复良好者，在增加活动量时也应慎重，忌奔跑、跳跃，应避免剧烈体力活动及重体力劳动。

第四，生活起居有规律，增强体质，进食高蛋白、高热量、富含纤维的饮食，适量饮水，保持大便通畅，预防感冒，避免因咳嗽、便秘等增加腹压影响伤肾恢复。

第二节　尿道损伤

一、疾病概述

（一）概念与特点

尿道损伤是泌尿系统常见损伤，男性多见，常由于骑跨伤或骨盆骨折，少数为医源性所致，按伤情分挫伤、裂伤和完全性断裂伤。按解剖情况分前尿道损伤（海绵体部）位于会阴部，后尿道损伤（前列腺部和膜部尿道）位于骨盆内、骨盆骨折的骨折端耻骨支，坐骨支可刺伤后尿道，前列腺部尿道由耻骨前列腺韧带固定于耻骨联合后下方，膜部尿道穿过并固定于生殖膈。当骨盆骨折时导致骨盆环前后径增大，左、右径变小，耻骨前列腺韧带受到急剧的牵拉而被　撕裂或连同前列腺突然移位，致使前列腺尿道与膜部尿道交接处撕裂或断裂，或尿道生殖膈撕裂致使穿过其中的膜部尿道撕裂或断裂。膜部尿道损伤亦可延及球部尿道，后尿道损伤常伴有膀胱或直肠等脏器损伤，如不及时处理或处理不当，极易发生尿道狭窄、梗阻、尿漏、感染，假道形成或性功能障碍等。常见表现有休克、尿道出血、疼痛、排尿困难及尿潴留、血肿或瘀斑、尿外渗等。

（二）临床特点

1. 症状。

（1）创伤史：有无典型的骑跨伤、骨盆骨折以及有无器械检查或治疗史。

（2）尿道内出血：前尿道损伤有尿道外口滴血；后尿道损伤时若无尿生殖膈破裂，可于排尿后或排尿时有血滴出。另外，出血还可淤积于会阴和阴囊部 位形成血肿。

（3）尿道疼痛：表现为尿道内灼痛，排尿时加剧，向阴茎头及会阴部放射。主要由于尿道外括肌痉挛、尿道断裂或尿液刺激尿道内创面所致。

（4）排尿困难及尿潴留：表现为不能排尿或排尿费力，主要因尿道括约肌痉挛、尿道断端回缩失去连续性、周围血肿或外渗尿液的压迫以及骨折断端的挤压等因素所致。

（5）血肿与瘀斑：骑跨伤常有会阴部血肿瘀斑、阴囊肿胀呈青紫色。

（6）尿外渗：前尿道损伤破裂，频繁排尿时可表现为阴茎会阴甚至下腹部尿外渗肿胀；后尿道断裂，尿外渗至膀胱、前列腺周围，可出现直肠刺激症状。若不及时处理，可继发感染，致组织坏死、化脓，严重者出现全身中毒症状，局部感染坏死可形成尿漏。

（7）休克：球部尿道损伤很少出现，骨盆骨折或合并有其他内脏损伤的后尿道损伤约40%发生休克，且为早期死亡的主要原因之一。

2.体征。阴茎、阴囊、会阴部皮肤青紫、皮下有瘀血斑，局部肿胀明显，损伤时间较长者，可见耻骨上区隆起，能触到充盈的膀胱。后尿道断裂时，直肠指诊可触到前列腺尖部明显后移，且有柔软浮动感伴压痛。

（三）辅助检查

尿道造影可明确诊断。

（四）治疗原则

引流尿液解除尿潴留；做多个皮肤切口，彻底引流尿液外渗部位；恢复尿道的连续性；防止并发症如尿道狭窄、尿漏；注意防治休克及合并伤的处理。治疗方法依损伤部位、程度和时间而定。

二、主要护理问题

1.疼痛。与创伤性疼痛、膀胱过度充盈有关。

2.组织灌注异常。骨盆挤压伤后，由创伤和大出血所致。

3.预感性悲哀。与尿流改道致排尿形态改变，担心尿道狭窄、闭锁、阳痿等并发症难以治愈，担心需要再次手术，经济上难以承受有关。

4、 潜在并发症——感染。与尿道断端血肿感染，尿道复位后，留置导尿管 致损伤部位感染有关。

三、护理措施

（一）术前护理

第一，术前常规准备（术区备皮、术前配血、术前晚灌肠、术晨禁饮食）

第二，合并骨盆骨折者患者须平卧，勿随意搬动，以免加重损伤。

（二）术后护理

第一，去枕平卧6h后，可取半卧位，以利引流和呼吸。

第二，排气后可进饮食，从流质饮食至普食。

第三，密切观察生命体征变化。

第四，保持引流管通畅，注意尿液的性质。

第五，尿道外口护理每日2次。

第六，尿道会师术后3～4周拔除尿管。

第七，有尿液外渗时保持局部皮肤干燥清洁，必要时切开引流。

第八，合并骨盆骨折长期卧床的患者，应鼓励深呼吸，帮助排痰，适当地给予抗生素，防止坠积性肺炎的发生。

（三）病情观察

1. 疼痛。伤处疼痛，排尿时尤重，疼痛可牵涉会阴、阴茎、下腹部等处，有时向尿道外口放射。

2. 尿道出血。前尿道损伤时，可由尿道外口滴血；后尿道损伤时，由于尿道括约肌的作用，血液有时不从尿道流出而进入膀胱，出现血尿。

3. 生命体征。密切监测患者的神志、脉搏、呼吸、血压、体温、尿量、腹肌紧张、胀痛、腹胀等的变化，并详细记录。

（四）健康指导

第一，适时定期扩张尿道，以免尿道狭窄。

第二，如合并骨盆骨折应睡硬板床，勿搬动，卧床期间防止压疮。

第三，要教会患者盆底肌的训练，反复收缩及松弛包括括约肌在内的盆底肌，达到增强外括约肌的收缩力、紧闭尿道的目的。

第三节　前列腺增生症

一、疾病概述

（一）概念与特点

前列腺增生症是一种老年男性的常见病，发病年龄大都在50岁以后，随着年龄增长其发病率也不断升高。病因尚不清楚。多数认为前列腺增生与体内雄激素及雌激素的平衡失调有关。

（二）临床特点

前列腺增生症的症状随着病理改变而逐渐出现。早期因膀胱代偿而症状不明显，因而患者常不能准确地回忆起病程的长短，随着病情加重而出现各种 症状。

1. 尿频、尿急。早期最常见的症状是尿频，且逐渐加重，尤其是夜尿次数增多。引起尿频的原因早期是由于膀胱颈部充血导致膀胱逼尿肌反射亢进，后期是由于增生前列腺引起尿道梗阻，使膀胱内残余尿增多而膀胱的有效容量减少所致。

2. 进行性排尿困难。主要表现为起尿缓慢、排尿费力、射尿无力、尿线细小、尿流滴沥、分段排尿不尽等。

3. 尿失禁。晚期前列腺增生症常致膀胱代偿功能衰竭而扩大，膀胱残余尿量不断增加。当膀胱内积存大量残余尿时，由于膀胱过度膨胀，膀胱内压力增高至超过尿道阻力后尿液可随时自行溢出，称充盈性尿失禁。夜间熟睡时，盆底肌肉松弛，更易使尿液自行流出而发生遗尿。

4. 急性尿潴留。在排尿困难的基础上，如有受凉、饮酒、劳累等诱因而引 起腺体及膀胱颈部充血水肿时，即可发生急性尿潴留。患者膀胱极度膨胀，疼 痛，尿意频繁，辗转不安、难以入眠。

5. 血尿。前列腺增生组织表面常有静脉血管扩张充血，破裂后可引起血尿。出血量不等多为间歇性，偶有大量出血，血块充满膀胱，须紧急处理。血尿发生时，应与膀胱内炎症、结石及肿瘤等鉴别。

6. 肾功能不全。症状晚期由于长期尿路梗阻而导致两肾功能减退而出现氮质血症，表现为食欲不振、恶心、呕吐及贫血等。

7. 其他症状。由于长期排尿困难而依赖增加腹压排尿，可引起或加重痔、脱肛及疝等。

（三）辅助检查

1. B超。可经腹壁或直肠测量前列腺体积，判断增生腺体是否突入膀胱，还可测定膀胱残余尿量。经直肠超声检查更为精确。

2. 尿流率检查。可确定前列腺增生患者排尿的梗阻程度。检查时要求排 尿量在150～200mL，如最大尿流率<15mL/s提示排尿不畅；若<10mL/s则提示梗阻严重，常为手术指征之一。如果排尿困难主要由于逼尿肌功能失常引起，应行尿流动力学检查，以确定有无下尿路梗阻及评估逼尿肌功能。

3. 血清前列腺特异抗原（PSA）测定。当前列腺有结节或质地较硬时，PSA 测定有助于排除前列腺癌。PSA 敏感性高，但特异性有限。

（四）治疗原则

1. 非手术治疗。观察随访和药物治疗。

2. 手术治疗。前列腺增生梗阻严重、残余尿量增多、症状明显而药物治疗 效果不好，身体状况能耐受手术者，应考虑手术治疗。手术只切除包膜以内的增生部分。手术方式主要有经尿道前列腺切除术和经尿道前列腺汽化切除术、耻骨上经膀胱前列腺切除术和耻骨后前列腺切除术。

二、主要护理问题

1. 排尿形态改变。与前列腺增生相关。

2. 焦虑。与排尿形态改变、手术后担心大出血、住院经费较多有关。

3. 出血。与前列腺增生合并感染和结石；前列腺窝血运丰富，术后遇腹压突然增高（咳嗽、用力大便或憋气等）时，毛细血管破裂；气囊、导尿管被血块堵塞，引起尿潴留继发感染；气囊牵引移位或力度不够，导致压迫前列腺窝而止血失效；术中电凝止血后焦痂过早脱落有关。

4. 潜在并发症——感染。与术前继发感染未能及时彻底控制、开放性伤口、留置导尿、膀胱冲洗有关。

5. 知识缺乏。缺乏术后康复知识，与患者和家属未接受过本病的治疗、康复知识的指导有关。

三、护理措施

（一）术前护理

第一，有尿潴留者给予留置尿管，改善膀胱逼尿肌功能和肾功能。

第二，忌饮酒及辛辣食物，多饮水勤排尿。

第三，术前常规准备（术区备皮、术前配血、术前晚灌肠、术晨禁饮食）

（二）术后护理

第一，去枕平卧6h后枕枕头，3～5d 后改为半卧位，避免剧烈活动，引起出血。

第四节　肾积水

一、疾病概述

（一）概念与特点

由于泌尿系统的梗阻导致肾盂与肾盏扩张，其中潴留尿液，统称为肾积水。因为肾内尿液积聚，压力升高，使肾盂与肾盏扩大和肾实质萎缩。如潴留的尿液发生感染，则称为感染性肾积水；当肾组织因感染而坏死失去功能，肾盂充满脓液，称为肾积脓或脓肾。造成肾积水最主要的病因是肾盂输尿管交界处梗阻。

（二）临床特点

肾积水的临床特点包括：①慢性梗阻时往往症状不明显，仅表现为腰部钝痛。大多数急性梗阻可出现较明显的腰痛或典型的肾绞痛。有个别患者虽发生急性双侧性梗阻或完全梗阻，但并不感到疼痛。②肾积水常表现腹部肿块，上腹部突发剧烈疼痛或绞痛，继之有多次小便，当疼痛缓解则肿块缩小甚至消失。③血尿。④胃肠道症状有恶心、呕吐、胃纳减退等。

（三）辅助检查

1.实验室检查。

（1）尿液检查：尿常规、尿细菌培养、尿结核分枝杆菌及脱落细胞检查。

（2）血液检查：血常规和生化检查，了解有无感染、氮质血症、酸中毒等。

2.影像学检查。

(1)B 超：首选的检查方法，可明确增大的肾是实质性肿块还是肾积水，并可确定肾积水的程度和肾皮质萎缩情况。

(2)X 线 ：X线平片可见积水增大的肾轮廓及尿路结石影；肾积水一般须经 静脉尿路造影确诊，必要时行逆行肾盂造影或B超引导下经皮肾穿刺造影。

(3)CT 、MRI:CT能清楚显示肾积水程度和肾实质萎缩情况；MRI水成像 可代替逆行肾盂造影和肾穿刺造影。

3.放射性核素检查。肾图对肾积水诊断有意义，必要时行利尿肾图检查。

（四）治疗原则

去除病因、恢复肾功能是最主要的治疗原则。

二、主要护理问题

1.排尿形态的改变。与肾积水有关。

2.焦虑。与排尿形态改变有关。

3.潜在并发症。感染、出血。

4.知识缺乏。与缺乏有关疾病知识及康复指导有关。

三、护理措施

（一）术前护理

第一，了解患者肾积水程度，加以保护，注意休息，活动适度，避免肾区受碰撞，导致肾损伤，如破裂出血。

第二，预防泌尿系感染，适量饮水，保持外阴部清洁，勤换内衣。必要时可口服抗生素。

第三，给予外科术前护理常规。

（二）术后护理

第一，给予外科术后护理常规，监测生命体征。

第二，引流管的护理。确保引流管通畅，妥善固定；观察引流液的性质、颜色、量，发现问题及时处理；记录每日引流量及尿量；定期监测血生化、肾功能。若肾造瘘口引流管不畅，可在无菌操作下用0.9%的NaCl进行低压冲洗，每次 不多于5mL，冲洗时要缓慢，以免压力过高，增加吻合口张力，导致漏尿。

第三，加强营养，提高机体抵抗力，促进吻合口愈合，同时应用抗生素抗感染。

第四，肾盂输尿管成形术需留置输尿管支架管（D-J管），手术后4～6周拔除，瘘管在门诊膀胱镜下进行。通常拔除D-J 管3d 后，可缓慢夹闭肾造瘘管，直至全部夹闭。此间如有肾区胀痛、发热及吻合口引流为尿液需立即就诊，打开肾造瘘管，减轻上述症状；如无上述症状，经肾造瘘造影检查，证实吻合口通畅无狭窄，方可拔除肾造瘘引流管，同时嘱患者健侧卧位，防止漏尿，1周左右 愈合。院外带管期间需防止感染。术后6个月行静脉尿路造影检查（IVU）， 观察肾积水程度是否减轻及肾功能恢复情况。

（三）病情观察

第一，观察患者的体温、肾功能、腹部肿块大小变化和膀胱刺激症状，及早发现肾积水并发感染的征象。

第二，观察切口渗血、渗液情况，保持切口敷料的清洁、干燥。

第三，观察并记录引流液的量、颜色、性状。

（四）健康指导

嘱患者进食低盐、低蛋白质、高热量食物，禁食豆制品。若出现肾区疼痛、尿量减少、排尿困难等表现，及时就诊。

第五节　上尿路结石

一、疾病概述

（一）概念与特点

上尿路结石是指肾和输尿管的结石。

（二）临床特点

上尿路结石主要症状是疼痛和血尿。其程度和结石部位、大小、活动与否及有无损伤、感染、梗阻等有关。

（三）辅助检查

B型超声检查可用以作为诊断和选择治疗方法的手段。输尿管肾镜检查能明确诊断并进行治疗。肾功能测定、尿常规检查和尿细菌培养为本病进一步确诊提供依据。酌情测定血钙、磷、肌酐、碱性磷酸酶、尿酸和蛋白以及24h尿的尿钙、尿酸、肌酐、草酸含量。了解代谢状态，应判明有无内分泌紊乱，必要时做钙负荷试验。95%以上结石能在泌尿系平片（KUB）中发现。排泄性尿 =路造影可显示结石所致的肾结构和功能改变，有无引起结石的局部因素。平 =扫CT显示较小的输尿管中、下段结石。逆行肾盂造影仅适用于其他方法不能 =确定时。=疑有甲状旁腺功能亢进时，应行手、肋骨、脊柱、骨盆和股骨头摄片。

（四）治疗原则

上尿路结石的治疗不仅是解除疼痛，解除结石引起的尿路梗阻，保护肾脏功 =能，而且应尽可能找到并解除病因，防止结石复发。治疗包括一般治疗、体外冲 =击波碎石、腔内技术取石、外科手术治疗、结石病因治疗、溶石治疗等综合措施。

二、主要护理问题

1.疼痛。与结石刺激引起的炎症、损伤及平滑肌痉挛有关。

2.潜在并发症。血尿、感染。

三、护理措施

（一）非手术疗法

第一，鼓励患者多饮水，每日饮水量2000～3000mL，保持每日尿量大于 2000mL，增加排尿量促使结石排出。

第二，如患者出现绞痛可给予解痉镇痛药（同时注射阿托品和哌替啶）并 =可配合针刺治疗。

第三，保持体液和电解质平衡，防止患者脱水发生虚脱，如有肾积水注意防治感染。

第四，加强运动，可选择跳跃性运动，促进结石排出。

第五，收集尿液查找结石，并用X线检查法观察非手术治疗的效果。

第六，用中药促进排石，如排石颗粒冲剂、金钱草、大黄等利尿通淋药。

第七，调节饮食，根据结石成分、生活习惯及条件适当调整饮食，延缓结石 增长，减少复发。

（二）手术疗法

1.术前护理。术前护理包括：①术前常规准备，术区备皮，术前晚灌肠，术晨禁饮食；②术晨拍腹X 线平片，确定结石位置；③如合并感染，需用抗生素控制感染后方可手术。

2.术后护理。术前护理包括：①去枕平卧6h，避免剧烈活动引起出血；②术后禁饮食，排气后从流质饮食至普食，多饮水；③根据医嘱应用抗生素、止血药；④保持引流管通畅。记录引流液的颜色、性质、量，注意造瘘管有无尿液漏出；⑤留置双J管、输尿管支架管保持通畅，避免尿液反流；⑥如发生腹胀，可用腹部热敷，留置肛管或低压灌肠等方法。

（三）病情观察

1.疼痛。疼痛常位于肋脊角、腰、腹部，呈阵发性或持续性，可表现为钝痛或绞痛。大而活动度小的肾结石可无疼痛，小而活动度大的结石疼痛较重，甚至出现肾绞痛。疼痛呈刀割样，位于腰、腹部，并向下腹、外阴放射。

2.血尿。疼痛后出现血尿，多在身体活动时出现。

（四）健康指导

第一，大量饮水以增加尿量，减少尿中晶体沉积。

第二，饮水后多做运动以利结石排出。

第三，根据结石成分调节饮食。

第四，应用药物降低有害成分，预防结石复发。

第五，如留置双J管应多饮水，勤排尿，勿憋尿，避免逆行感染。

第六节　肾癌

一、疾病概述

（一）概念与特点

肾癌是起源于肾实质泌尿小管上皮系统的恶性肿瘤，也称为肾细胞癌，是最常见的肾实质恶性肿瘤，高发年龄为50-70岁，男女比例为2:1。

（二）临床特点

肾癌的临床特点包括：

①血尿、疼痛和肿物称为肾肿瘤三联征；

②腰痛；

③发热。

（三）辅助检查

尿液常规检查应作为首选。同时行血常规检查、红细胞沉降率检查、癌胚抗原、红细胞沉降率（ESR）、γ-烯醇化酶血清浓度也要及时检查。尿路 X线平片及造影可作为肾癌术前的常规检查，CT是目前诊断肾癌最可靠的影像方法，对肾癌的分期有一定价值。MRI可清楚显示肾实质肿瘤，对肾癌诊断 的准确率约为90%。肾动脉造影是肾癌早期诊断的一项重要手段。可以发现静脉尿路造影（IVU）时肾盂肾盏未变形的肿瘤。肾脏内>1cm 的肿块即可被B 超发现。

（四）治疗原则

根据临床分期制定治疗原则手术术后治疗方案。对局限性及局部进展性肾癌采用以外科手术为主的治疗方式，对转移性肾癌（晚期）应采用以内科为 主的治疗方式。

二、主要护理问题

（1）疼痛。与肿瘤压迫、术后切口疼痛、炎症有关。

（2）有感染的危险。与手术切口有关。

（3）有体温改变的危险。与新陈代谢的变化、手术有关。

（4）恐惧。与对肿瘤有惧怕的心理、担心愈后及效果、住院环境陌生等有关。

（5）潜在并发症。出血、尿潴留。

三、护理措施

（一）常规护理

第一，关心患者，了解患者的思想、生活及工作情况，消除患者对疾病的恐惧心理和悲观情绪。

第二，鼓励患者表达自己的想法，向患者和家属做好解释，取得他们的信任，根据患者情况实施必要的指导。

第三，关心和同情患者，多与患者交谈，以通俗易懂的语言，结合病种深入浅出地讲解治疗疾病的有关知识，必要时给予镇静剂。

（二）手术护理

1.术前护理。术前护理包括：①每日测血压2次，控制血压在正常范围。协助医师了解患侧及健侧肾功能，确定手术方式。②改善营养，推进高蛋白质、高热量食物，必要时输血。③向患者及家属讲解切除一侧肾脏，只要健侧肾功能正常，对自身各方面无影响。可让术后恢复良好的肾切除患者与之交谈，解除其思想顾虑，以取得合作。④给予外科术前护理常规。

2.术后护理。

（1）出血的观察：密切注意有无手术后内出血及休克表现，内出血可因术中血管结扎不良引起，应密切观察患者血压、脉搏及意识的变化，每0.5～1h测量血压、脉搏1次；保持引流管通畅，观察色、量是否正常，当引流液颜色鲜红、量>100mL/h时，脉搏加快，脉压缩小，提示有腹腔内出血，立即通知医生。同时注意观察伤口敷料有无渗血。

（2）体位：术后平卧位，血压平稳后给予半卧位。但肾部分切除患者需绝对卧床1周，避免加重出血或肾下垂。

（3）肾功能的观察：由于手术对肾脏的直接影响，可暂时增加健侧肾脏负担。术后准确记录出入量，并根据血、尿生化检查相应调整水和电解质的摄入量，防止水、电解质紊乱，减轻健侧肾脏负担。

（4）预防术后并发症：卧床期间鼓励并协助患者定时（每2h）向健侧翻身，给予拍背，嘱患者将痰液及时咳出，防止发生肺部感染，并且有利于肠蠕动的早日恢复，减轻腹胀。

（5）抗生素的应用：选用对肾无损害或毒性较轻的抗生素，保护肾功能。

（6）健康指导：出院后可应用免疫治疗，告诉患者及家属应用干扰素等免疫制剂后，可能导致高热等药物不良反应，属正常现象，对症处理即可。术后3个月复查B超、CT。

（三）病情观察

1. 血尿。为无痛性、间歇发作、肉眼可见全程血尿，出血多时可能伴肾绞痛。

2. 腰痛。多数为钝痛，局限在腰部。

3. 肿块。 一般腹部摸到肿块已属晚期症状。

4. 肾外综合征。发热、高血压、红细胞增多、红细胞沉降率快、消瘦、贫血。

（四）健康指导

第一，充分休息、术后3个月内勿剧烈运动。

第二，加强营养，给予蛋白质、维生素及纤维素丰富的食物，增强体质，促 进术后早日康复。

第三，生物治疗在医师指导下用药，用药期间如出现低热、乏力等不良反应及时就医。

第四，定期复查B超、CT及血、尿常规，及时发现复发和转移。

第四章 骨科疾病的护理

第一节 骨折

一、肱骨干骨折

（一）疾病概述

肱骨干骨折是指肱骨髁上与胸大肌止点之间的骨折。其发生率约占全身骨折的2.6%，多见于青壮年。

肱骨干上起胸大肌止点上缘，肱骨外科颈下1cm，至肱骨髁上2cm。上半部分为圆柱形，下半部为扁平状。上部前外侧面三角肌止点，内侧有胸大肌止点，中上1/3段交界处后外侧有桡神经沟，桡神经紧贴沟内绕行。肱骨滋养动脉自肱骨中段穿入肱骨下行，中下段骨折时，常伤及滋养动脉而影响骨折的愈合。

（二）主要护理问题

1. 有体液不足的危险。与创伤后出血有关。

2. 疼痛。与损伤、牵引有关。

3. 有周围组织灌注异常的危险。与神经血管损伤有关。

4. 有感染的危险。与损伤有关。

5. 躯体移动障碍。与骨折脱位、制动、固定有关。

6. 潜在并发症。脂肪栓塞综合征、骨筋膜炎综合征、关节僵硬等。

7. 知识缺乏。缺乏康复锻炼知识。

8. 焦虑。与担忧骨折预后有关。

（三）术前护理

1. 心理护理。肱骨干骨折特别是伴有桡神经损伤时，患肢伸腕、伸指功能障碍，皮肤感觉减退，患者心理压力大，易产生悲观情绪。应向患者介绍神经损伤修复的特殊性，告知骨折端将按1mm/d 的速度由近端向远端生长，治疗周期长，短期内症状改善不明显，使患者有充分的思想准备，以预防不良情绪的产生。关注患者感觉和运动恢复的微小变化，并以此激励患者，使其看到希望。

2.饮食。给予高蛋白、高热量、富含维生素及含钙丰富的饮食，以利于骨折愈合。

3.体位。U形石膏托固定时可平卧，患侧肢体以枕垫起，保持复位的骨折不移动。悬垂石膏固定2周内只能取坐位或半卧位，以维持其下垂牵引作用。但下垂位或过度牵引，易引起骨折端分离，特别是中、下1/3处横行骨折，其远 折端血供差，可致骨折延迟愈合或不愈合，需予以注意。

4.皮肤护理。桡神经损伤后，引起支配区域皮肤营养改变，使皮肤萎缩干燥，弹性下降，容易受伤，而且损伤后伤口易形成溃疡。预防：①每日用温水擦洗患肢，保持清洁，促进血液循环；②定时变换体位，避免皮肤受压引起压疮；③禁用热水袋，防止烫伤。

5.功能锻炼。

早、中期：骨折固定后立即进行上臂肌肉的早期舒缩活动，可加强两骨折端在纵轴上的压力，以利于愈合。握拳、腕屈伸及主动耸肩等动作每日3次，并根据骨折的部位，选择相应的锻炼方法。

晚期：去除固定后第1周可进行肩摆动练习，站立位上身向患侧侧屈并略前倾，患肢做前后、左右摆动，垂直轴做绕环运动；第2周用体操棒协助进行肩屈、伸、内收、外展、内旋、外旋练习，并左手爬墙练习，用拉橡皮带做肩屈、伸、内收、外展及肘屈等练习，以充分恢复肩带肌力。

（四）术后护理

1.体位。内固定术后，使用外展架固定者，以半卧位为宜。平卧位时，可于患肢下垫1个软枕，使之与身体平行，并减轻肿胀。

2.疼痛的护理。疼痛的护理包括：①找出引起疼痛的原因。手术切口疼痛在术后3d内较剧烈，以后逐日递减。组织缺血引起的疼痛，表现为剧烈疼痛且呈进行性，肢体远端有缺血体征。手术3d 后，如疼痛呈进行性加重或搏动性疼痛，伴皮肤红、肿、热，伤口有脓液渗出或有臭味，则多为继发感染引起。 ②手术切口疼痛可用镇痛药；缺血性疼痛须及时解除压迫，松解外固定物；如发生骨筋膜室综合征须及时切开减压；发现感染时报告医师处理伤口，并应用 有效抗生素。③移动患者时，对损伤部位要重点托扶保护，缓慢移至舒适体位，以免引起或加重疼痛。

3.预防血管痉挛。行神经修复和血管重建术后，可能出现血管痉挛。避免一切不良刺激，严格卧床休息，石膏固定患肢2周；患肢保暖，保持室温25℃ 左右；不在患肢测量血压；镇痛；禁止吸烟。1周内应用扩血管、抗凝药，保持血管的扩张状态。密切观察患肢血液循环的变化，检查皮肤颜色、温度、毛细血管回流反应、肿胀或干瘪、伤口渗血等。

（五）病情观察

第一，夹板或石膏固定者，观察伤口及患肢的血运情况，如出现患肢青紫、肿胀、剧痛等，应立即报告医师处理。

第二，伴有桡神经损伤者，应观察其感觉和运动功能恢复情况。通过检查汗腺功能，可了解自主神经恢复情况。

第三，如骨折后远端皮肤苍白、皮温低，且摸不到动脉搏动，在排除夹板、石膏固定过紧的因素外，应考虑有肱动脉损伤的可能；如前臂肿胀严重，皮肤发绀、湿冷，则可能有肱静脉损伤。出现上述情况应及时报告医生处理。

（六）健康指导

1.饮食。多食高蛋白、富含维生素、含钙丰富的饮食。

2.体位。对桡神经损伤后行外固定术，应确保外固定的稳定，以保持神经断端于松弛态，以利于恢复。

3.药物。对伴有神经损伤者，遵医嘱口服营养神经药物。

4.继续进行功能锻炼。防止肩、肘关节僵硬或强直而影响患肢功能。骨折4周内，严禁做上臂旋活动。

5.复诊。复查指征及时间U形石膏固定的患者，在肿胀消退后，石膏固定会松动，应复诊；悬吊石膏固定2周后，更换长臂石膏托，继续维持固定6周左右。伴桡神经损伤者，定期复查肌电图，了解神经功能恢复情况。

第二，禁饮食6h后给予流质饮食、鼓励多饮水，起到内冲洗作用。

第三，术后常规膀胱冲洗，观察尿色和尿量，根据尿色调整冲洗速度，色深则快，色浅则慢。

第四，卧床期间注意下肢的主动、被动活动，预防下肢静脉血栓。

第五，做好尿道外口护理，每日用1/1000的苯扎溴铵溶液消毒尿道外口1～2次。

第六，留置尿管期间做好尿管的护理，术后3～5d拔除尿管，同时留置膀胱造瘘管者，造瘘管术后10～14d 拔除。

第七，术后5d内勿行肛管排气或灌肠，必要时应用番泻叶。

第八，术后逼尿肌不稳定、尿管刺激、血块堵塞冲洗管均可引起膀胱痉挛，从而引起阵发性剧痛、诱发出血。

（三）病情观察

1. 观察排尿情况。早期症状最突出的是尿频、尿急，以夜间最突出。 排尿等待及排尿无力，进行性排尿困难，继而尿流变细、中断。

2. 观察出血情况。如有活动性出血，加快冲洗速度，并及时报告医师。

3. 注意观察稀释性低钠血症。患者如出现烦躁、恶心、呕吐、抽搐、昏迷，严重者可出现肺水肿、脑水肿、心力衰竭等症状，加强观察，减慢输液速度，遵医嘱给予利尿脱水治疗。

4. 术后密切观察病情变化。监测生命体征。

（四）健康指导

第一，术后1～2个月避免剧烈活动，如跑步、骑自行车、性生活等，防止继发性出血。

第二，术后前列腺窝的修复需3～6个月，因此术后可能仍会有排尿异常现象，对有尿失禁的患者应指导其有意识地经常进行肛门括约肌的收缩训练，以尽快恢复尿道括约肌功能，缩短溢尿时间，保持会阴部清洁，防止感染。

第三，应多饮水，每日尿量2000mL以上，定期复查。

第四，有狭窄者定期行尿道扩张。

第五，按医嘱按时服药，如有排尿困难、血尿时回医院检查治疗。

二、肱骨髁上骨折

（一）疾病概述

肱骨髁上骨折是指肱骨远端内外髁上方的骨折。约占全身骨折的 11.1%，占肘部骨折的50%～60%，是儿童最为常见的骨折，多见于5～12岁的儿童。

肱骨髁上骨折的特点：①由于骨折的暴力和损伤机制不同，分伸直型和曲折型，并以伸直型为最常见，约占95%;②多见于儿童，且骨折易于愈合，即使复位不理想，与肘关节活动方向一致的畸形，可在生长过程中自行矫正；③伸直型肱骨髁上骨折，近侧骨折端向前易损伤肱动脉，而产生骨筋膜室综合征，如未及时处理，可导致前臂缺血性肌挛缩也称Vokmann肌挛缩；④可出现肘内翻畸形，严重者需手术矫正。

（二）主要护理问题

1. 有体液不足的危险。与创伤后出血有关。

2. 疼痛。与损伤、牵引有关。

3. 有周围组织灌注异常的危险。与神经血管损伤有关。

4. 有感染的危险。与损伤有关。

5. 躯体移动障碍。与骨折脱位、制动、固定有关。

6. 潜在并发症。脂肪栓塞综合征、骨筋膜炎综合征、关节僵硬等。

7. 知识缺乏。缺乏康复锻炼知识。

8. 焦虑。与担忧骨折预后有关。

（三）术前护理

1. 心理护理。因儿童语言表达能力差，不能准确叙述自己的不适及要求，应关心爱护患儿，及时解决他们的痛苦与需要。

2. 饮食。给予高蛋白、富含维生素及含钙丰富的饮食，注意食物的色、香、味，增加患儿食欲。

3. 体位。患肢采用石膏托于肘关节屈曲位固定，于患肢下垫枕，使其高于心脏水平，减轻肿胀。行尺骨持续骨牵引治疗时，取平卧位。

4. 警惕前臂骨筋膜室综合征。由于肱动脉受压或损伤，或严重的软组织肿胀可引起前臂骨筋膜室综合征，如不及时处理，可引起前臂缺血性肌挛缩。

当患儿啼哭时，应密切观察是否有“5P”征象：①剧烈疼痛。一般止痛剂不能缓 解，晚期严重缺血后神经麻痹即转为无痛。②患肢苍白或发绀。③肌肉麻痹。患肢进行性肿胀，肌腹处发硬，压痛明显；手指处于屈曲位，主动或被动牵伸手指时，疼痛加剧。④感觉异常。患肢出现套状感觉减退或消失。⑤无脉。桡动脉搏动减弱或消失。如出现上述表现，应立即松开所有包扎的石膏、绷带和敷料，并立即报告医师，紧急手术切开减压。

5. 功能锻炼。向患儿及家长讲明功能锻炼的重要性，取得家长的重视、理解和合作。反复示范功能锻炼的动作要领，直到家长和患儿学会为止。

早、中期：复位及固定后当日开始做握拳、伸指练习。第2d增加腕关节屈伸练习。患肢三角巾或前臂吊带胸前悬挂位，做肩前后、左右摆动练习。1周后增加肩部主动练习，包括肩屈、伸、内收、外展与耸肩，并逐渐增加其运动幅度。

晚期：骨折固定去除后增加关节活动范围的主动练习，包括肘关节屈、伸、 前臂旋前和旋后。恢复肘关节活动度的练习，伸展性骨折着重恢复屈曲活动度，屈曲性骨折则增加伸展活动度。应以主动锻炼为主，被动活动应轻柔，以不引起剧烈疼痛为度，禁止被动反复粗暴屈伸肘关节，以免引起再度损伤或发生骨化性肌炎，加重肘关节僵硬。

（四）术后护理

第一，维持有效固定，经常观察患者，查看固定位置有无变动，有无局部压迫症状，保持患肢功能位；如肘关节屈曲角度过大，影响桡动脉搏动时，应予调整后再固定。

第二，告知患儿及家长固定时限为3～4周，以便配合。

（五）病情观察

第一，密切观察患肢桡动脉波动是否减弱或消失，手指是否发绀、发凉、发麻，能否主动握拳、伸指、对指、夹指，被动伸手指时，有无产生剧烈的疼痛。72h内仍每2～4h巡视1次。

第二，伴有正中神经损伤时，注意观察神经功能恢复情况，并给予相应的护理。

（六）健康指导

1. 饮食。高蛋白、高热量、含钙丰富且易消化的饮食，多食蔬菜及水果。

2. 休息。与体位行长臂石膏托固定后，卧床时患肢垫枕与躯干平行；离床活动时，用三角巾或前臂吊带悬吊于胸前。

3. 功能锻炼。家长应督促并指导患儿按计划进行功能锻炼，最大限度地恢复患肢功能。

4. 复查的指征及时间。石膏固定后，如患肢皮肤发绀、发凉、剧烈疼痛或感觉异常，应立即就诊。自石膏固定之日起，2周后复诊，分别在骨折后1个月、3个月、6个月复查X 线片，了解骨折的愈合情况，以便及时调整固定，防止畸形愈合。

三、锁骨骨折

（一）疾病概述

锁骨骨折多发生于锁骨外、中1/3交界处，是常见的骨折之一，约占全身骨折的6%。患者多为儿童和青壮年。锁骨为1个“S”形的长骨，横形位于胸部前上方，有2个弯曲，内侧2/3呈三棱棒形，向前凸起，外侧1/3扁平，凸向后方。其内侧端与胸骨柄构成胸锁关节，外侧端与肩峰形成肩锁关节，从而成为上肢与躯干之间联系的桥梁。

（二）主要护理问题

1. 有体液不足的危险。与创伤后出血有关。

2. 疼痛。与损伤、牵引有关。

3. 有周围组织灌注异常的危险。与神经血管损伤有关。

4. 有感染的危险。与损伤有关。

5. 躯体移动障碍。与骨折脱位、制动、固定有关。

6. 潜在并发症。脂肪栓塞综合征、骨筋膜炎综合征、关节僵硬等。

7. 知识缺乏。缺乏康复锻炼知识。

8. 焦虑。与担忧骨折预后有关。

（三）常规护理

1. 心理护理。青少年及儿童锁骨骨折后，因担心肩部、胸部畸形，影响发育和美观，常会产生焦虑、烦躁心理。应告知其锁骨骨折只要不伴有锁骨下神经、血管损伤，即使是再叠位愈合，也不会影响患侧上肢的功能，局部畸形会随着时间的推移而减轻甚至消失，治疗效果较好，以消除患者的心理障碍。

2. 饮食。给予富含蛋白质、维生素、钙及粗纤维饮食。

（四）非手术治疗及术前护理

1. 体位。局部固定后，宜睡硬板床，取半卧位或平卧位，避免侧卧位，以防外固定松动。平卧时不用枕头，可在两肩胛间垫上一个窄枕，使两肩后伸外展；在患侧胸壁侧方垫枕，以免悬吊的患肢肘部及上臂下坠。患者初期对去枕不习惯，有时甚至自行改变卧位，应向其讲清治疗卧位的意义，使其接受并积 极配合。告诉患者日间活动不要过多，尽量卧床休息，离床活动时用三角巾或前臂吊带将患肢悬吊于胸前，双手叉腰，保持挺胸、提肩姿势，可缓解对腋下神经、血管的压迫。

2. 功能锻炼。

早、中期：骨折急性损伤经处理后2～3d，损伤反应开始消退，肿胀和疼痛减轻，在无其他不宜活动的前提下，即可开始功能锻炼。

准备：仰卧于床上，两肩之间垫高，保持肩外展后伸位。

第1周：做伤肢近端与远端未被固定的关节所有轴位上的运动，如握拳、伸指、分指、屈伸、腕绕环和肘屈伸，前臂旋前、旋后等主动练习，幅度尽量大，逐渐增大力度。

第2周：增加肌肉的收缩练习，如捏小球、抗阻腕屈伸运动。

第3周：增加抗阻的肘屈伸与前臂旋前、旋后运动。

晚期：骨折基本愈合，外周同形物去除后进入此期。此期锻炼的目的是恢复肩关节活动度，常用的方法有主动运动、被动运动、助力运动和关节主动牵伸运动。

第 1 ～ 2d：患肢用三角巾或前臂吊带悬挂胸前站立位，身体向患侧侧屈，做肩前后摆动；身体向患侧侧屈并略向前倾，做肩内外摆动。应努力增大外展与后伸的运动幅度。

第3～7d：开始做肩关节各方向和各轴位的主动运动、助力运动和肩带肌的抗阻练习，如双手握体操棒或小哑铃，左、右上肢互助做肩的前上举、侧后举合体后上举，每个动作5～20次。

第2周：增加肩外展和后伸主动牵伸，双手持棒上举，将棍棒放颈后，使肩外展、外旋，避免做大幅度和大力的肩内收与前屈练习。

第3周：增加肩前屈主动牵伸，肩内外旋牵伸，双手持棒体后下垂将棍棒向上提，使肩内旋。以上练习的幅度和运动量以不引起疼痛为宜。

（五）术后护理

1. 体位。患侧上肢用前臂吊带或三角巾悬吊于胸前，卧位时去枕，在肩胛区垫枕使两肩后伸，同时在患侧胸壁侧方垫枕，防止患侧上肢下坠，保持上臂及肘部与胸部处于平行位。

2. 症状护理。

（1）疼痛：疼痛影响睡眠时，适当给予止痛、镇静药。

（2）伤口：观察伤口有无渗血、渗液情况。

3. 一般护理。协助患者洗漱、进食及排泄等，指导并鼓励患者做些力所能及的自理活动。

4. 功能锻炼。在术后固定期间，应主动进行手指握拳、腕关节的屈伸、肘关节屈伸及肩关节外展、外旋和后伸运动。不宜做肩前屈、内收的动作。

（六）病情观察

观察上肢皮肤颜色是否发白或青紫，温度是否降低，感觉是否麻木，如有上述现象，可能系“8”字绷带包扎过紧所致。应指导患者双手叉腰，尽量使双肩外展后伸，如症状仍不缓解，应报告医师适当调整绷带，直至症状消失。“8”在绷带包扎时禁忌做肩关节前屈、内收动作，以免腋部血管神经受压。

（七）健康指导

1. 休息。早期以卧床休息为主，可间断下床活动。

2. 饮食。多食富含蛋白质、维生素、钙的食物及刺激性小的食物。

3. 固定。保持患侧肩部及上肢于有效固定位，并维持3周。

4. 功能锻炼。外固定术患者需保持正确的体位，以维持有效固定，进行早、中期的锻炼，避免肩前屈、内收动作。解除外固定后则加强锻炼，着重练习肩的前屈、旋转活动，如两臂做划船动作。值得注意的是应防止两种倾向：①放任自流，不进行锻炼；②过于急躁，活动幅度过大，力量过猛，造成软组织损伤。

5. 复查时间及指征。术后1个月、3个月、6个月需进行X线摄片复查，了解骨折愈合情况。有内固定术，于骨折完全愈合后取出。对于手法复位不同。患者，如出现下列情况须随时复查：骨折处疼痛加剧，患肢麻木，手指颜色改变，温度低于或高于正常等。

四、骨盆骨折

（一）疾病概述

骨盆骨折是指骨盆壁一处或多处连续性中断。发病年龄呈2个高峰期 即20～40岁和65岁以后，发病率占全身骨折的1%～3%，是临床上较多见的骨折之一。常见的病因是创伤，如压砸、撞挤和高处坠落等；其次为肌肉的撕脱伤。由于骨盆具有负重、保护盆腔内脏和传递人体力线的作用，因此严重的骨折不但会造成内脏损伤，而且对人体的负重会造成严重的影响。

（二）主要护理问题

1. 躯体移动障碍。与骨折、治疗受限、神经受损、体力和耐力下降、意识障碍等有关。

2. 自理缺陷。与骨折、医疗限制、卧床治疗、体力或耐力下降、意识障碍有关。

3. 有便秘的可能。与骨折后出血等刺激腹膜造成自主神经功能紊乱、长时间卧床使肠蠕动减弱、肠蠕动反射障碍、机械性障碍、排便环境改变、液体摄入不足、摄入纤维素不足、正常排泄的解剖结构有机械性的障碍、担心排便影 响邻近会阴部的伤口、担心床上排便污染房间空气而遭他人嫌弃或不愿给他人添麻烦而未能定时排便等有关。

4. 有皮肤受损的危险。与局部持续受压、手术后不能自行变换体位、皮肤感觉障碍、体液刺激、摩擦、半坐卧位>30° 且时间较长、恶病质、老人及小儿、受伤后肢体肿胀、保暖措施使用不当、意识障碍、当出现变态反应或皮肤切口在愈合过程中自行搔抓时损伤等有关。

5. 潜在并发症——休克。与腹膜后血肿、合并有内脏损伤有关。

6. 潜在并发症——尿道、膀胱损伤。与双侧耻骨骨折、耻骨联合分离有关。

7. 潜在并发症——直肠破裂。与骨盆骨折伴有会阴部开放性损伤有关。

8. 潜在并发症——神经损伤。与骶骨骨折相关。

9. 知识缺乏。与缺乏功能锻炼知识、未接受专业知识教育、疼痛及恐惧有关。

（三）非手术治疗及术前护理

1. 急救。患者入院后迅速建立有效的静脉通路，必要时2个或多个通路，且输液通道应建立在上肢或颈部，而不宜在下肢，以免液体不能有效进入血液循环。

2. 心理护理。骨盆骨折多由较强大的暴力所致，常常引起严重的并发症，如休克、尿道、膀胱及直肠等损伤。患者伤势较重，易产生恐惧心理。应给予心理支持，并以娴熟的抢救技术控制病情发展，减少患者的恐惧。

3. 饮食。宜进食富含蛋白、维生素、钙、铁及粗纤维和果胶成分丰富的食物，以补充失血过多导致的营养失调。食物应易消化，且根据受伤程度决定膳食种类，若合并有直肠损伤，则应酌情禁食。

4. 卧位。不影响骨盆环完整的骨折，可取仰卧与侧卧交替，侧卧时健侧在下，严禁坐立，伤后1周可取半卧位；影响骨盆环完整的骨折，伤后应平卧硬板床，且应减少搬动，必须搬动时则由多人平托，以免引起疼痛、增加出血。尽量使用智能按摩床垫，既可减少翻身次数，又能预防压疮，但床垫充气要足，以不影响骨折稳定为原则。

5. 症状护理。

（1）压疮：维持骨盆兜带悬吊有效牵引，牵引量以臀部抬高床面5cm为宜。在骨盆两侧的兜带内置衬垫，以预防压疮。

（2）便秘：鼓励患者多饮水，多食含粗纤维丰富的蔬菜；经常按摩腹部，促进肠蠕动，必要时服用缓泻剂，利于排便。术前1d 必须排出肠道内淤积的大便，以利于手术操作，减轻术后腹胀。

6. 功能锻炼。

（1）未影响骨盆环完整的骨折：早期可在床上做上肢伸展运动及下肢肌肉收缩活动；1周后可进行半卧位及坐立练习，同时做髋关节、膝关节的伸屈运动；4～6周后下床站立并缓慢行走，逐日加大活动量，然后再练习正常行走及下蹲。

（2）影响骨盆环完整的骨折：伤后无并发症者卧硬板床，同时进行上肢锻炼；2周后开始练习半卧位，并进行下肢肌肉收缩的锻炼，以保持肌力，预防关节僵硬；3周后在床上进行髋关节、膝关节的锻炼，由被动锻炼逐渐过渡到主动锻炼；6～8周后拆除牵引固定，扶拐行走；12周后逐渐弃拐行走。

7. 术前准备。备足够的血，会阴区备皮、导尿、清洁灌肠等。

（四）术后护理

1. 心理护理。因术后卧床时间长，易产生厌烦情绪，应多开导，并取得家 属的支持，共同为患者制定比较周密的康复计划并督促实施，适时鼓励，提高患者治疗的积极性。

2. 饮食。多吃含粗纤维较多的蔬菜、果胶成分丰富的水果。

3. 体位。尽量减少大幅度搬动患者，防止内固定断裂、脱落。术后置于智能按摩气垫上，或给予骶尾部垫水垫，每2～3h更换1次，平卧和健侧卧交替换位，以预防压疮。

4. 伤口。观察切口渗血情况，保持引流瓶适当负压，以便及时引流出伤口积血，防止伤口感染。

5. 功能锻炼。7～10周下床运动，并逐步加强患肢的功能锻炼。

（五）病情观察

1. 全身情况。包括生命体征、意识状态、尿量、皮肤黏膜、甲床毛细血管回流时间、皮肤弹性等，必要时检测中心静脉压、血红蛋白、红细胞计数及血细胞比容等各项指标，以确定是否有休克及休克程度。

2. 腹部情况。观察有无腹痛、腹胀、呕吐、肠鸣音和腹膜刺激征，并定时测量腹围，以判断是否合并有腹膜后血肿、腹腔脏器损伤及膀胱损伤。由于骨折出血沿腹膜后疏松结缔间隙蔓延到肾区或膈下，形成腹膜后血肿，不仅可造成失血性休克，还可引起麻痹性肠梗阻；严重创伤时可合并腹腔脏器损伤，出现 腹腔内出血，表现为腹痛、腹肌紧张，腹腔穿刺抽出不凝血；膀胱充盈时易受直 接打击或被骨折刺伤而致膀胱破裂，表现为腹痛明显，并有明显的腹肌紧张、压痛、反跳痛，腹腔可抽出血性尿液。

3. 排尿情况。有无血尿、尿道口滴血、排尿困难或无尿，以判断膀胱、尿道损伤程度。

4. 肛门情况。有无疼痛、触痛、出血，必要时做肛门指诊，以确定直肠损伤的程度。

5. 神经损伤情况。有无会阴区、下肢麻木及运动障碍，以判断有无腰骶和坐骨神经损伤。

（六）健康指导

第一，合理安排饮食，补足营养，增强体质，促进骨折愈合。

第二，按康复计划进行功能锻炼。

第三，出院后1个月、3个月复查，检查内固定有无移位及骨折愈合等情况。

五、股骨干骨折

（一）疾病概述

股骨干骨折是指转子下2～5cm的股骨骨折。青壮年和儿童常见，约占全身骨折的6%。多由强大的直接暴力或间接暴力造成，直接暴力包括车辆撞击、机器挤压、重物击伤及火器伤等，引起股骨横断或粉碎骨折；间接暴力多是高处跌下，产伤等所产生的杠杆作用及扭曲作用所致，常引起股骨的斜形或螺旋骨折。

（二）主要护理问题

1. 有体液不足的危险。与创伤后出血有关。

2. 疼痛。与损伤、牵引有关。

3. 有周围组织灌注异常的危险。与神经血管损伤有关。

4. 有感染的危险。与损伤有关。

5. 躯体移动障碍。与骨折脱位、制动、固定有关。

6. 潜在并发症。脂肪栓塞综合征、骨筋膜炎综合征、关节僵硬等。 7. 知识缺乏。缺乏康复锻炼知识。

8. 焦虑。与担忧骨折预后有关。

（三）非手术治疗及术前护理

1. 心理护理。由于股骨颈骨折多由强大的暴力所致，骨折时常伴有严重的软组织损伤，大量出血、内脏损伤、颅脑损伤等可危及生命安全，患者多恐惧不安，应稳定患者的情绪，配合医师采取有效的抢救措施。

2. 饮食。高蛋白、高钙、富含维生素的饮食，需急症手术者则禁食。

3. 体位。抬高患肢。

4. 保持牵引有效效能。不能随意增、减牵引重量，以免导致过度牵引或达不到牵引效果。小儿悬吊牵引时，牵引重量以能使臀部稍悬离床面为宜，且应适当约束躯干，防止牵引装置滑脱至膝下二压迫腓总神经。在牵引过程中，要定时测量肢体长度和进行床旁X线检查，了解牵引重量是否合适。

5. 指导、督促患者进行功能锻炼。伤后1～2周内应练习患肢股四头肌等 长收缩；同时被动活动髌骨（左、右推动髌骨）；还应练习踝关节和足部其他小关节，乃至全身其他关节活动。第3周健足踩床，双手撑床或吊架抬臀练习髋、膝关节活动，防止股间肌和膝关节粘连。

（四）术后护理

1. 饮食。鼓励进食促进骨折愈合的饮食，如排骨汤、牛奶、鸡蛋等。

2. 体位。抬高患肢。

3. 功能锻炼。方法参见术前。

（五）病情观察

1. 全身情况。监测生命体征，包括神志、瞳孔、脉搏、呼吸、腹部情况以及失血征象。创伤初期应警惕颅脑、内脏损伤及休克发生。

2. 肢体情况。观察患肢末梢血液循环、感觉和运动情况，尤其对于股骨下 1/3骨折的患者，应注意有无刺伤或压迫主动脉、静脉和神经征象。

（六）健康指导

1. 体位。股骨中段以上骨折患者下床活动时，应始终保持患肢的外展位，以免因负重和内收肌的作用而发生继发性向外成角突起畸形。

2. 扶拐锻炼。由于股骨干骨折后的愈合及重塑时间延长，因此需较长时间扶拐锻炼。扶拐方法的正确与否与发生继发性畸形、再损伤，甚至臂丛神经损伤等有密切关系。因此，应教会患者正确使用双拐。拐杖是辅助步行的一 种工具，常用的有前臂拐和腋拐。前臂拐轻便，使用方便，拐的把手位置可依患者上肢长短调节；腋拐靠腋下支撑，应用普遍。

用拐注意事项：①拐杖下端必须安装橡皮头，以免拐杖压在地上滑动而致不稳；拐杖上端的横梁上须垫软垫，以免使用时压迫腋下软组织。②腋拐高度。以患者直立时，拐从腋窝到地面并向身体两侧分开，橡皮头距足20cm为宜。过高，行走时拐杖将撑至腋下，引起疼痛不适，甚至难以行走；过低，则可发生驼背，感到疲劳。③单拐与双拐的选择与使用。腋拐可用单拐也可用双拐。单拐适用于因手术后恢复期、患肢不能完全负重，而需借助单拐来增加健侧对整个身体重量的支撑，大部分置于健侧。当一侧下肢完全不能负重时，必　须使用双拐，这样可增加行走时的平衡，且省力。双腋拐使用方法为先将两拐　同时稳放在两腿前方，然后提起健肢移到两拐的前方，再将两拐同时向前方移到健肢前方，如此反复，保持两拐及一健肢形成一个等边三角形。④防跌倒。 患者初次下地时，应有护理人员在旁扶助，并及时给予帮助与鼓励，指导用拐，防止患者因不习惯而失去重心而跌倒及出现情绪低落。初次下地时间不可过长，以后逐渐延长下地时间。

3.复查。2～3个月后行X线片复查。若骨折已骨性愈合，可酌情使用单拐而后弃拐行走。

六、股骨颈骨折

（一）疾病概述

股骨颈骨折特别是头下型骨折一直被认为是最难处理的骨折之一。这是由于：①多发生于老年人，原来已存在着骨质疏松，骨折后不愈合率很高，长期 卧床容易并发肺炎、心力衰竭、泌尿系感染、压疮等严重并发症。②骨折的近 端多为软骨组织，血液供应差，很难愈合。即使初步愈合后，以后也常出现股 骨头的缺血性坏死。③内收型的股骨颈骨折，从生物力学的角度研究，剪切力大，不利于愈合。

（二）主要护理问题

1.自理缺陷。与骨折、医疗限制、瘫痪、卧床治疗、体力或耐力下降、意识障碍有关。

2.有体位不当的可能。与缺乏维持治疗体位的知识、身体不适、不配合有关。

3.有发生意外的可能。与合并有内脏疾病、创伤后应激反应、生理功能退化有关。

4.潜在并发症。压疮、肺部感染、泌尿系感染、便秘、肌肉萎缩等。

（三）术前护理

1. 心理护理。老年人意外致伤，常常自责，顾虑手术效果，担忧骨折预后， 易产生焦虑、恐惧心理。应给予耐心地开导，介绍骨折的特殊性及治疗方法， 并给予悉心地照顾，以减轻或消除患者心理障碍。

2. 饮食。宜进食富含蛋白、维生素、钙、粗纤维及果胶成分的食物。品种多样，色、香、味俱全，且易消化，以适合于老年骨折患者。

3. 体位。必须向患者及其家属说明保持正确体位是治疗骨折的重要措施之一，以取得配合。指导与协助维持患肢于外展中立位，患肢置于软枕或布朗架上，行牵引维持，并穿防旋鞋；忌外旋、内收，以免重复受伤机制而加重骨折移位；不侧卧；尽量避免搬动髋部，如若搬动，需平托髋部与肢体。在调整牵引、松开皮套检查足跟及内外踝等部位有无压疮时，或去手术室的途中，均应妥善牵拉以固定肢体；复查X 线片尽量在床旁，以防骨折或移位加重。

4. 维持有效牵引效能。不能随意增减牵引重量，若牵引量过小，不能达到复位与固定的目的；若牵引量过大，可发生移位。

5. 并发症预防。老年创伤患者生理功能退化，常合并有内脏疾病， 一旦骨折后刺激，可诱发或加重原发病导致脑血管意外、心肌梗死、应激性溃疡等意外情况的发生。应多巡视，尤其在夜间。若患者出现头痛、头晕、四肢麻木、表情异常（如口角偏斜）、健肢活动障碍；心前区不适和疼痛、脉搏细速、血压下降；腹部不适、呕血、便血等症状，应及时报告医师紧急处理。

6. 功能锻炼。骨折复位后，即可进行股四头肌收缩和足趾及踝关节屈伸等功能锻炼。3～4周骨折稳定后可在床上逐渐练习髋、膝关节屈伸活动。解除固定后扶拐不负重下床活动直至骨折愈合。

（四）术后护理

1. 体位。术后肢体仍为外展中立位，不盘腿，不侧卧，仰卧时在两大腿之间置软枕或三角形厚垫。各类手术的特殊要求为：①三翼钉内固定术。术后2d可坐起，2周后坐轮椅下床活动。3～4周可扶双拐下地，患肢不负重，防跌倒（开始下床活动时，须有人在旁扶持）。6个月后去拐，患肢负重。②移植骨瓣和血管束术。术后4周内保持平卧位，禁止坐起，以防髋关节活动度过大，造成移植的骨瓣和血管束脱落。4～6周后，帮助患者坐起并扶拐下床做不负 重活动。3个月后复查X线片，酌情由轻到重负重行走。③转子间或转子下载 骨术。带石膏下地扶双拐，并用1根长布带兜住石膏腿挂在颈部，以免石膏下坠引起不适。④人工股骨头、髋关节置换术。向患者说明正确的卧姿与搬动是减少潜在并发一脱位的重要措施，帮助其提高认识，并予以详细的指导，以避免置换的关节外旋和内收而致脱位。

2. 功能锻炼。一般手术患者的功能锻炼在前面内容已提到，在此着重介绍髋关节置换术后的功能锻炼。

术后1d可做深呼吸，并开始做小腿及踝关节活动。

术后2～3d 进行健肢和上肢练习，做患肢肌肉收缩，进行股四头肌等长收缩和踝关节屈伸，收缩与放松的时间均为5s，每组20～30次，每日2～3组。拔除伤口引流管后，协助患者在床上坐起，摇起床头30°～60°，每日2次。

术后3d继续做患肢肌力训练，在医师的允许下增加髋部屈曲练习。患者仰卧伸腿位，收缩股四头肌，缓缓将患肢足跟向臀部滑动，使髋屈曲，足尖保持向前，注意防止髋内收、内旋，屈曲角度不宜过大（<90°），以免引起髋部疼 痛和脱位。保持髋部屈曲5s后回到原位，放松5s，每组20次，每日2～3组。

术后4d 继续患肢肌力训练。患者用双手支撑床坐起，屈曲健肢，伸直患肢，移动躯体至床边。护士在患侧协助，一手托住患肢的足跟部，另一手托起 患侧的腋窝部，随着患者移动而移动，使患肢保持轻度外展中立位。协助患者站立时，嘱患者患肢向前伸直，用健肢着地，双手用力撑住助行器挺髋站起。患者坐下前，腿部应接触床边。

术后5d继续患肢肌力训练和器械练习。护士要督促患者在助行器协助下做站立位练习，包括外展和屈曲髋关节。患者健肢直立，缓慢将患肢向身体侧方抬起，然后放松，使患肢回到身体中线。做此动作时要保持下肢完全伸直，膝关节及足趾向外。屈曲髋关节时，从身体前方慢慢抬起膝关节，注意勿使膝关节高过髋关节，小腿垂直于地面，胸部勿向前弯曲。指导患者在助行器的协助下练习行走：患者双手撑住助行器，先迈健肢，身体稍向前倾，将助行器推向前方，用手撑住助行器，将患肢移至健肢旁；重复该动作，使患者向前行走，逐步增加步行距离。在进行步行锻炼时，根据患者关节假体的固定方式决定 患肢负重程度骨水泥固定的假体可以完全负重；生物型固3.术后潜在并发症的预防及护理。

（1）出血：行截骨、植骨、人工假体置换术后，由于手术创面大，且需切除部分骨质，老年人血管脆性增加、凝血功能低下，易致切口渗血，应严密观察局部 和全身情况。了解术中情况，尤其是出血量；术后24h内患肢局部制动，以免加重出血；严密观察切口出血量（尤其是术后6h内），注意切口敷料有无渗血 迹象及引流液的颜色、量，确保引流管不受压、不扭曲，以防积血残留在关节内；监测神志、瞳孔、脉搏、呼吸、血压、尿量每小时1次，有条件者使用床旁监 护仪，警惕失血性休克。

（2）切口感染：多发生于术后近期，少数于术后数年发生深部感染，后果严重，甚至需取出置换的假体，因此要高度重视。

（3）血栓形成：有肺栓塞、静脉栓塞、动脉栓塞。肺栓塞可能发生于人工髋关节术中或术后24h内，虽然少见，但来势凶猛，是由于手术中髓内压骤升，导致脂肪滴进入静脉所致；静脉栓塞，尤其颈深静脉栓塞，人工关节置换术后的 发生率较高；动脉栓塞的可能性较小。

（五）病情观察

1.严密观察病情变化。术后24h内严密监测生命体征变化及切口疼痛情 况，护理过程中与患者多沟通，多倾听，给患者以安全感，充分发挥心理镇痛作用，必要时遵医嘱给予镇痛剂。保持引流管通畅，防定方式则根据手术情况而定，可部分负重；而行翻修手术的患者则完全不能负重）；在练习过程中，患者双手扶好助行器，以防摔倒。

术后6d 到出院继续患肢肌力、器械和步行训练。在患者可以耐受的情况下，加强髋部活动度的练习，如在做髋关节外展的同时做屈曲和伸展活动、增加练习强度和活动时间，逐步恢复髋关节功能。

止医源性感染。密切观察切口出血情况以及引流液的颜色、性质及量。术后6h内引流量>300mL 且颜色呈鲜红，或短时间引流量较多伴血压下降时，应立即通知医师，做好止血、输血准备工作。保持切口敷料清洁干燥。切口靠近会阴部，排便时注意保护，避免感染，敷料一旦被血液浸透，污物污染要及时更换。同时为预防切口感染，预防性应用抗生素3～5d，观察用药的反应，随时进行调整。

2. 患肢的观察与处理。注意观察患肢末梢血液循环、感觉、温度及足背动脉的波动情况，如患肢末梢麻木、疼痛及血液循环不良，应及时通知医师。鼓励患者做患肢的足背伸、背屈运动及股四头肌的等长收缩运动，以促进血液循环，减轻患肢肿胀。

3. 假体脱位的观察及护理。术后髋关节脱位是全髋关节置换术后常见的并发症之一。老年人由于缺乏运动协调性和准确性易造成脱位。术后保持患肢外展中立位，注意观察双下肢是否等长、疼痛、触摸手术部位有无异物感。

若有脱位应及时报告医师。指导患者翻身（两下肢之间放1个枕头），取物、下床的动作应避免内收屈髋。

（六）健康指导

由于髋关节置换术后需防止脱位、感染、假体松动、下陷等并发症，为确保疗效，延长人工关节使用年限，特做如下指导。

1. 饮食。多进食富含钙质的食物，防止骨质疏松。

2. 活动。避免增加关节负荷量，如体重增加、长时间站或坐、长途旅行、跑步等。

3. 日常生活。洗澡用淋浴而不用浴缸，如厕用坐式而不用蹲式。

4. 预防感染。关节局部出现红、肿、痛及不适，应及时复诊；在做其他手术前（包括牙科治疗）均应告诉医师曾接受了关节置换术，以便预防用抗生素。

5. 复查。基于人工关节经长时间磨损与松离，必须遵医嘱定期复诊， 完全康复后，每年复诊一次。

七、脊柱骨折

（一）疾病概述

脊柱骨折是指脊柱骨的连续性中断，常表现为椎体的压缩。是较为常见 的骨折之一，占全身骨折的5%～6%。它可见于各年龄段，以青壮年多见。脊柱骨折常见于创伤，尤其是暴力因素；椎体肿瘤、感染、骨质疏松等也可导致骨折。脊柱骨折按作用力方向分为以下3种：①屈曲性损伤；②垂直压缩性损 伤；③过伸性损伤。骨折以胸腰段最为常见。

（二）主要护理问题

1. 躯体移动障碍。与脊柱骨折、卧床有关。

2. 有引起或加重脊髓损伤的危险。与脊柱骨折可能压迫脊髓损伤有关。

3. 疼痛。与脊柱骨折、手术有关。

4. 知识缺乏。缺乏有关功能锻炼的知识。

5. 潜在并发症。压疮、肺部感染、泌尿系感染。

（三）常规护理

1. 心理护理。给予心理安慰，消除患者紧张恐惧情绪，使其配合手术。对悲观抑郁的患者做好心理疏导，使其面对现实，以配合治疗和护理。

2. 体位与搬动。患者平卧硬板床，保持脊柱平直，防止畸形或进一步损伤。无移位的单纯压缩性腰椎骨折，可在腰部垫一枕头，使脊椎逐渐伸展，矫正骨折畸形。颈椎损伤患者的颈部、肩下应放置枕垫，头部两侧用沙枕固定，避免旋转及伸屈动作。搬动患者或给患者翻身时应保持脊柱伸直位，沿纵轴方向滚动，使损伤局部固定，避免脊柱扭曲，加重损伤程度。对于颈椎骨折者， 应由1人固定并沿纵轴向上略加牵引头部，保持头颈、躯干在同一平面上。

3. 饮食护理。给予高蛋白、高营养、易消化的食物；多饮水，多进食水果、蔬菜等防止便秘。患者有腹痛、腹胀时可行肛管排气或根据病情给予胃肠减压。

4. 生活护理。鼓励患者生活自理。根据患者的活动功能协助并指导患者及家属做好必要的生活护理，满足患者的需要。与患者协商制定自理目标，使患者逐步实现生活自理。

（四）专科护理

1. 牵引护理。对颈椎骨折患者，给予颌枕带牵引或颅骨牵引，以促使骨折复位并防止进一步损伤。观察患者的呼吸情况，有无呼吸困难。颈椎骨折患者可因脊髓损伤平面上升，而突然发生呼吸骤停，应密切注意观察。要保持牵引的有效性，经常检查牵引功能。颅骨牵引针眼处每日用酒精消毒2次，防止感染。颌枕带牵引时注意防止下颌部皮肤压疮。

2. 手术护理。做好手术前准备，如皮肤准备、交叉配血试验及常规检查等。手术前禁食，手术前留置导尿管。

3. 预防并发症。协助患者每2h 翻身1次，注意保护骨隆突处，勤擦洗、按摩受压部位，保持床单平整、干燥无碎屑，使用便器时避免损伤皮肤，防止压疮。鼓励患者翻身及尽早功能锻炼，进行有效咳嗽、深呼吸，多饮水，防止肺部及泌尿系统并发症。

4. 康复功能锻炼。手术1周后开始腰背肌锻炼，其目的是增加腰背肌肌力、防止肌肉萎缩、增强脊柱稳定性。应注意循序渐进，以不增加患者的痛苦为原 则。腰背肌锻炼的方法有五点支撑法、三点支撑法、四点支撑法、背伸法等。

（五）病情观察

第一，手术后应严密观察患者的病情变化，监测血压、脉搏、呼吸，维持良 好的呼吸循环功能。

第二，注意保持呼吸道通畅，颈椎骨折的患者伤口有较多渗血及血肿形成时，可压迫气管，导致呼吸困难，甚至窒息，应立即行气管切开。

第三，密切观察伤口出血情况，渗血多时及时更换敷料，使患者平卧8h 后再翻身，可达到压迫止血的目的。

第四，观察四肢的感觉及各关节运动情况，判断有无脊髓损伤。遵医嘱应用抗生素治疗，预防感染的发生。

（六）健康指导

1. 继续功能锻炼。第1个月主要是在床上进行四肢活动及腰背肌锻炼，2～3个月后可下床进行步行及适度的活动。

2. 复查。定期复查X线片，了解内固定有无移位及骨折愈合情况。

第二节 关节脱位

一、肩关节脱位

（一）疾病概述

肩关节脱位由直接和间接暴力所致，占全身关节脱位的40%以上，且多发生于青壮年，男性多于女性。分前脱位、后脱位，以前者较多见。肩关节半脱位以间接暴力引起者最多见，有传导暴力和杠杆暴力2种。因脱位后肱骨头所在的位置不同，又分为肩胛盂下脱位、喙突下脱位和锁骨下脱位。此外有关节指肩肱关节，由肱骨头、肩胛盂、关节囊组成，周围的肩袖、肌肉将肱骨悬挂于肩胛骨上。

（二）主要护理问题

1. 有体液不足的危险。与创伤后出血有关。

2. 疼痛。与损伤、牵引有关。

3. 有周围组织灌注异常的危险。与神经血管损伤有关。

4. 有感染的危险。与损伤有关

5. 躯体移动障碍。与骨折脱位、制动、固定有关。

6. 潜在并发症。脂肪栓塞综合征、骨筋膜炎综合征、关节僵硬等。

7. 知识缺乏。缺乏康复锻炼知识。

8. 焦虑。与担忧骨折预后有关。

（三）常规护理

1. 心理护理。给予患者生活上的照顾，及时解决患者的困难，给患者精神安慰，减轻紧张心理。

2. 活动指导。抬高患肢，以利于静脉回流，减轻肿胀。指导患者进行正确的功能锻炼。协助医师及时复位，并向患者讲述复位后固定的重要性，防止习惯性脱位。

3. 疼痛的护理。疼痛时给止痛药，局部早期可冷敷，超过24h局部热敷以减轻肌肉痉挛引起的疼痛。抬高患肢，保持功能位，以利消除肿胀。指导患者早期进行功能锻炼。

4. 手术护理。准备手术的患者，做好术前准备及术后护理。

（四）病情观察

第一，石膏固定者，观察末梢血液循环情况，肢端出现肿胀、麻木、皮肤青紫、皮温降低及疼痛，说明有血液循环障碍，应报告医师及时处理。

第二，牵引患者应观察是否为有效牵引，有无压迫神经的症状，保持患肢的功能位。

（五）健康指导

为了促进关节功能的早日恢复，防止关节功能锻炼，避免发生再脱位，在关节脱位数日后，就要开始适当的关节周围肌肉的收缩活动和其他关节的主动运动。

二、髋关节脱位

（一）疾病概述

髋关节脱位多由强大暴力所致，患者多为青壮年。根据脱位后股骨头的位置可分为3种类型，即前脱位、后脱位和中心脱位，以后脱位最常见。由于髋关节周围有强大的肌肉，因此，只有强大的暴力才会引起髋关节脱位。髋关节后脱位多由间接暴力引起；髋关节前脱位则以外力杠杆作用为主，前脱位偶 尔能引起股动脉、股静脉循环障碍，或伤及股神经；中心性脱位则由外侧暴力作用于大粗隆，或下肢呈外展屈曲姿势作用于膝部而致脱位。患者的预后与 伤情，是否及时处理密切相关。

（二）主要护理问题

1. 疼痛、肿胀。与脱位、牵引有关

2. 躯体移动障碍。与骨折脱位、制动、固定有关。

3. 知识缺乏。缺乏外固定与康复锻炼知识。

4. 焦虑。与担忧预后有关。

（三）非手术治疗及术前护理

1. 心理护理。患者意外致伤，常常自责，顾虑预后，易产生焦虑。应给予耐心开导，介绍治疗方法，并给予悉心照顾，以减轻或消除心理问题。

2. 牵引护理。

（1）单纯髋关节前、后脱位：手法复位后，可用皮肤牵引固定3～4周，其中后脱位于轻度外展，前脱位于内收、内旋、伸直位。

（2）髋关节中心型脱位：股骨头突入盆腔明显者，在大粗隆侧方和股骨髁 上纵向骨牵引同时进行，将患肢外展，做大牵引量骨牵引，争取3d内达到满意 复位。髋臼粉碎骨折但股骨头未突入盆腔者，则在牵引下早期活动，以期用股骨头模造出适宜的髋臼，牵引持续10～12周。

3. 功能康复。复位后在皮牵引固定下行双上肢及患肢踝关节的活动。3d后进行抬臀练习。单纯髋关节前、后脱位，去除皮牵引后，用双拐练习步行。但2～3个月内患肢不负重，以免缺血的股骨头因受压而塌陷；中心型脱位，肢体完全负重宜在4～6个月后。

（四）术后护理

第一，若伤口渗血过多，应及时更换敷料，保持干燥。

第二，伴有骨折的患者，维持股骨髁上牵引，外展中立位6～8周。

第三，伴有神经、血管损伤的患者，要经常观察血运、感觉、运动恢复情况。

（五）病情观察

第一，石膏托固定的患者，应抬高患肢，注意观察患肢末梢循环情况，定时按摩，防止压疮的发生。

第二，手术切开复位术后，注意观察患者的出血情况。有些髋关节脱位患者切开复位的同时还需要进行螺丝钉、钢针骨折内固定，手术比较大，术后应密切观察患者的生命体征变化，尽早发现出血征象，及时处理。

（六）健康指导

1. 休息、饮食。保持患肩制动4周，注意补充维生素。

2. 功能锻炼。固定期间进行前臂屈伸、手指抓捏练习；4周后去除外固定，逐步活动肩关节。

3. 随诊。术后4周拍X线片复查。每半年复查X线片，观察5年以上，预防创伤后股骨头坏死的发生。

第三节　颈椎病

一、疾病概述

颈椎病是指由于颈椎间盘的退变及其继发性椎间关节退行性改变，从而引起颈部脊髓、神经、血管损害而表现出的相应症状及体征的一类疾病。常见 于30岁以上低头工作者，男性多于女性。引起颈椎病常见的原因是颈椎退行 性改变，严重的退变可引起周围的神经、 血管等组织的受压。另外，先天性颈 椎管狭窄也可引起颈椎病。创伤为颈椎病的主要诱因。颈椎病分为神经根 型、脊髓型、交感型、椎动脉型及混合型。

二、主要护理问题

1.焦虑。与预感到个体健康受到威胁、形象将受到破坏、疼痛预后不佳、担心社会地位改变、不理解手术程序、担心术后效果、不理解特殊检查与治疗、已经或预感到将要失去亲人、不适应住院环境、受到他人焦虑情绪感染、经济困难、治疗时间较长、费用较高等有关。

2.躯体移动障碍。与骨折、治疗受限、神经受损、体力和耐力下降、意识障碍有关。

3.自理缺陷。与骨折、医疗限制、瘫痪、卧床治疗、体力或耐力下降、意识障碍有关。

4.舒适的改变。与神经根受压、脊髓受压、交感神经受刺激、椎动脉痉挛有关。

5.有排泄形态的改变。与马尾神经受压、长期卧床有关。

6.有牵引效能降低或失效的可能。与缺乏维持牵引有效效能的知识、患者意识障碍或不配合有关。

7.有发生意外的可能。与合并有内脏疾病、创伤后应激反应、生理功能退化有关。

8.潜在并发症－窒息。与清理呼吸道无效、血肿压迫与伤口渗血多且引流不畅、植骨脱出压迫气管、进食不当有关。

9.潜在并发症——脑脊液漏。与硬脊膜破裂有关。

10.潜在并发症——压疮。与局部持续受压（瘫痪、牵引、大手术后不能自行变换体位）、皮肤感觉障碍、体液刺激、摩擦、半坐卧位>30° 且时间较长、骨折合并糖尿病、恶病质、老人、小儿、受伤后肢体肿胀、严重创伤后并发症、保暖措 施使用不当、意识障碍、当出现变态反应或皮肤切口在愈合过程中自行搔抓时损伤、降温措施使用不当等有关。

三、保守治疗

保守治疗适用于神经根型、交感型颈椎病。

1.头部牵引。用枕颌带坐位或卧位牵引，重量4～6kg，每日1～2次，每次 20～30min，连续牵引3个月后休息2周。脊髓型颈椎病不宜牵引治疗，以免加重症状。

2. 理疗、按摩。与牵引配合治疗，在牵引后进行，可以改善局部供血，松弛肌肉痉挛，解除疼痛症状。

3. 局部制动。适用于症状较严重者。可以用颈托或支具制动。

4. 药物治疗。应用消炎镇痛药及舒筋活血药。

5. 加强颈部活动锻炼。疼痛好转后逐渐做颈部各方向活动，以增加颈部肌力。

6. 体位。平时注意卧位的姿势和枕头的高度。

四、术前护理

手术治疗分为前路和后路两种方法。适用于长期非手术治疗无效、脊髓型有明显脊髓受压症状者。

第一，给予骨科术前护理常规。

第二，颈椎前路手术前7～10d，在护士的指导下进行手术体位和推拉气管的练习。方法是仰卧位，将枕头放置在肩背部，头向后仰，颈部呈过伸位，每日 2次，每次15min，逐渐达到每日2h。推拉气管的方法是并拢四指，将气管向左或右推（手术切口在右侧气管向左推，切口在左侧气管向右推），每日1次，每次5～10min。

第三，颈椎后路的患者因手术时采用俯卧位，应练习俯卧位及深呼吸，每日2次，每次30～60min，为手术做好准备。

第四，嘱患者戒烟。吸烟可刺激气管使痰量增加，术后易引起肺部并发症。

第五，为了保证手术后颈部的稳定，术前一般给患者做颈托。其材料为聚 丙烯，分前后2片，用尼龙搭扣连接。

五、术后护理

第一，手术后返病室要保持脊柱水平位搬动患者，颈部制动两侧用沙袋固定。

第二，前路手术的患者可枕薄枕，使颈部呈轻度屈曲位，以防植骨滑脱。后路手术需去枕平卧或枕一薄棉垫。

第三，指导患者进行正确有效的咳嗽，痰液黏稠不易咳出时可做雾化吸入。

第四，由于手术过程中对咽喉和气管的牵拉，术后可出现咽部不适，吞咽和呼吸困难。症状轻的患者一般都能自愈，有喉头水肿的患者可做雾化吸入，每日2～3次，以减轻水肿。

第五，前路手术术后备气管切开包，注意观察患者的呼吸频率和节律。

第六，翻身时一定要护士协助，保持头、颈和躯干在同一平面，维持颈部相对稳定。

第七，患者在颈部制动的同时应尽早进行四肢功能锻炼。每日数次地进行上肢、下肢和手的小关节活动。

第八，术后卧床3～5d 后，佩戴颈托可下床活动。下床的方法是：先侧身坐起，逐渐将身体移至床旁，双足下垂，适应片刻。无头晕眼花感觉再站立行走。避免长时间卧床后突然站立引起直立性低血压而摔倒。

六、病情观察

第一，询问患者主诉，观察颈部及肢体活动情况，是否有麻木感及活动受限，触压时是否有压痛。

第二，在牵引过程中，观察患者是否有头晕、恶心、心悸，发现上述症状，要停止牵引，让患者卧床休息。

第三，注意观察牵引的姿势、位置及牵引的重量是否合适。

第四，观察患者的心理变化，是否有焦虑、恐惧、悲观等情绪变化。

第五，患者卧床时间较长时，应注意观察受压部位皮肤是否受损，要进行预防。

第六，术后使用心电监护仪监测血压、脉搏、呼吸、血氧饱和度。

第七，观察伤口局部的渗血和渗液情况。术后2h内须特别注意伤口部位的出血情况，短时间内出血量多并且伴有生命体征改变者，应及时报告医师进行处理。颈后路手术患者还应注意伤口的渗液情况。有引流管者注意保持引流通畅并记录引流量。

第八，观察患者吞咽与进食情况。颈前路手术24～48h后，咽喉部水肿反应逐渐消退，疼痛减轻，患者吞咽与进食情况应逐渐改善。如果疼痛反而加重，则有植骨块滑脱的可能，应及时进行检查和采取相应的处理措施。

七、健康指导

第一，佩戴颈托3个月。向患者解释颈椎病的恢复过程是长期和慢性的， 并且在恢复过程中可能会有反复，应做好心理准备，不必过分担忧。

第二，告诉患者不要使颈部固定在任何一种姿势的时间过长，避免猛力转头动作。应保持正确的姿势，如伏案工作时间长，要每隔一段时间进行颈部多方向运动。

第三，保持正确睡眠姿势，枕头不可过高或过低，避免头偏向一侧。

第四，日常生活中注意加强体育锻炼，增强颈部及四肢肌力。颈部肌肉的锻炼方法：先慢慢向一侧转头至最大屈伸、旋转度，停留数秒钟，然后缓慢转至中立位，再转向对侧。每日重复数十次。

第五，对颈部每日早、晚进行自我按摩，采用指腹压揉法和捏揉法，增进血液循环，增强颈部肌力，防止肌肉萎缩。

第六，按医嘱服用药物，术后1个月复查。以后每1～2个月来院复查1次。

第四节　腰椎间盘突出

一、疾病概述

腰椎间盘突出症是由于腰椎间盘突出、压迫相应神经根引起的以腰腿痛为主要症状的疾病。腰椎间盘突出症是骨科的常见病和多见病，是腰腿痛的最常见病因。好发于20～50岁，男女之比为（4～6）：1。腰椎间盘突出症是压迫马尾神经所造成。

二、主要护理问题

1. 自理部分缺陷。与骨折、医疗限制、瘫痪、卧床治疗、体力或耐力下降、意识障碍有关。

2. 舒适的改变。与神经受压、肌肉痉挛（骶棘肌）有关。

3. 排泄形态的改变。与马尾神经受压、长期卧床有关。

4. 有牵引效能降低或失效的可能。与缺乏维持牵引有效效能的知识、患者意识障碍或不配合有关。

5.有压疮发生的可能。与局部持续受压、皮肤感觉障碍、体液刺激、摩擦、半坐卧位>30°且时间较长、皮肤营养不良、恶病质、皮肤脆弱、皮肤水肿、保暖措施使用不当、意识障碍、躁动时抓伤、搔抓等有关。

6.有肌肉萎缩的可能。未进行功能锻炼或功能锻炼方法不正确。

7.潜在并发症——神经根粘连。与手术后缺乏锻炼或锻炼方法不正确有关 。

三、术前护理

第一，腰椎间盘突出患者早期采用保守治疗。可以卧硬板床，局部热敷、理疗。急性椎间盘突出的患者严格卧床3周，禁坐起和下床活动。

第二，可采用骨盆牵引治疗，重量为7～10kg，利于髓核的回纳。牵引3周，每日1—2次，每次1—2h。

第三，保守治疗无效，伴有神经根功能障碍者需手术治疗。

四、术后护理

第一，术后平卧6h，压迫伤口止血，轴形翻身，防止脊柱扭转。

第二，术后1周卧床期间进行直腿抬高锻炼，预防神经根粘连。

第三，指导患者做腰背肌的锻炼。其具体方法包括：①挺胸。患者仰卧，以双肘支起胸部，使背部悬空。②五点支撑法（1周后开始）。患者仰卧，下肢屈膝屈髋，双足放置在床上，双肘支撑体侧，用头、双肘、双足撑起全身，使背部尽力腾空离床。③三点支撑法（2～3周开始）。让患者双臂置于胸前，用头及足部撑在床上，全身腾空后伸。④背伸法（5~6周开始）。患者俯卧，抬起头，胸部离开床面，双上肢向背后伸，双膝伸直，从床上抬起双腿。即身体的两头 翘起，双肩后伸，腹部为支点，形如小燕子。⑤锻炼的方法应根据患者的病情决定。锻炼的幅度及次数应逐渐增加，在不疲劳无痛苦的情况下进行。

第四，单纯椎间盘切除的患者，术后3d即可下地佩戴支具行走。

第五，采用经皮穿刺腰椎间盘化学溶解术治疗椎间盘突出。用木瓜蛋白酶注射到椎间盘内，用药物的方法使髓核水解，适用于单纯1个或2个椎间隙的椎间盘突出，直腿抬高试验及加强直腿抬高试验阳性、无神经源性损害的患者。此手术创伤小、恢复快。术后平卧24小时。如无异常患者3d即可出院。

五、病情观察

病情观察包括：①观察伤口引流情况；②观察双下肢的感觉、活动，与术前做对比；③注意观察患者是否有过敏反应，如皮疹、皮肤发痒等，预防过敏性休克；④观察是否有神经根刺激征，术后口服地塞米松3d 及抗过敏药物。如患若出现腰臀部疼痛，应考虑为腰肌血肿，通知医师及时处理。

六、健康指导

健康指导包括：①卧硬板床休息，减少腰部疲劳；②行走时要佩戴支具，以防发生意外（如腰扭伤）；③继续腰背肌锻炼；④佩戴支具3个月；⑤术后1个月门诊复查；⑥半年内不可提重物，不可急弯腰。

第五节　骨肿瘤

一、概述

发生于骨内或起源于各种骨组织的肿瘤统称骨肿瘤。骨肿瘤的发病年龄具有特异性，如骨肉瘤多见于青少年，骨巨细胞瘤多见于青壮年，骨髓瘤多见于老年人。长管状骨的干骺端是骨肿瘤的好发部位。骨肿瘤的发病率为所有肿瘤的2%～3%，分为良性和恶性2种，以良性多见。发病率男性比女性稍多。

二、护理评估

（一）健康史

评估时注意了解疾病史，家族中有无肿瘤患者，尤其要调查肿瘤病史，因为恶性肿瘤有大部分是继发的。有些骨良性肿瘤数年后可恶变为肉瘤，如骨软骨瘤有1%的恶变可能。另有一些病变的病理损害类似肿瘤，称瘤样病损。继发性骨肿瘤则均为恶性肿瘤。

（二）身体状况

1.症状和体征。

（1）疼痛和压痛：患处疼痛是恶性骨肿瘤最常见的临床症状。以局部疼痛为主，开始为间歇性、轻度疼痛，进而发展为持续性剧烈疼痛。良性肿瘤多无疼痛。但有些良性肿瘤如骨样骨瘤，可因反应骨的生长而引起疼痛。生长迅速的恶性骨肿瘤，疼痛剧烈而持久。深部的骨肿瘤压痛不明显，但浅表部位的骨肿瘤常有不同程度的压痛存在。

（2）肿块与肿胀：肿块为良性骨肿瘤的首发症状，良性骨肿瘤的肿块质硬而无压痛。生长迅速的恶性骨肿瘤，肿块常伴随疼痛，表现为长管状骨干骺端一侧肿胀。当肿瘤穿破骨膜时可形成较大范围的弥漫性肿胀，并有压痛、局部皮温增高及体表浅静脉怒张。

（3）功能障碍：邻近关节的骨肿瘤由于肿胀和疼痛等因素可影响关节的正常活动。

（4）压迫症状：当良性或恶性骨肿瘤巨大时，可压迫血管、神经、肌肉，产生疼痛或相应症状；脊柱肿瘤可压迫脊髓引起肢体瘫痪等。

（5）病理性骨折与脱位：骨肿瘤破坏骨组织，可引起病理性骨折及关节脱位。轻微外力或无明显诱因即发生病理性骨折常是某些骨肿瘤的首发症状，尤其是骨恶性肿瘤或恶性肿瘤骨转移。不少患者常因骨折就诊而发现骨肿瘤。骨干处肿瘤易骨折，干骺处肿瘤后期组织破坏严重时可脱位。

（6）转移和复发：恶性骨肿瘤主要扩散途径是经血流远端转移，如骨肉瘤早期即可经血流扩散引起肺转移、肝转移等。偶可经淋巴途径转移。恶性骨肿瘤治疗后仍有复发的可能。

（7）全身症状：恶性骨肿瘤患者晚期可有贫血、消瘦、乏力、低热等全身衰竭症状。

（三）心理一社会状况

恶性骨肿瘤患者身心遭受巨大痛苦，治疗期长，常需截肢，术后复发率高，故大部分患者确诊后常因担心治疗而出现恐惧、悲观、绝望，缺乏继续生活的信心和勇气；其家庭成员也要背负长期照顾患者和治疗所需经费的沉重负担。良性骨肿瘤患者若病灶巨大也可因治疗的复杂性而有焦虑和恐惧。

三、常见护理诊断/问题

1. 预感性悲哀。与确诊为恶性骨肿瘤，担心肢体功能丧失或预后有关。

2. 疼痛。与肿瘤浸润或压迫神经有关。

3. 自我形象紊乱。与失去肢体致使体形改变有关。

4. 知识缺乏。缺乏术后患肢功能锻炼、化疗及放疗的有关知识。

5. 潜在并发症。病理性骨折。

四、护理目标

患者能面对现实，情绪稳定，积极、乐观地配合治疗；疼痛减轻或消失；能够适应手术后的自身形体变化，积极配合康复训练及锻炼生活自理能力；了解化疗、放疗的相关知识，掌握患肢功能锻炼的方法；无病理性骨折发生。

五、护理措施

（一）非手术治疗与术前护理

1. 一般护理。

（1）饮食护理：患者营养状况一般较差，表现为皮肤弹性差、脱水、体重减轻等。应给予高热量、高蛋白、高维生素的易消化清淡饮食，必要时可采取静脉营养，以保证机体有充足的营养摄入。

（2）生活护理：恶性骨肿瘤患者由于疾病本身恶化、放疗反应的影响，生活自理能力下降，应加强护理，满足其基本生活需要。

2. 心理护理。了解患者的心理变化，及时给予患者安慰和心理支持，使患 者情绪稳定，积极配合治疗，乐观地对待疾病和人生。帮助截肢患者面对现实，克服绝望心理，介绍手术新进展。与家属及患者讨论手术后可以装配义肢 及康复计划等。同时要注意社会因素对患者的心理影响，做好患者家属的心 理指导工作，使其积极配合治疗措施的实施。

3. 疼痛护理。帮助患者增进舒适，如选择舒适的体位，指导患者做肌肉松 弛活动，安排消遣活动，如看电视、阅读报纸等，以转移患者注意力。适当给予止痛药物，但必须按医嘱执行，不可滥用。先给一般止痛药，效果不佳时可加用吗啡类制剂。需长期使用止痛剂时，应按照三级止痛方案用药。

4. 手术准备。按骨科手术前常规准备护理，术前2周开始指导患者做肌肉等长收缩锻炼，为术后康复做好准备。

（二）术后护理

1. 一般护理。

（1）体位：术后抬高患肢，侧卧时取健侧卧位。髋关节则应外展、中立或内旋，防止因内收外旋而脱位。下肢术后膝关节屈曲15° 距小腿（踝）关节屈曲 90° ，使其处于功能位。

（2）生活护理：患者术后需卧床休息，护士应做好生活护理，勤巡视，协助 家属照顾和满足患者的日常生活需求。

（3）活动和休息：应告知患者下地时注意患肢不能负重，以免病理性骨折或脱位发生。脊柱疾病患者做松弛活动，切忌坐、立或行走，以免脊椎骨折压 迫脊髓而截瘫。不能下床走动的患者，可用轮椅将其送到室外活动。对无法良好休息和睡眠的患者，应安排和创造安静而舒适的环境，指导患者做松弛运动，或在睡前服用镇静药物。

2.病情观察。密切观察患者的生命体征变化。观察手术区域的局部组织肿胀程度，表面皮肤的血运和温度，有无全身反应。观察患肢的疼痛程度，伤口内引流管是否妥善连接无菌瓶，创口有无渗液、渗血，注意其渗出量及性质。

尤其应注意远端肢体是否肿胀，有无感觉、运动异常和毛细血管充盈迟缓。此状况可能是伤口包扎过紧所致，应及时放松，以免肢体发生缺血坏死。

3.疼痛护理。术后切口疼痛可影响患者生命体征的稳定及饮食、睡眠等，从而影响切口的愈合，故应注意术后的疼痛控制，积极采取止痛措施。

4.功能锻炼。术后48h开始肌肉的等长收缩，以改变血液循环，防止关节粘连。对于骨缺损较多，稳定性差，需要外固定等待骨愈合者，不宜早期下床活动。骨良性肿瘤行局限性切除，骨缺损不大或已用骨水泥填塞而无须外固定者，伤口愈合后即可下床活动进行功能锻炼。

5.截肢术后患者的护理。

（1）心理护理：截肢术后患者身体外观发生变化，对患者心理造成极大打击，患者往往产生压抑及悲哀情绪，要理解患者的烦躁、易怒行为，用耐心、爱心和细心对待患者，并鼓励家属多关心患者。指导患者注意仪表修饰，积极参加社会活动，最终使患者通过自我调节，达到能够正确面对现实，逐渐恢复正 常的社会生活。

（2）伤口护理：注意观察截肢后残端的渗血情况，创口引流液的量和性质，渗血较多者可用棉垫加弹性绷带加压包扎，若创口出血量大，立即在肢体近侧扎止血带，告知医生并协助及时处理。床边常规备止血带，以防残端血管结扎线脱落导致大出血而危及生命。观察肢体残端有无水肿、发红、水疱、皮肤坏死等并发感染的征象，是否有残肢疼痛和幻肢痛。大腿截肢后，应防止髋关节曲、外展挛缩；小腿截肢后，要避免膝关节屈曲挛缩。

（3）用药护理：截肢患者创伤较大，且恶性肿瘤患者往往抵抗力低下，故应预防性应用抗生素。

（4）幻肢痛的护理：幻肢痛是患者感到已切除的肢体仍然有疼痛或其他异常感觉。应说服患者正确面对现实，从内心承认并接受截肢的事实。可对残肢进行热敷，加强残肢运动，感到疼痛时让患者自己轻轻敲打残肢末端，从空间和距离的确认中慢慢消除幻肢感，从而消除幻肢痛的主观感觉。必要时使用镇静剂和止痛剂。对于长期的顽固性疼痛可行神经阻断术。

（5）残肢护理：大腿截肢的患者易出现屈髋外展畸形，要及早进行内收后伸的练习。一般在2周拆线后，截肢残端制作临时假肢，以促进早期功能锻炼，消除水肿，促进残端成熟。为了增加肌力、保持关节活动范围，应鼓励患者早期下床活动，必要时可使用辅助设备，反复进行肌肉强度和平衡锻炼，为安装假肢做好准备。

六、健康指导

第一，保持身心健康。指导患者保持稳定的情绪，消除消极的心理反应，积极、乐观地面对生活，树立战胜疾病的信心。

第二，提高生存质量。向患者宣教保证营养物质摄入和增强抵抗力的重要性。消除患者对疼痛的恐惧，引导患者从精神和身体的紧张中解脱，合理使用药物镇痛或其他综合镇痛法，以减轻或消除疼痛。

第三，功能锻炼。根据患者情况制定康复锻炼计划，指导患者进行各种形式的力所能及的功能锻炼，恢复和调节肢体的适应能力，最大限度地促进和提高患者的生活自理能力。

第四，使用助行器。指导患者正确使用各种助行器，如拐杖、轮椅等，锻炼使用助行器的协调性、灵活性，尽快适应新的行走方式。

第五，定期复诊按照出院医嘱，定期回医院复查和化疗。若发现特殊情况和病情变化应随时复诊。

第五章　肿瘤疾病的护理

第一节　概述

机体正常细胞在不同的始动与促进因素长期作用下，发生过度增殖与异常分化所形成的新生物，谓之肿瘤。新生物一旦形成，往往具有过度增殖、浸润、复发与转移等生物学特性，其生长不受生理调节，且不因病因消除而停止，对正常组织与器官具有极大的破坏性。肿瘤的发病率正在不断上升，已成为严重危害人类健康的常见疾病。

一、分类

根据肿瘤的生物学行为，即肿瘤的形态学及其对机体的影响，常将肿瘤分为良性和恶性两大类。一般而言，良性肿瘤细胞分化程度高，生长速度慢，多呈膨胀性生长，包膜完整，不发生转移，因而对人体健康影响相对较小，而恶性肿瘤则往往相反。良性肿瘤习惯上称为“瘤”，如脂肪瘤、纤维瘤、血管瘤、神经纤维瘤等。恶性肿瘤源于上皮组织者称为“癌”，源于间叶组织者称为“肉瘤”，胚胎性肿瘤还常被称为母细胞瘤。另有少部分恶性肿瘤如恶性淋巴瘤、精原细胞瘤、霍奇金病、白血病等，仍沿用传统的“瘤”或“病”的名称。

少数肿瘤的生物学行为介于良性与恶性之间，可称之为交界性肿瘤，如腮腺混合瘤形态上属良性，但常呈浸润性生长，切除后易复发，甚至可发生转移。也有肿瘤虽为良性，却显示出恶性生物学行为，如颅内良性肿瘤因其生长部位特殊可致严重后果。

二、病因

肿瘤的病因尚未完全了解，大量流行病学调查、临床观察以及实验研究提示肿瘤的发病因素存在多样性和复杂性，据估计约80%以上的恶性肿瘤与环境因素有关。目前普遍认为肿瘤的发生是多种外源性致癌因素和内源性促癌 因素长期共同作用的结果。

（一）致癌因素

1.化学因素。许多恶性肿瘤与某些化学物质的长期密切接触相关。如烷化剂（有机农药、硫芥等）可致突变、癌变和畸形，与肺癌及造血器官肿瘤有关；氨基偶氮类化合物（染料类）易诱发膀胱癌、肝癌；亚硝胺类和真菌毒素（黄曲霉毒素等）常引起食管癌、胃癌及肝癌；多环芳香烃类化合物等可致皮肤癌和肺癌。

2.物理因素。如X线防护不当可致皮肤癌和白血病；吸入放射污染粉尘可致骨肉瘤和甲状腺肿瘤；紫外线可引起皮肤癌；石棉纤维与肺癌有关。

3.生物因素。主要为病毒因素，如乙型肝炎病毒与肝癌有关，单纯疱疹病毒、乳头状瘤病毒反复感染与宫颈癌有关，EB病毒与鼻咽癌、伯基特淋巴瘤相关。此外，真菌、寄生虫等亦与癌症的发生有关，如埃及血吸虫可致膀胱癌，日本血吸虫与大肠癌的发生有关，华支睾吸虫与肝癌有关等。

4.癌前疾病。经久不愈的窦道和溃疡可因长期局部刺激而发生癌变，如皮肤慢性溃疡可发生癌变，慢性胃溃疡约5%发展为胃癌，溃疡性结肠炎患者出现大肠癌的概率较正常人高5～10倍。

5.不良生活方式。不良的饮食与生活习惯也可引发恶性肿瘤，如吸烟不仅可致肺癌，还与膀胱癌有关；大量饮酒及喜食过热食物、饮品易发生口、咽和食管部位的癌症；经常进食烟熏、腌制、煎炸以及霉变食物与消化系统肿瘤有关；长期高蛋白、高脂肪饮食而纤维素摄入不足者大肠癌的发病率显著增高。

（二）促癌因素

1.遗传因素。如结肠息肉病综合征、乳癌、胃癌等有着明显的家族高发性，相当数量的食管癌、肝癌、鼻咽癌患者有家族史，带有突变APC基因者易患肠道腺瘤病等。

2.内分泌因素。某些激素与肿瘤发生有关，较明确的是生长激素可以激发乳腺癌的发展，雌激素与乳腺癌、子宫内膜癌有关，催乳素也与乳腺癌发病有关。

3.免疫因素。先天或后天免疫缺陷易发生恶性肿瘤，如获得性免疫缺陷综合征（艾滋病）、器官移植后长期使用免疫抑制剂者肿瘤的发生率显著增高。

4.营养因素。营养低下、微量元素缺乏、蛋白质及膳食纤维、维生素C 等摄入不足者癌症发生率较高。

5.心理一社会因素。流行病学调查显示，性格内向、抑郁、近期经历重大精神打击或情绪剧烈波动者，其肿瘤发生率较其他人群高。个性、情绪、环境变化，以及人际、生活、工作等方面的压力，可通过影响人体内分泌、免疫功能进而诱发肿瘤。

三、病理

肿瘤组织具有异型性，即与发源的正常组织在形态和结构上均有不同程 度的差异。良性肿瘤异型性不明显，因而易于辨别其来源。恶性肿瘤成熟度低、异型性突出，其分化程度与恶性度及预后密切相关，可分为高分化、中分化 和低分化（未分化）等3级。高分化（Ⅰ 级）肿瘤细胞接近正常，恶性度低、预后较好；未分化（Ⅲ级）细胞核分裂较多，恶性度高、预后差；中分化（Ⅱ级）的恶性 度则介于两者之间。

恶性肿瘤的发生、发展还可分为3个阶段，即癌前期、原位癌和浸润癌。癌前期上皮增生明显，并伴有不典型增生，具有明显的癌变危险；原位癌指的是局限于上皮层内、尚未突破基膜的早期癌；如癌肿突破基膜向周围组织侵蚀、发展则为浸润癌。

恶性肿瘤往往生长迅速，常伴有组织坏死、溃疡及出血等异常情况，且易发生转移，对机体危害极大。其转移方式可有4种：①直接蔓延，指肿瘤细胞由原发灶向毗邻脏器或组织扩散生长；②淋巴转移，多为区域淋巴结转移，也可出现“跳跃式”越级转移及毛细淋巴管内转移，临床可有多种表现；③血行转移，癌栓进入血液循环后可转移至远处脏器组织，较常见的转移部位包括肺、肝、骨骼及脑等；④种植性转移，为肿瘤细胞脱落后在体腔或空腔器官内的转移。

四、临床分期

目前广泛采用的是国际抗癌联盟（UICC）提出的TNM分期法。首先，分别以T(tumor)、N(node)、M（metastasis）代表原发肿瘤、淋巴结和远处转移。然后，根据具体情况在字母后标以0～4的数字，表示肿瘤的大小或发展程度。0 代表无，1代表小，4代表大；有远处转移为M，无远处转移为M；无法判断肿瘤体积时则以T表示。根据TNM的不同组合，将肿瘤分为I II III IV期。

五、预防

肿瘤被认为是多基因、多步骤、多因素相互作用而引起的复杂疾病。控制肿瘤最好的方法就是预防，其次是早期诊断、早期切除癌前病灶。恶性肿瘤中大约1/3是可以得到预防的，1/3若能早期诊断是可以治疗的，另有1/3虽不能根治但可以改善症状、延长生命。贯彻预防为主的原则，使肿瘤对人类的危害减低至最低限度，是全社会的责任。

1. 一级预防。 一级预防亦称为病因预防，旨在消除或减少可能致癌的因素，以防止癌症的发生，减少癌症的发病率。具体措施包括：保护环境，控制大气、水源和土壤污染；加强职业防护，减少职业性致癌物质的暴露；改变不良的饮食生活习惯和行为方式，倡导戒烟、戒酒，多食新鲜蔬菜水果，减少食盐摄入、饮食清淡，忌食发霉或变质食物；接种疫苗；保持情绪乐观，心情舒畅，培养良好的应对能力等。

2. 二级预防。二级预防亦称为三早预防，即肿瘤的早期发现、早期诊断和早期治疗，其目的是在癌症发生后尽量降低其死亡率。具体措施包括：对高发区及高危人群定期体检和筛查；宣传恶性肿瘤的早期表现，劝告有可疑症状者及时就诊；及早治疗慢性炎症、溃疡、息肉、不典型增生等癌前病变。

3. 三级预防。三级预防亦称为并发症预防，指肿瘤诊断及治疗后的康复，目的在于提高患者生存质量、减轻痛苦、延长生命。主要措施包括：积极预防手术和放疗、化疗的并发症；有效的癌痛管理和对症支持治疗；加强心理护理；积极指导患者自我护理和康复锻炼的方法等。

近年来开展的化学预防和免疫预防，对高危人群针对性地进行干预和阻断，如口服舒宁酸钠或环氧化酶-2抑制剂阻断腺瘤的发生发展、实施乙型肝炎疫苗大规模人群肝癌“免疫预防战略”等，为癌症预防开拓了新的领域。

第二节　肿瘤患者的护理

一、护理评估

（一）健康史

了解患者的年龄、职业、饮食习惯、个人嗜好、心理特点、生活方式，以及近期是否遭受重大生活事件，仔细询问既往史、家族史和用药史。评估是否存在内源性或外源性致癌与促癌因素，如长期大量吸烟、酗酒，化学或物理性致癌物接触情况，慢性炎症、溃疡、息肉等癌前病变，病毒、细菌、寄生虫感染史等。

（二）身体状况

肿瘤的临床表现因部位、性质、来源组织及发展程度等不同而不同，早期多无明显症状。应全面评估患者的局部和全身表现，注意有无区域淋巴结和远处转移情况，如患者接受放疗或化疗，还应了解患者的反应与毒副作用，以利于制定个体化的护理措施。

1. 局部表现。

（1）肿块：表浅部位的肿瘤常以肿块为首要症状，并可见相应局部静脉扩张或增粗现象。良性肿瘤一般生长缓慢，触诊质地较软、表面光滑、形状规则、边缘清晰、活动度好，无浸润和转移情况。而恶性肿瘤往往在质地、边界、活动度及生长速度等方面表现出不同的特性，且易发生区域淋巴结，甚至远处血行转移。

（2）梗阻：深部或内脏的肿块不易触及，但可出现周围组织受压或空腔器官梗阻症状。如胃癌可伴幽门梗阻，胰头癌压迫胆总管而使胆汁排出受阻，支气管癌可引起肺不张，结肠、直肠癌可致低位性肠梗阻。

（3）疼痛：肿瘤早期常无明显疼痛，随着肿块的膨胀性生长，包膜张力增加或压迫神经而出现胀痛、闷痛、刺痛或隐痛不适。当癌肿破溃、感染及侵犯神经组织时，疼痛多比较明显，甚至难以忍受，夜间尤为严重。

（4）溃疡：恶性肿瘤生长迅速，可因供血不足发生局部坏死，或继发感染而溃烂，肿块，表面出现溃疡，可有黏液脓性、血性分泌物及恶臭。

（5）出血：癌肿破溃或侵蚀血管时常伴出血，使体表及与体外相通的肿瘤出现相应症状，如肺癌并发血痰或咯血，子宫颈癌出现血性白带或阴道出血，泌尿道肿瘤发生血尿，上消化道肿瘤可有呕血、黑便，下消化道肿瘤表现为血 便或黏液血便，肝癌破裂导致腹腔内出血等。

（6）浸润与转移症状：恶性肿瘤呈浸润性生长，除直接侵犯邻近组织以外，还易发生淋巴、血行及种植性转移。淋巴转移引起区域淋巴结肿大，质硬、活动度小，可伴相应静脉回流受阻而发生静脉曲张或肢体水肿。肝转移可致肝脏肿大、肝区疼痛及黄疸，肺转移常有咳嗽、胸痛，骨转移出现骨痛、硬结、病理 性骨折等症状。

2. 全身表现。良性肿瘤及恶性肿瘤早期多无明显的全身症状，至中晚期可出现乏力、低热、食欲缺乏、消瘦、贫血等非特异性表现，甚至全身衰竭而呈恶病质；某些部位的肿瘤还可引起相应的功能改变，继而出现全身症状，如颅内肿瘤引起颅内压增高和神经系统定位症状，甲状旁腺腺瘤引起功能亢进而导致钙磷代谢异常，肾上腺嗜铬细胞瘤由于儿茶酚胺异常分泌引起高血压和 代谢紊乱等。

（三）辅助检查

1. 实验室检查。

（1）常规检验：血、尿、粪便等常规化验的异常发现并不一定是恶性肿瘤特异的标志，但可提供诊断的线索。如胃癌患者可有贫血及大便隐血阳性，泌尿系统肿瘤常见血尿，白血病的血象明显异常，多发性骨髓瘤尿中可发现 Bence-Jones蛋白，恶性肿瘤患者还常伴红细胞沉降率（血沉）加快等。

（2）血清学检查：用生化方法测定人体中由肿瘤细胞产生的分布于血液、分泌物及排泄物中的肿瘤标记物质，如酶、激素、糖蛋白和代谢产物等，因其特异性较差，多作为辅助诊断。如骨肉瘤患者碱性磷酸酶可升高，绒毛膜上皮细胞癌患者的绒毛膜促性腺激素可增高。

（3）免疫学检查：主要检查来自体内肿瘤的胚胎抗原、相关抗原、病毒抗原等，对某些肿瘤的诊断及判断预后有一定价值。如癌胚抗原（CEA）检测作为大肠癌术后监测有较好作用，甲胎蛋白（AFP）检测用于肝癌普查效果良好，抗 EB病毒抗原的IgA抗体（VCA-IgA 抗体）可用于鼻咽癌筛查。

（4）流式细胞分析技术与基因诊断：由于细胞或分子水平的变化常早于临床症状之前，近年来发展的该类技术因其敏感性和特异性较高而有助于临床诊断、估计预后及指导治疗。

2.影像学检查。

(1)X 线检查：肺肿瘤、骨肿瘤等经透视与X线片检查可见特定阴影；硒静电X线（干板摄影）和钼靶X线球管摄影可用于乳癌及软组织肿瘤的检查；胸部断层摄影有助于鉴别炎症所致片状阴影和肿瘤团块实体阴影。各种造影检 查技术如钡餐或钡灌肠、气钡双重造影、碘剂器官造影与血管造影、X线减速造影等，可获得清晰图像以提高诊断阳性率。

（2）计算机体层摄影（CT）用于颅内肿瘤、实质性脏器肿瘤、实质性肿块及淋巴结肿大等的诊断与鉴别诊断，能清楚显示肿块的位置、大小及外形等。螺旋CT经电脑工作站处理，尚可形成全胸或全腹三维图像、CT血管造影、仿真内镜检查等。

（3）超声显像（BUS）具有安全、简便、无损伤等特点，有助于了解肿瘤所在部位、范同及判断阴影性质，广泛应用于肝、胆、胰、脾、子宫及卵巢等检查。

（4）放射性核素显像：一般可显示直径2cm以上的病灶，常用于甲状腺肿瘤、骨肿瘤、肝肿瘤、脑肿瘤及大肠癌等检查。

(5)MRI：分辨率高，主要适用于中枢神经系统肿瘤的诊断。

3.病理形态学检查。病理形态学检查为目前确定肿瘤的直接而可靠的依据。其中，临床细胞学检查因取材方便、易被接受而应用广泛，常用的有细针直接穿刺涂片或超声导向穿刺涂片检查；取胸腔积液、腹腔积液、尿液沉渣、痰液及阴道分泌物涂片，检查体液自然脱落细胞；经食管拉网、胃黏膜洗脱液、宫颈刮片及内镜下肿瘤表面刷脱等方法采集标本，行黏膜细胞学检查等。病理组织学检查则是根据肿瘤所在部位、大小及性质等，通过钳取活体组织、经手术完整切除肿瘤送检或于术中切取病变组织作快速切片等方式进行病理检查。活体组织检查理论上有可能促使恶性肿瘤扩散，故常在治疗前短期内或术中施行。

4.内镜检查。应用金属（硬管）或纤维光导（软管）的内镜直接观察空腔器官、胸腔、腹腔、纵隔等部位的肿瘤及其他病变，并可取活体组织做病理学检查，具有定位和定性双重诊断价值。常用的有支气管镜、食管镜、胃镜、各类肠镜、腹腔镜、纵隔镜、膀胱镜、阴道镜及子宫镜等。

5.手术探查。手术探查适用于高度怀疑而又难以确诊的恶性肿瘤，诊断和治疗可同时进行。

（四）治疗与效果

肿瘤的治疗方法很多，临床常根据肿瘤性质、发展程度和患者全身状况等选择具体治疗方案。原则上良性肿瘤应完整手术切除，临界性肿瘤必须彻底手术切除，否则极易复发或恶变。恶性肿瘤常伴浸润与转移，须从整体考虑采用综合疗法，通常 I 期以手术治疗为主；Ⅱ期以局部治疗为主，行原发肿瘤切 除或放疗，辅以有效的全身化疗，并包括转移灶的治疗；Ⅲ期采取综合治疗，于手术前、后及术中放疗或化疗；Ⅳ期以全身治疗为主，辅以局部对症治疗。

1.手术治疗。手术切除对实体肿瘤是一种最有效的治疗方法，为肿瘤患者首选局部治疗。恶性肿瘤的主要手术如下：

（1）根治术与扩大根治术：适用于早、中期患者，将癌肿所在器官的大部或全部，连同周围一定范围的正常组织和区域淋巴结整块切除，以期达到彻底治愈的目的。其切除范围较广，术后可有不同程度的功能障碍或缺失，如失语、截肢、乳房缺失、人工肛门、尿流改道等。

（2）姑息手术：适用于晚期有远处转移或癌肿无法切除的患者，仅作原发灶切除或将原发灶旷置，通过手术达到缓解症状、减轻痛苦、延长生命及改进生存质量的目的。如癌肿姑息性切除、结扎癌肿供血动脉、内分泌腺切除、中叶性器官梗阻时的捷径转流或造口术等。

（3）其他：如激光手术切割或激光气化治疗多用于头面部肿瘤；超声手术切割可用于颅内肿瘤及肝叶切除；液氮冷冻手术应用于脑肿瘤、血管瘤等。

2.抗癌药物治疗（化疗）。半个世纪以来，肿瘤化疗有了迅速发展，目前已能单独应用化疗治愈绒毛膜上皮癌、睾丸精原细胞瘤、Burkitt淋巴瘤、急性淋巴细胞白血病等，对某些肿瘤可获得长期缓解，如霍奇金病、颗粒细胞白血病、肾母细胞瘤、乳癌等。多类抗癌药物的合理应用是临床控制肿瘤复发和转移的可能途径。化疗必须联合、多疗程用药，2个疗程之间至少间隔4～6周，以提高疗效、减轻副反应。具体给药方法有大剂量冲击疗法、中剂量间断疗法及小剂量长程疗法。可通过静脉滴注、肌内注射、口服等全身给药，或外敷、冲洗、腔内或瘤内注射等局部给药。近年来临床广泛开展介入治疗，经动脉定位插管单纯灌注或栓塞加化疗，也可同时皮下留置微泵，在肝癌和肺癌治疗中应用较多。经介入治疗肿瘤缩小后可采取手术切除，或多次治疗使肿瘤得以控制或缓解。

按作用原理不同常将化疗药物分为6类：①烷化剂类（细胞毒素类），如环磷酰胺、氮芥、卡莫司汀、白消安等；②抗代谢类药，如5-氟尿嘧啶、氨甲蝶呤、阿糖胞苷等；③抗生素类，如放线菌素D、丝裂霉素、多柔比星（阿霉素）、博来霉素等；④生物碱类，如长春新碱、长春碱、羟喜树碱等；⑤激素类，常用的有他 莫昔芬（三阿替洛尔）、己烯雌酚、黄体酮、甲状腺素、泼尼松等；⑥其他，如顺铂、 L- 门冬酰胺酶、丙卡巴肼、羟基脲等。

目前所用抗癌药物对体内正常细胞也有一定影响，尤其是对增殖较快的细胞，故用药后可能出现多种不良反应。常见的有骨髓抑制、消化道反应、肝 肾毒性、毛发脱落、口腔黏膜及皮肤反应、免疫功能降低，以及静脉炎和局部组 织的变性、坏死等。下列情况禁忌化疗：①白细胞$<3\times10^9/L$，血小板$<30\times10^9/L$ 或有出血倾向者；②贫血及血浆蛋白低下者；③肝功能障碍或严重心血管疾病 者；④已发生骨髓转移者；⑤年老体衰、营养状况差及恶病质者。

3.放射治疗（放疗）。对增殖状态的肿瘤细胞有抑制和杀伤作用，是肿瘤治疗的主要手段之一，可单独使用或作为手术前后的配合治疗。常用放射源 有深度X线、γ线、放射性核素和粒子加速器（电子束、中子束、质子束等），应用方法分为外照射和内照射。

各种肿瘤对放射线的敏感性不一，分化程度越低、代谢越旺盛的癌细胞对 放射线越敏感，治疗效果也越好；反之，则治疗效果差，不宜选用。淋巴造血系统肿瘤、性腺肿瘤、多发性骨髓瘤、小脑髓母细胞瘤等属高度敏感；基底细胞癌、宫颈鳞癌、鼻咽癌（未分化癌和淋巴上皮癌）、食管癌、乳癌、肺癌、皮肤癌等 中度敏感；胃肠道腺癌、软组织及骨肉瘤等低度敏感。

放疗的副作用主要有虚弱疲乏、骨髓抑制、皮肤黏膜改变、胃肠道反应和脱发等。治疗中必须常规检测白细胞和血小板，若白细胞降至3×10L 或血小 板低于80×10/L，须暂停放疗。可应用鲨肝醇、利血生、单核苷酸钠混合针剂， 以及养阴补肾、益气健脾中药，以减轻放疗不良反应。

5. 生物治疗。应用生物学方法治疗肿瘤患者，可改善宿主个体对肿瘤的 应答反应及直接效应，包括免疫治疗和基因治疗两大类。免疫治疗通过刺激宿主的免疫机制而促使肿瘤消散，如接种卡介苗、注射干扰素。

二、护理诊断/合作性问题

1. 焦虑/恐惧。与环境陌生、角色改变、担忧预后、手术应激及化疗或放疗不良反应等有关。

2. 疼痛。与肿瘤侵犯或压迫组织及神经、手术创伤、放疗或化疗所致组织损伤等有关。

3. 营养失调：低于机体需要量。与吸收障碍、恶性肿瘤消耗及厌食、恶心呕吐等消化道症状有关。

4. 有皮肤黏膜完整性受损的危险。与长期卧床、活动受限、放疗或化疗副反应等有关。

5. 潜在并发症。出血、感染、脏器功能障碍、口腔溃疡、骨髓抑制、静脉炎等。

6. 知识缺乏。缺乏肿瘤防治、放疗或化疗反应及术后康复知识。

7. 自我形象紊乱。与术后器官缺失、功能障碍和放、化疗所致脱发等有关。

三、护理目标

患者的焦虑或恐惧减轻，能面对现实，并配合治疗；疼痛得到有效控制，舒适感增加；营养改善，体重增加；患者无损伤或损伤修复，皮肤黏膜完整，无压疮；并发症发生时能被及时发现，并得到处理；患者了解肿瘤预防、治疗及自我照顾的有关知识和方法；能正确认识并接受外貌的改变、器官缺失或功能障碍等情况。

四、护理措施

（一）心理护理

肿瘤患者承受着巨大的心理压力，积极的心理反应不仅可以增进对治疗和护理的配合，利于病情的控制，而且可以调动机体免疫功能，提高对肿瘤细胞的免疫监视和对感染等的防御能力。相反，消极的心理反应如悲观、失望、自暴自弃等，常使病情每况愈下，严重影响身心健康与生活质量。护士应具有高度的同情心和责任感，多关心、陪伴患者，理解患者各种心理和行为表现，并动员社会支持系统的力量，根据不同时期心理反应的特点，提供细致的心理支持、鼓励和疏导。

1.震惊否认期。不宜直接揭穿患者的心理防御机制，允许其有一定时间去接受现实。医护人员的态度要保持一致，尽量肯定回答患者的疑问，减少患者怀疑及逃避现实的机会。多给予患者情感上的支持和生活照顾，通过耐心 细致的服务态度和温和的语言促进良好护患关系的建立，增加患者的安全感。

2.愤怒期。向家属解释此期患者的心理改变，取得家属的理解和配合。鼓励患者倾诉，纠正其错误感知，不阻止其适度地发泄情绪，但应小心预防意外事件发生。可邀请其他病友介绍成功治疗的经验，教育和引导患者正视现实。

3.磋商期。维护患者的自尊，尊重患者的隐私，重视对患者及其家属的健康教育，主动与患者商讨，发挥其主观能动性，共同制定个体化的整体护理计划。介绍医院的医疗水平和护理质量，增强患者对治疗的信心，减少病急乱投 医行为。

4.抑郁期。给予患者更多的关爱和抚慰，加强沟通交流，诱导说出内心的感受和想法，鼓励发泄情绪，减轻心理压力反应。帮助患者维持身体的清洁与舒适，指导家人陪伴患者，防止出现自杀行为。

5.接受期。尊重患者意愿，尽量满足其生理、心理和社会等方面的需求，提高生活质量。制定护理计划时，应考虑患者的生理状况，尽可能减少痛苦和打扰，增进舒适。

（二）疼痛护理

疼痛是困扰肿瘤患者的常见问题，尤其是持续难以控制的疼痛对患者威 胁很大。其一般护理措施包括保持病室安静、减少环境压力因素，加强基础护理、增进身心舒适，鼓励患者适当参与娱乐活动以分散注意力，以及指导患者使用松弛疗法、音乐疗法等控制疼痛。

当前，全世界约有一半的癌症发生在发展中国家，当患者确诊时，多数已 失去治愈机会，止痛成为晚期肿瘤患者必须解决的人道主义措施。护理中可按照世界卫生组织（WHO）提出的三级阶梯止痛方案遵医嘱用药，有效改善患者的生存质量。对于疼痛较轻或初始痛者，遵循一级止痛方案，主要使用阿司匹林等非麻醉性镇痛药。当上述药物无效或是中度持续性疼痛者，采取二级 止痛方案，改用可待因等弱麻醉剂。如疼痛进一步加剧、二级止痛无效时，执行三级止痛方案，给予吗啡、哌替啶等强麻醉性止痛剂。

5. 其他治疗。内分泌治疗（激素治疗）、中医药治疗及心理治疗等。

（五）心理一社会状况

肿瘤患者因各自的文化背景、心理特征、病情性质及对疾病的认知程度不同，会产生不同的心理反应。良性肿瘤患者的心理压力主要来自手术，因预后良好，故患者通常较乐观。而恶性肿瘤的诊断一旦确立，往往使患者及其家属 经历一系列复杂的心理变化。国内外资料常将肿瘤患者的心理反应分为以下5个时期。

1. 震惊否认期。获知癌症诊断后，患者感到震惊，可能出现暂时性情绪休克，表现为不言不语、表情及眼神呆滞、知觉消失，甚至晕厥。继之极力否认，怀疑诊断有误，要求复查，有的患者辗转多家医院就诊、咨询，期望否定诊断。这是一种保护性心理反应，但若持续时间过久会延误治疗。

2. 愤怒期。当事实无可否认时，患者表现出恐慌、悲愤、烦躁、不满等情 绪，常迁怒于家人和医务人员，如百般挑剔、大声叱喝、无理取闹，甚至拒绝治疗及出现冲动性行为。

3. 磋商期。经过愤怒发泄后，患者转而进入“讨价还价”阶段，求生的欲望 驱使患者易于接受他人的劝慰，表现出良好的遵医行为，祈求多活些时日以完成未了心愿及工作，或是争取时间寻求名医、秘方等以望延长或挽救生命。

4. 抑郁期。由于治疗效果欠佳、病情加重或癌症复发，患者心情沉重，感到无助和绝望，出现畏缩、沉默寡言、悲伤哭泣、不吃不喝，甚至企图自杀。

5. 接受期。患者经过激烈的内心挣扎，逐渐接受并能面对患病事实，心境平和，不再自暴自弃，理性地配合治疗和护理，有条理地安排后事。

上述心理变化可同时发生、反复发生或一直停留在某一阶段，且不同个体的心理反应存在很大差异，各期的持续时间、出现顺序等不尽相同。此外，手术的应激和放疗或化疗副反应，可引起患者的紧张、焦虑及恐惧心理。如有容貌改变、器官缺失或功能障碍，还可能产生自卑、自我形象紊乱及退缩等心理一社会反应。

从小剂量开始，视止痛效果逐渐增量；以口服为主，无效时直肠给药，最后才考虑注射给药；强调按时给药而不是等待患者要药。

此外，近年来临床使用患者自控止痛法（PCA），通过硬膜外腔置管持续微量给药，不仅符合药代动力学原理、易于维持最低有效镇痛药浓度，而且可解决止痛药需求的个体差异，有利于患者在任何时刻和不同疼痛强度下获得最佳止痛效果。

（三）营养支持

制定科学合理的饮食计划，创造舒适愉快的进餐环境，鼓励患者进食高热量、高蛋白、富含维生素、清淡易消化饮食。注意食物色、香、味及温度，避免粗糙和辛辣刺激性食物，少量多餐，保证充足的水分摄入。咀嚼、吞咽困难者进流质饮食，口腔黏膜溃疡严重时给予微冷、无刺激的流质或半流质，恶心呕吐或有疼痛者餐前适当用药控制症状。如有严重呕吐、腹泻，需静脉补液以维持水、电解质及酸碱平衡，必要时遵医嘱采取肠内或肠外营养支持措施。

（四）手术治疗的护理

对于拟行手术治疗的患者，应向患者及其家属解释手术的必要性，重视术前的心理支持，增强患者对治疗的信心。指导患者按计划完成各项术前检查，遵医嘱补液、输血及营养支持，全面改善机体状况，提高对麻醉和手术的耐受力。根据手术需要认真备皮，按常规做好术前呼吸道准备、消化道准备及药物过敏试验等工作，积极预防麻醉和手术并发症。根治性手术范围广、损伤大，术后并发症多，术后应密切监测生命体征，严密观察切口和引流状况，及时发现病情的异常变化并正确处理。加强术后饮食、补液、用药、引流、切口及活动等各方面的护理，指导患者积极进行功能锻炼，介绍功能重建的可能及所需条件，训练患者的自理能力，达到减少并发症、促进康复、提高生存质量等护理目的。

（五）化学疗法的护理

化疗是肿瘤治疗的重要手段之一，由于各类抗肿瘤药物往往具有局部刺激强、全身毒性反应大、毒副作用多等特点，护士必须了解常用药物的特点、种类、用药途径、副作用及其预防措施，才能做好化疗患者的护理。除掌握正确的给药方法、按计划执行化疗方案、注意保护静脉及自我防护等措施以外。

3. 肝肾毒性反应。记录24h出入量，注意尿量和尿比重变化，鼓励患者大量饮水，定期监测肝肾功能，及时发现脏器功能异常并报告医生处理。

4. 骨髓抑制与免疫功能低下。为化疗最严重的毒性反应，常引起白细胞、血小板显著减少甚至再生障碍性贫血，患者免疫功能低下，易于继发感染。血常规检查血象每周1～2次，观察有无皮肤黏膜瘀斑、牙龈出血、鼻出血、血尿、便血及感染征象。严格执行无菌技术操作，保持病室空气新鲜、限制探视，注意安全、避免受伤，遵医嘱用药及输血，对大剂量强化治疗或白细胞低于1.0×10^{9}/L 者实施严密的保护性隔离。

5. 头发脱落。多柔比星（阿霉素）、环磷酰胺等常引起脱发，影响患者容貌。化疗时用冰帽局部降温可预防脱发。若脱发严重，可协助患者选购合适的发套。

（六）放射疗法的护理

耐心解释放疗的作用和必要性，鼓励患者坚持按疗程接受放疗。观察放疗后局部和全身反应，加强放疗期间的护理，尽量减轻或消除放疗给患者造成的不适和不良影响。

放射线照射后数小时或1～2d 开始，患者常出现虚弱、乏力、头晕、头痛、厌食等全身反应，其轻重与照射部位、范围及剂量有关。放疗前后让患者静卧30min，保证充足的休息与睡眠，并加强营养、补充大量维生素，有助于预防和减轻全身反应。放疗也常引起骨髓抑制，导致白细胞、血小板等减少及免疫功能低下。应每周检查血象，如过低则需暂停放疗，可使用利血生、维生素B，等 药物及少量多次输入新鲜血制品改善机体状况，并应注意消毒隔离，加强个人防护，预防继发感染。

放疗的局部反应主要是皮肤、黏膜损伤和照射器官功能状态的变化，如胸部照射后放射性肺纤维变、食管照射后梗阻加重、膀胱照射后血尿、全腹照射后小肠黏膜溃疡、出血甚至坏死等。应细心观察，注意保护照射野皮肤，保持局部清洁干燥，尤其是腋下、腹股沟、会阴部等皮肤皱褶处。指导患者穿着棉质、柔软、宽松内衣并勤更换，避免热刺激及使用粘贴胶布，外出时防止日光直射。放疗期间加强局部黏膜清洁，如口腔含漱、阴道冲洗、鼻腔用抗生素及润 滑剂滴鼻等。

五、健康指导

第一，向患者及其家属解释手术、化疗、放疗等治疗方法，可针对性地提供正确、有价值的信息资料，使患者能够积极配合治疗。

第二，指导患者合理安排日常生活，注意休息，加强营养，保持心情舒畅，避免过度疲劳，改变不良的饮食习惯和行为方式。

第三，教育患者注意个人卫生，尽量少去人多的公共场所，减少与有感染人群的接触，外出时注意防寒保暖，并戴上口罩，预防感染。

第四，指导术后患者早期活动，积极进行功能锻炼，以减少并发症、促进功 能重建及提高自理能力。

第五，放疗或化疗期间坚持血常规及重要器官功能检查，每周1～2次，以尽早发现异常，及时处理。

第六，坚持定期随访，恶性肿瘤治疗后最初3年内至少每3个月随访1次，以后每半年复查一次，5年后每年复查一次，直至终身。

第六章　呼吸内科疾病的护理

第一节　肺炎

一、概述

肺炎指由病原微生物、免疫损伤、过敏、药物及理化因素等引起的终末气道、肺泡和肺间质的炎症，其中细菌感染最多见。自抗生素发明以来，肺炎预后有了明显提高。但近年肺炎死亡率又有所提高，因目前人口老龄化、吸烟、基础疾病、环境污染、生活习惯改变等，加之病原体变迁、医院获得性肺炎发病率增加、不合理使用抗生素因素导致耐药菌增加和部分人群贫困化加剧等因素有关。

二、护理评估

（一）健康史

1.肺炎链球菌肺炎。询问患者是否有受凉、淋雨、醉酒、疲劳等诱因，是否有寒战、高热、胸痛、咳嗽咳痰等症状，是否诊断治疗过，服过何种药物，效果如何。

2.葡萄球菌肺炎。询问患者其他部位是否有疖、痈等感染，是否有伤口，是否有呼吸道感染病史，是否有高热、寒战、咳黄脓痰等症状。

3.肺炎支原体肺炎。询问患者发病季节，家庭成员中是否有其他人患有相同症状，是否有咳嗽、头痛、咽痛、乏力等症状。

4.病毒性肺炎。询问患者年龄，既往身体健康状况，发病季节，是否有鼻塞。咽痛、发热、头痛等症状。

（二）身体状况

1.肺炎链球菌肺炎。

（1）症状：多数患者发病前有受凉、淋雨、劳累、感染等诱因，大部分患者有 上呼吸道感染的前驱症状。呼吸系统症状为咳嗽咳痰和胸痛。患者初期可为 干咳或伴有少量黏液痰，2～3d后出现铁锈色痰，4～5d转为黏液脓性痰，后期 出现稀薄淡黄色痰。胸膜受累时可出现胸痛，呈刺痛，咳嗽、深呼吸时疼痛加重。全身症状为起病急骤，突然出现寒战、高热，体温可达39℃以上，呈稽留热，常伴有全身酸痛、疲乏无力的症状。部分患者可出现恶心、呕吐、腹胀、腹泻等消化道症状。

（2）体征：患者呈急性病容，口周可出现疱疹，若出现严重的呼吸困难患者，可出现发绀。肺部出现实变时叩诊呈浊音，呼吸音减弱，语颤增强，听诊可闻及支气管呼吸音，消散期可出现湿啰音。

（3）并发症：近年来因抗生素的广泛应用，严重的并发症已经少见，部分治疗不及时的患者可出现脓胸、脑膜炎、心包炎等。部分老年患者，因脓毒血症或毒血症状易发生感染性休克，表现为神志模糊、嗜睡、谵妄，甚至昏迷，血压下降，四肢厥冷，多汗，发绀，心动过速、心律失常等症状，而高热、胸痛、咳嗽等 症状并不突出。

2.葡萄球菌肺炎。

（1）症状：患者起病急骤，出现畏寒、高热，呈弛张热或不规则热，脓毒血症 明显，全身肌肉疼痛，关节疼痛，精神萎靡不振，伴有进行性气急、发绀、咳嗽、胸痛，呈脓性痰，大量脓痰，也可出现脓血痰。病情严重者短期内可出现贫血，甚至全身衰竭或休克。院内感染的老年患者，症状可不典型，起病隐匿，体温也呈逐渐上升的走势。

（2）体征：患者早期可无明显体征，随后两肺出现散在湿啰音，病变较大或融合者可有肺实变体征。并发气胸或脓气胸，则有相应的体征。

3.肺炎支原体肺炎。

（1）症状：本病好发于秋、冬季，各年龄段均可发病，尤以儿童、青年多见，可引起散发或小流行。多数患者起病缓慢，潜伏期平均为2～3周，部分患者 感染后无明显症状。患者可首先出现鼻塞、流涕、咽痛等上呼吸道感染的症状，伴有乏力、肌肉酸痛、头痛、发热等中毒症状，发热多为低热，少数可出现高热。呼吸系统症状以刺激性咳嗽为突出表现，持续时间较长，咳少量黏液痰。或伴有胸痛。

（2）体征：本病常无明显的体征，有的患者可出现咽部充血、颈部淋巴结肿大等体征。肺部可无明显体征，部分患者可闻及干湿啰音。

4.病毒性肺炎。

（1）症状：病毒性肺炎是由于上呼吸道病毒感染向下蔓延至肺部导致，多发生于冬、春季节，多发生于免疫功能正常或抑制的成人或儿童。呈爆发或散发流行。婴幼儿、老人、原有心肺疾患或妊娠的患者，病情较重，可导致死亡。 症状常较轻，好发于病毒疾病流行季节，但起病较急，发热、头痛、全身酸痛、倦怠等全身症状突出，常出现咳嗽、少痰或白色黏液痰、咽痛等呼吸道症状。小儿或老年人易发生重症肺炎，表现为嗜睡、精神萎靡、呼吸困难、发绀，甚至发展休克、心力衰竭、呼吸衰竭或ARDS等并发症。

（2）体征：患者常无显著胸部体征，病情严重者可出现呼吸频率增快，幅度变浅，心率增快，肺部有干湿啰音。

三、护理诊断

1. 体温过高。与致病菌引起的肺部感染有关。

2. 清理呼吸道无效。与肺部炎症、痰液黏稠、咳嗽无力有关。

3. 气体交换受损。与肺部感染、痰液黏稠引起呼吸道不通畅、呼吸面积减少有关。

4. 胸痛。与肺部炎症累积胸膜有关。

5. 知识缺乏。缺乏疾病发生、发展、治疗等相关知识。

6. 潜在并发症。感染性休克。

四、护理目标

第一，体温下降至正常。

第二，呼吸道保持通畅，能进行有效的呼吸。能有效排出痰液。

第三，胸痛缓解。

第四，对疾病的发生发展了解，并能做到有效预防。

五、护理措施

（一）一般护理

1. 休息与活动。体温高时需卧床休息，病情较轻时，限制患者活动，减少探视，集中安排治疗和护理活动，保证患者有足够的休息，减少氧耗量，缓解头痛、肌肉酸痛、胸痛等症状。指导患者采取舒适的体位，对于意识障碍的患者，可采取半坐卧位，或侧卧位，以预防或减少分泌物吸入肺内，或者堵塞呼吸道。定时翻身，防止压疮。

2. 饮食。给予高热量、高蛋白、高维生素易消化饮食，宜少食多餐。发热者，多饮水，每日饮水量在1000mL 以上，以帮助退热。心脏病和老年患者输液速度不宜过快、过多。

（二）病情观察

注意观察患者咳嗽咳痰有无好转，胸痛是否减轻，观察患者体温、呼吸幅度、频率和节律，心率，有无发绀，必要时给氧。监测患者血压、尿量，并做好记录。观察患者胸片的变化，血常规血培养痰液检查等辅助检查。

（三）对症护理

1. 高热的护理。密切监测患者体温，体温超过37.5℃时，应每4h测量1次体温，如体温发生剧烈急剧的变化，应及时报告给医生。体温超过38.5℃，需进行物理降温，可给予湿敷、温水擦浴、酒精擦浴、冰水灌肠等。必要时可遵医嘱给予解热镇痛药以降温。注意进行护理，如患者大汗，应及时更换衣服和被褥，保持干爽，并鼓励患者多饮水。

2. 胸痛的护理。注意保持患者舒适的体位，患者胸痛时，常随呼吸、咳嗽加重，可采取患侧卧位，对胸廓运动有一定的限制作用，可减轻患者疼痛。疼痛剧烈时，患者咳嗽较重时，可给予镇咳药，或在咳嗽时用枕头等物夹紧胸部，减轻疼痛。

3. 感染性休克的护理。

（1）严密观察病情：密切注意患者生命体征，监测血压。如患者出现神志不清，四肢湿冷，面色苍白，脉搏细数，脉压变小，尿量减少等休克前驱症状，需及时报告医生。

（2）体位：仰卧中凹位，抬高胸部20°，抬高下肢30°，注意保暖，尽量减少搬动。

（3）补充血容量：建立两条静脉通道，遵医嘱给予补充液体，维持有效血容量，降低血液的黏稠度，防止弥散性血管内凝血的发生。补液速度不宜过快，随时观察患者血压、尿量、呼吸、脉搏等，监测中心静脉压。

（4）吸氧：出现发绀的患者，及时给予高流量吸氧，改善缺氧状态。

（5）纠正酸中毒：如有酸中毒者，可给予纠酸，5%的碳酸氢钠静脉滴注，需单独使用。

（6）应用血管活性药物的护理：应用血管活性药物时，应注意防止药物渗出血管外，引起局部组织坏死和影响疗效。同时应密切监测血压，维持收缩压 在90～100mmHg，保证重要器官的血液供应。

（四）药物护理

遵医嘱给予抗生素治疗，需行皮试的，必须先行皮试，皮试阴性的患者方能使用。治疗过程中，密切观察患者反应，如出现皮疹、呼吸困难等现象，可能为过敏现象，应立即停止输液，及时报告医生。抗生素单独应用，最好不混合使用。现配现用，不可配置后放置过长时间。密切观察患者治疗后的反应，体温是否下降，咳嗽咳痰情况是否好转，胸痛是否好转等。

（五）心理护理

患者因疾病易出现焦虑不安的心理变化，病情严重者甚至出现悲观失望的心理，此时需主动跟患者进行交流，安慰患者，并耐心讲解疾病的发生发展过程，告知患者肺炎治疗的方法和预后，解释说明各项操作的过程和目的，鼓 励患者树立战胜疾病的信心。

（六）健康教育

1. 疾病知识指导。指导患者及家属了解肺炎发生的病因和诱因，避免受凉、酗酒和过度疲劳等，尤其是年老体弱和免疫功能低下者，如患有糖尿病、血液病、营养不良、艾滋病等疾病。患者出院后如需继续服药，应告知患者服药的注意事项，指导患者观察症状，如出现发热、咳嗽、呼吸困难等不适表现，应及时就诊。

2. 生活指导。指导患者注意休息，劳逸结合，生活要有规律。制订恰当的 锻炼计划，增强体质，提高抵抗力。天气变化时，要及时增减衣物，注意保暖，防止感染。对于意识障碍长期卧床者，指导患者家属注意帮助患者定时翻身、拍背，改变体位，鼓励患者把痰液咳出，如出现感染征象，应及时就诊。

六、护理评价

第一，患者对疾病的发生发展是否有详尽的了解，是否明确疾病的诱因，是否明确如何预防。

第二，患者发热是否已经降至正常。

第三，患者呼吸困难是否缓解。

第四，患者胸痛是否缓解。

第五，患者是否能进行有效咳嗽。

第二节 肺结核

一、概述

结核病是因感染结核菌导致的疾病，具有传染性。结核菌可侵及全身多个脏器，但以肺部为多见。目前结核疾病仍然是一个严重的、全球性的公共卫生和社会问题。

二、护理评估

（一）健康史

询问患者是否与患有结核病的患者有过接触，询问患者既往是否患过肺结核，询问患者是否有咳嗽、低热、午后潮热、咯血、食欲减退、盗汗等症状，是否有过诊断治疗，服用过何种药物，是否坚持治疗。

（二）身体状况

1.症状。

（1）呼吸系统症状：咳嗽、咳痰2周以上或痰中带血是肺结核常见的可疑症状。咳嗽较轻，呈干咳或少量黏液痰。如合并感染，痰可呈脓性痰。约1/3 的患者有咯血，多数患者为少量咯血，少数患者出现大咯血。如病变累及胸 膜，可出现胸痛。干酪样肺炎和大量胸腔积液者，可出现呼吸困难。

（2）全身症状：多数患者起病缓慢，常有午后潮热，即下午或傍晚开始升高，次日凌晨降至正常。部分患者有疲倦乏力、盗汗、食欲不振、体重下降等症状。育龄期女性患者可有月经不调。

2.体征。体征取决于病变的性质、范围和部位。病变范围较小时，可没有任何体征。如病变范围较大，以渗出为主时，可闻及支气管呼吸音或细湿啰音。如有较大范围的干酪样坏死，可出现实变体征，可出现语颤增强、叩诊呈浊音，听诊可闻及支气管呼吸音或细湿啰音。如有较大的空洞时，且空洞距体表较近，空洞内无分泌物，语颤可增强，听诊闻及支气管呼吸音。如病变呈纤维化，可使气管被拉向患者，且患侧胸廓塌陷。如出现胸腔积液，可出现患侧 胸廓饱满，叩诊呈浊音或实音，听诊呼吸音减弱或消失。

三、护理诊断

1. 活动无耐力。与活动性肺结核有关。

2. 知识缺乏。缺乏有关肺结核传播及化疗方面的知识。

3. 体温过高。与急性血行播散型肺结核、干酪性肺炎等有关。 4. 有传染的危险。与开放性肺结核有关。

5. 营养失调：低于机体需要量。与机体消耗增加、食欲减退有关。 6. 有窒息的危险。与大咯血有关。

7. 遵守治疗方案无效。个人缺乏对疾病的认识、缺乏治疗的主动性以及长期化疗和药物的副作用有关。

四、护理目标

第一，了解疾病的发生发展规律，明确治疗流程和时间周期，能坚持服药，做到不漏服。

第二，结核病症状得以控制，无发热。

第三，有食欲，能主动进食，增强抵抗疾病的能力。

第四，能明确知道肺结核的传染途径，能主动对痰液进行处理，不传染他人。

五、护理措施

（一）一般护理

1. 休息与活动。保持环境安静、舒适、整洁、通风，使患者身心愉悦。 肺结核患者易感到疲劳，嘱患者适当休息，可根据自身状况调节，适当活动，增强体质，提高抵抗疾病的能力，以不感到疲劳为原则。轻症的患者，在没有传染性的前提下，可进行正常工作，但过于劳累的工作应禁止，并需要保证充分的休息和睡眠。处于肺结核活动期、有结核中毒症状，或有大量胸腔积液的患者，需卧床休息。多采取患侧卧位，以减轻症状，防止病灶向健侧扩散，有利于 呼吸。

2. 饮食护理。应根据患者情况，做色香味俱全的饮食，以增强患者食欲。为患者制订饮食营养计划，尤其是营养不良的患者，饮食以高蛋白、高维生素、高热量的饮食为主。蛋白质能提供热量，并能增加机体的抵抗能力和修复的能力，总量控制在90～120g/d。多食牛奶、豆浆、鸡蛋、鱼、肉等。应注意补充维生素，多食新鲜蔬菜和水果。饮食中可增加维生素C的含量，因维生素C能减轻血管渗透性，促进渗出病灶吸收。维生素B对神经和胃肠道神经有调节 作用，应注意摄入。

（二）病情观察

观察患者症状、体征和辅助检查3个方面。观察症状方面，观察患者咳嗽的频率、程度是否改变，咳痰的量、颜色是否发生变化，咯血的量是否减少或增多，咯血时是否伴有呼吸困难、发绀等症状。观察是否出现新的症状，如呼吸困难、心悸等。观察体征方面，监测患者血压、呼吸、脉搏、体温、意识变化，观察患者出汗情况。观察患者胸片、痰液等检查是否出现改变。

（三）疾病护理

1.做好隔离，预防传染。有条件者，患者应单居一室，进行空气隔离，室内保持通风，每日用紫外线消毒。患者外出时应戴口罩。嘱患者在咳嗽或打喷 嚏时，用双层纸巾遮住口鼻，防止飞沫传染。不随地吐痰，将痰吐在纸上用火 焚烧。接触痰液后用流水清洗双手。患者餐具、衣物、生活用品等需煮沸消毒 或用消毒液浸泡消毒，同桌共餐时使用公筷，被褥、书籍等需在烈日下暴晒6h以上，以预防传染。

2.对症护理。对于发热的患者，可首先使用物理降温（湿敷、冰枕、冰帽、酒精擦浴等）的方法帮助患者降低体温，如体温过高，可遵医嘱给予退热药物，需注意出汗的护理，及时更换汗湿的衣服，防止感冒。

3.抽液护理。患者出现胸腔积液诊断不明时，可首先抽取液体进行诊断。当胸腔积液较多时，因压迫肺组织，易导致患者呼吸困难，需给予抽液减压的治疗。操作前应向患者交代病情，告知抽液操作中不能咳嗽、深呼吸、大笑等动作，防止穿刺针刺入肺组织。操作过程中，密切观察患者反应，一旦出现面色苍白、大汗淋漓、头晕、心悸，甚至晕厥等胸膜反应的症状，应立即停止抽液，让患者平卧，密切观察血压、脉搏等，必要时给予患者0.1的%肾上腺素0.5mL。 术后交代患者卧床休息1h，并及时送液体至检验科。

（四）药物护理

肺结核治疗的关键是全程的药物治疗，需反复向患者交代必须全程、按时、按量服用药物，不可随意增减药物剂量，不可漏服，方能提高治愈率，降低复发率，减少耐药的发生。向患者讲解药物的副作用，应定期进行相应的检查。如出现不良反应，应及时遵医嘱给予处理。

（五）心理护理

向患者说明肺结核是一种常见病，讲解疾病发生发展的规律，如患者感到孤独、恐惧，应安慰患者，讲解疾病是一个过程，不需过于担忧，增加患者的治疗信心，并鼓励患者通过电脑、手机、广播等途径增加与外界联系的方式，减少 孤独感，减轻心理压力。

（六）健康指导

1. 肺结核的预防。肺结核主要通过呼吸道传播，控制传染病的基本原则为控制传染源、切断传播途径、保护易感人群。

（1）控制传染源：根据我国的传染病法规定，发现肺结核的患者，均应及时登记，及时向上级部门报告疫情，指导患者到相应医疗机构进行治疗。对肺结 核患者做到早诊断早治疗，做到查出必治，治必彻底。活动性肺结核患者，应当住院治疗，有条件的患者应单居一室，保持房间内空气流通，通风良好。痰菌阳性的肺结核患者，需进行呼吸道隔离。

（2）切断传播途径：注意个人卫生，严禁随地吐痰，不可面对他人打喷嚏或咳嗽，以防飞沫传播。在咳嗽或打喷嚏时，用双层纸巾遮住口鼻，纸巾焚烧处理。留置于容器中的痰液须经灭菌处理再弃去。接触痰液后用流水清洗双手。患者外出时戴口罩。患者使用过的餐具、衣物等日用品需煮沸消毒或用 消毒液浸泡消毒，同桌共餐时使用公筷，以预防传染。被褥、书籍在烈日下暴 晒6h以上。医护人员接触患者时，需戴口罩，必要时穿隔离衣和戴手套，接触患者后应及时洗手。当患者不具传染性时，应解除隔离。

（3）保护易感人群：未受过结核菌感染的新生儿、儿童、青少年，进行卡介 苗接种，使人获得免疫力。教育易感人群，养成健康的生活方式，提高抵抗力。

周围密切接触的人要定期到医院进行有关检查，必要时给予预防性治疗。

3. 生活指导。指导患者调理日常生活，嘱患者戒烟、戒酒；给予合理饮食，保证营养，合理安排休息，避免劳累；避免情绪波动及呼吸道感染。

3. 疾病指导。讲解疾病发生发展的过程，强调药物治疗的必要性和重要性，全程、合理的治疗是保证疾病治愈的关键所在，因此不能随意增减药物剂量，必须按时按量服用，不可漏服，注意观察药物的副作用，定期到医院进行相关的检查，如有不适，及时就诊。

六、护理评价

第一，患者服用药物是否具有较高的依从性，能否坚持服药不间断，能否明确知道自己需要注意观察哪些症状体征，是否明确知道哪些症状体征为药物的副作用。

第二，患者情绪是否稳定，是否感到恐惧、害怕、担忧等。

第三，患者症状是否逐渐好转，各项检查是否正在恢复

第三节　支气管扩张

一、概述

支气管扩张是指近端中等大小支气管由于管壁的肌肉和弹性成分的破坏，导致其管腔形成异常的、不可逆性扩张、变形。临床特点为慢性咳嗽、咳大量脓痰和（或）反复咯血。本病多数为获得性，多见于儿童和青年。大多继发于急、慢性呼吸道感染和支气管阻塞后，患者多有童年麻疹、百日咳或支气管 肺炎等病史。近年来随着卫生条件的改善和营养的加强，抗菌药物的早期应用，以及麻疹、百日咳疫苗预防接种的普及，由于儿童期感染引起的支气管扩张已明显减少。

二、护理评估

（一）健康史

询问患者发病情况，是否有咳嗽、大量浓痰，是否有反复咯血等症状，询问患者既往病史。

（二）身体状况

1. 症状。典型的症状为慢性咳嗽、大量脓痰和（或）反复咯血。其表现轻重与支气管病变及感染程度有关。

（1）慢性咳嗽、大量脓痰：痰量与体位改变有关，晨起或夜间卧床转动体位时咳嗽、咳痰量增加。感染急性发作时，黄绿色脓痰明显增多，如有厌氧菌感染，痰与呼吸有臭味。感染时痰液静置于玻璃瓶内有分层特征，上层为泡沫，泡沫下为脓性成分，中层为黏液，底层为坏死组织沉淀物。

（2）反复咯血：半数以上患者有程度不等的反复咯血，可为痰中带血或大量咯血，咯血量与病情严重程度、病变范围可不一致。发生在上叶的“干性支气管扩张”，反复咯血为唯一症状。

（3）反复肺部感染：其特点是同一肺段反复发生肺炎并迁延不愈，出现发热、咳嗽加剧、痰量增多、胸闷、胸痛等症状。一旦大量脓痰排出后，全身症状明显改善。

（4）慢性感染中毒症状：反复继发感染可有全身中毒症状，如发热、食欲下降、乏力、消瘦、贫血等，严重时伴气促、发绀。

2. 体征。轻症或干性支气管扩张体征可不明显。病变典型者可于下胸部、背部的病变部位闻及固定、持久的粗湿啰音，呼吸音减低，严重者可伴哮鸣音，部分慢性患者伴有杵状指（趾）。

3. 并发症。反复感染可引起支气管肺炎、肺脓肿、脓胸、阻塞性肺气肿及慢性肺源性心脏病。

三、护理诊断

1. 清理呼吸道无效。与痰多黏稠、咳嗽无力，以及未掌握有效咳痰技巧引起痰液排出不畅有关。

2. 有窒息的危险。与痰多黏稠、大咯血不能及时排出有关。

3. 焦虑、恐惧。与反复咯血和担心预后有关。

4. 营养失调：低于机体需要量。与慢性感染导致机体消耗和咯血有关。

四、护理目标

第一，呼吸道保持通畅，能有效排出痰液，能进行有效的呼吸。

第二，无并发症发生。

第三，焦虑、恐惧情绪得到缓解。

第四，摄入足够营养，体重增加，抗病能力增强。

五、护理措施

（一）一般护理

1.休息环境。急性感染或病情严重者应卧床休息。保持室内空气流通，维持适宜的温度、湿度，注意保暖。使用防臭、除臭剂，消除室内异味。病情稳定时避免诱因如戒烟，避免到空气污染的公共场所和有烟雾的场所，避免接触呼吸道感染患者等。

2.饮食护理。提供高热量、高蛋白质、富含维生素饮食，避免冰冷食物诱发咳嗽，少食多餐。因咳大量脓痰，指导患者在咳痰后及进食前用清水或漱口剂漱口，保持口腔清洁，增加食欲。鼓励患者多饮水，每天1500mL以上，充足的水分可稀释痰液，有利于排痰。合并充血性心力衰竭或肾脏疾病者应指导患者低盐饮食。

（二）病情观察

观察痰液的量、颜色、性质、气味，与体位的关系，静置后是否有分层现象，记录24h痰液排出量。观察咯血的颜色、性质及量。若血痰较多，观察患者缺氧情况，是否有呼吸困难、呼吸急促或费力、面色的改变。密切观察病情变化，警惕窒息的各种症状，并备好抢救药品和用品；注意患者有无发热、消瘦、贫血等全身症状。

（三）对症护理

（1）休息与体位：少量咯血嘱患者静卧休息，少活动。中量咯血应卧床休息，平卧，头偏向一侧或取患侧卧位。大量咯血取患侧向下，头低脚高位卧位，便于血液引流。保持环境安静，大量咯血者床旁备好吸痰、气管插管、气管切开等抢救设备。

（2）饮食护理：少量咯血者进温凉饮食，少量多餐，禁烟及辛辣刺激性食物，适当进食纤维素食物，以保持大便通畅。中量或大量咯血者暂禁食。

（3）心理护理：安慰患者，消除患者恐惧和紧张心理，防止患者屏气或声门痉挛，鼓励患者轻轻咳出积在气管内的痰液或血液，及时帮助患者去除污物，给予口腔护理祛除口腔血腥味。

（4）止血治疗：垂体后叶素是咯血治疗常用药物。静脉滴注垂体后叶素可使动脉收缩，从而达到止血目的。但其可以引起全身血管的收缩，并可引起子宫收缩，因此使用时注意控制滴速，监测血压。在存在冠心病或高血压时慎用，妊娠者则禁止使用。药物止血失败时可采取支气管动脉栓塞治疗或外科手术治疗。

（5）病情观察：定期监测体温、心率、呼吸、血压，观察并记录咯血量、颜色及频率，每日咯血量在100mL以内为小量，100～500mL为中等量，500mL以上 或1次咯血300mL以上为大量。观察咯血先兆，如胸闷、气急、咽痒、咳嗽、心窝部灼热、口感甜或咸等症状。大咯血好发时间多在夜间或清晨，应严格交接班制度，密切观其病情变化，加强夜班巡视，特别注意倾听患者的诉说及情绪变化。咯血时颜色为鲜红色常提示活动性出血，应警惕咯血不畅引起窒息。密切观察患者有无胸闷、烦躁不安、气急、面色苍白、口唇发绀、咯血不畅等窒 息前症状。

（6）大咯血窒息的抢救：抢救的关键是及时解除呼吸道梗阻，畅通呼吸道。

出现窒息征象时，如呼吸极度困难、表情恐怖、张口瞠目、两手乱抓、大汗淋漓、 一侧或双侧呼吸音消失、神志不清等，应立即：①将患者抱起，取头低脚高俯卧位，使上半身与床沿呈45°～90°，助手轻托患者头部使其后仰，以减少气道的弯曲，利于血液引流。②嘱患者一定要将血咯出，不要屏气，并轻拍健 侧背部促进血块排出，迅速挖出或吸出口、咽、喉、鼻部血块。无效时立即气管 插管或气管切开，解除呼吸道阻塞。③吸氧。立即高流量吸氧。④迅速建立静脉通路。最好是2条静脉通路，根据需要给予呼吸兴奋剂、止血或扩容升压治疗。⑤呼吸心搏骤停者立即心肺复苏。

（四）药物护理

遵医嘱使用抗生素、祛痰剂、支气管舒张药，指导患者掌握药物的疗效、剂量、用法和副作用。

（五）心理护理

由于疾病迁延不愈，患者极易产生悲观、焦虑心理；咯血时，自我感到对生命造成严重威胁，会出现极度恐惧，甚至绝望的心理。护理人员应以亲切的态度，多与患者交谈，讲明支气管扩张反复发作的原因及治疗进展，帮助患者树立战胜疾病的信心，解除焦虑不安心理。咯血时医护人员应陪伴及安慰患者，保持情绪稳定，避免因情绪波动加重出血。

（六）健康教育

1. 疾病知识指导。帮助患者正确认识和对待疾病，了解疾病发生、发展与治疗、护理过程。与患者及家属共同制订长期防治计划。教会患者掌握有效咳嗽、雾化吸入、体位引流方法，以及抗生素的作用、用法、不良反应等。患者 和家属还应学会识别支气管扩张典型的临床表现：痰量增多、血痰、呼吸困难 加重、发热、寒战和胸痛等。一旦发现症状加重，应及时就诊。各种阻塞性损 害和异物应迅速解除。

2. 生活指导。讲解加强营养对机体康复的作用，使患者能主动摄取必要的营养素，以增加机体抗病能力。鼓励患者参加体育锻炼，增强机体免疫力和抗病能力。建立良好的生活习惯，劳逸结合，消除紧张心理，防止病情进一步恶化。戒烟、避免烟雾和灰尘刺激有助于避免疾病的复发，防止病情恶化。

六、护理评价

第一，痰液能否及时排出，是否能进行有效呼吸。

第二，有无窒息的发生。

第三，情绪是否稳定，紧张、恐惧感是否消失。

第四，患者体重是否增加，抗病能力是否增强。

第四节 支气管哮喘

一、概述

支气管哮喘简称哮喘，是由多种炎症细胞（如嗜酸性粒细胞、肥大细胞、T 淋巴细胞、中性粒细胞、气道上皮细胞等）和细胞组分参与的气道慢性炎症性疾病。

这种慢性炎症导致气道高反应性（AHR）， 通常出现广泛多变的可逆性气流受限，并引起反复发作的喘息、气急、胸闷或咳嗽等症状，常在夜间或清晨发作、加剧，可经治疗缓解或自行缓解。

二、护理评估

（一）健康史

询问患者发病时的情况，是否有诱因，询问患者既往病史，是否有过类似发作史，是否诊断治疗过，如何治疗的，效果如何。家族中是否有人有类似病史。

（二）身体状况

1.症状。典型表现为发作性伴有喘鸣音的呼气性呼吸困难，或发作性胸闷、咳嗽。干咳或咳大量泡沫痰。严重时出现端坐呼吸，发绀等。哮喘症状可在数分钟内发作，经数小时至数天，可自行缓解或用支气管舒张药缓解。某些患者在缓解数小时后可再次发作。在夜间及凌晨发展和加重常是哮喘的特征之一。不典型者如咳嗽变异性哮喘，可仅表现为咳嗽；运动性哮喘可表现为在 剧烈运动开始后6～10min 或运动停止后2～10min 出现胸闷、咳嗽或呼吸困难.

2.体征。发作时典型特征肺部呈过度充气状态，有广泛的哮鸣音，呼气音延长。辅助呼吸肌和胸锁乳突肌收缩加强。心率增快、奇脉、胸腔反常运动、发绀、意识障碍等常出现在严重哮喘患者中，提示病情严重。非常严重的哮喘发作时，可出现呼吸音低下，哮鸣音消失，称为寂静胸，预示病情严重，随时会出现呼吸骤停。哮喘患者如不发作可无任何症状和体征。

3.分期及病情评价。根据临床表现，哮喘可分为急性发作期、慢性持续期和缓解期。

（1）急性发作期：指气促、咳嗽、胸闷等症状突然发生或者加重，病情加重可在数小时或数天内出现，偶尔可在数分钟内危及生命，需紧急救治。

（2）慢性持续期：在哮喘非急性发作期，患者有不同程度的症状（喘息、咳嗽、胸闷等）。

（3）缓解期：缓解期是指经治疗或未经治疗症状、体征消失，肺功能恢复到急性发作前水平，并维持4周以上。

4.并发症。发作时可出现自发性气胸、纵隔气肿和肺不张等并发症。长期反复发作和感染可并发慢性支气管炎、肺水肿、支气管扩张、肺纤维化、间质性肺炎和肺源性心脏病。

三、护理诊断

1.气体交换受损。与支气管痉挛、气道炎症、黏液分泌增加、气道阻塞有关。

2.清理呼吸道无效。与气道平滑肌收缩、痰液黏稠、排痰不畅、无力咳嗽、疲乏有关。

3.潜在并发症。呼吸衰竭、心功能不全。

4.焦虑。哮喘反复发作或症状不缓解，使患者容易出现焦虑情绪。

5.知识缺乏。缺乏正确使用气雾剂、识别哮喘发作、避免诱因等有关知识。

四、护理目标

第一，患者呼吸困难缓解，能进行有效呼吸。

第二，能够进行有效咳嗽，排除痰液。

第三，护士严密监测和管理患者，及时发现并发症并配合医生抢救。

第四，尽快使患者胸闷、呼吸困难得到缓解，增加舒适感，心理护理缓解焦虑恐惧情绪。

第五，能够正确使用雾化器。

影响茶碱代谢而致排泄减慢，应减少用量。观察用药后疗效和副作用，如恶心、呕吐等胃肠道症状，心动过速、心律失常、血压下降等心血管症状，偶有氧呼吸中枢作用，甚至引起抽搐直至死亡。用药中最好监测氨茶碱血浓度。

3.糖皮质激素。是当前治疗哮喘最有效的药物。可采取吸入、口服和静脉用药。指导患者喷药后用清水充分漱口，使口咽部无药物残留，以减轻局部反应和胃肠吸收。长期吸入剂量>1mg/d可引起骨质疏松等全身副作用，指导患者联合用药，减少激素的用量。用药时，嘱患者勿自行减量或停药。

4.色苷酸钠。少数患者吸入后有咽喉不适、胸部紧迫感、偶见皮疹，甚至诱发哮喘。必要时可同时吸入β_2-受体激动剂，防止哮喘的发生。本药不采用溶液气雾吸入，因在肺内滞留时间短暂，疗效差。

5. 其他。抗胆碱药吸入时，少数患者可有口苦或口干感。酮替芬有镇静、头晕、口干、嗜睡等副作用，持续服药数天可自行减轻，慎用于高空作业人员、驾驶员、操纵精密仪器者。白三烯调节剂的主要副作用是较轻微的胃肠道症状，少数有皮疹、血管性水肿、转氨酶增高，停药后可恢复。在发作或缓解期禁用β肾上腺素受体阻滞剂（普萘洛尔等），以免引起支气管平滑肌收缩而诱发或加重哮喘。

（五）心理护理

患者急性发作时常出现紧张、烦躁不安、焦虑、恐惧等心理反应，可加重或 诱发呼吸困难，医护人员应多陪伴在患者身边，通过语言和非语言沟通，安慰患者，使患者避免紧张，保持情绪稳定。

（六）健康宣教

1. 疾病相关知识指导。指导患者增加对哮喘的病因、发病机制、长期治疗方法、控制目的和效果的认识，以提高患者的治疗依从性。

2. 避免诱发因素。尽管对已确诊的哮喘患者应用药物干预，对控制症状和改善生活质量非常有效，但仍应尽可能避免或减少接触危险因素，以预防哮喘发病和症状加重。应针对个体情况，指导患者有效地控制可诱发哮喘发作的各种因素。

3. 用药指导。哮喘患者应了解自己所用药物的名称、用法、用量及注意事项，了解药物主要不良反应及如何采取相应措施来避免。

第七章　心内科疾病的护理

第一节　心力衰竭

一、概述

心力衰竭简称心衰，是一种渐进性疾病，由于各种心脏结构或功能性疾病 导致心室充盈及（或）射血能力受损而引起的一组综合征，主要临床表现是呼 吸困难、乏力和体液潴留，但不一定同时出现。按发生的部位可分为左心、右 心和全心衰竭；按发展速度可分为急性心力衰竭（AHF） 和慢性心力衰竭 (CHF)。临床上以慢性居多，是大多数心血管疾病的最终归宿，也是最主要的 死亡原因。按照发生的部位可分为左心衰、右心衰和全心衰；按照生理功能分 为收缩性心衰和舒张性心衰。

二、护理评估

（一）健康史

询问患者发病情况，既往病史，既往是否有心脏方面的疾病，询问是否存在感染、心律失常等诱因。了解患者是否存在呼吸困难，呼吸困难的程度，是否有咳嗽、咳痰咯血、疲倦乏力等症状，是否存在水肿、肝大等体征。

（二）身体状况

1.慢性心力衰竭。

（1）左心衰竭：以肺淤血和心排血量降低表现为主。

症状：①呼吸困难；②咳嗽、咳痰和咯血；③疲倦、乏力、运动耐量减低、头晕、心悸 。

体征：①呼吸系统。肺部湿啰音是左心衰竭的主要体征，以双肺底部多见，严重者可满肺闻及湿啰音。呼吸浅促，患者被迫取半坐卧位或端坐位。②心血管系统。除基础心脏病的体征外，患者一般均有心尖冲动左下移；心率加快、舒张期奔马律；肺动脉瓣听诊区第二心音亢进等。脉搏加快，出现交替脉；脉压减少，甚至血压下降。

（2）右心衰竭：以体静脉淤血表现为主。

症状：①消化道症状为胃肠道及肝淤血引起腹胀、食欲缺乏、恶心、呕吐等；②呼吸困难

体征：①水肿。②颈静脉征。颈静脉充盈、怒张。③肝脏体征。肝脏常因 淤血而肿大，伴压痛。严重者可致心源性肝硬化。④心脏体征。除基础心脏病的相应体征外，右心衰时可因右心室显著扩大而出现三尖瓣关闭不全的返流性杂音。

（3）全心衰竭：临床常见的是先有左心衰，而后出现右心衰，此时患者同时出现肺淤血及体循环静脉淤血的表现。但由于右心排血量减少，肺淤血缓解，呼吸困难反而有所减轻。

三、护理诊断

1. 气体交换受损。与左心衰竭致肺淤血有关。

2. 体液过多。与右心衰竭致体静脉淤血、水钠潴留、低蛋白血症有关。

3. 活动无耐力。与心排血量下降有关。

4. 潜在并发症。洋地黄中毒、猝死、皮肤完整性受损、营养失调等。

5. 恐惧。与急性左心衰时极度呼吸困难引起的濒死感有关。

四、护理目标

第一，患者呼吸困难明显改善，发绀消失，肺部啰音减少或消失，血气分析 指标基本恢复正常。

第二，水肿、腹水减轻或消失，能叙述并执行低盐饮食计划。

第三，能说出限制最大活动量的指征，遵循活动计划，主诉活动耐力增加。

第四，能叙述洋地黄中毒的表现，潜在并发症得到及时发现并得到治疗或未出现 。

第五，患者恐惧感消失，精神状态良好。

六、护理评价

第一，患者呼吸频率有无减慢，能否平卧，发绀是否减轻或消失。

第二，痰液有无变稀，能否顺利咳出，呼吸困难是否缓解。

第三，是否能及时预防并发症的发生。

第四，情绪是否稳定，紧张、恐惧感有无消失，睡眠是否好转。

第五，是否能正确掌握雾化吸入器的使用方法和注意事项。

五、护理措施

（一）一般护理

1.环境与休息。

（1）环境：有明确过敏原者，应尽快脱离，保持室内清洁，空气流通，不要放花草、地毯。皮毛，整理床单避免尘埃飞扬。

（2）体位：根据病情提供舒适体位，如为端坐呼吸者提供床上小桌作支撑，减少体力消耗。

2.饮食。提供清淡、易消化、足够热量的饮食。以证实对某种食物如鱼、虾、蟹、蛋类、牛奶等过敏者，应忌食上述食物。不宜进食或饮用刺激性食物和 饮料，戒烟、戒酒。

（二）病情观察

观察患者哮喘发作的前驱症状，如鼻咽痒、喷嚏、流涕等黏膜过敏症状。哮喘发作时，观察患者意识状态、呼吸频率、节律、深度及辅助呼吸肌是否参与呼吸运动等，监测呼吸音、哮鸣音变化，监测动脉血气分析和肺功能情况，了解病情和治疗效果。哮喘严重发作时，如治疗病情无缓解，做好机械通气准备工作。加强对急性期患者的监护，尤其是夜间和凌晨易发作，严密观察有无病情变化。

五、护理措施

（一）慢性心衰护理措施

1.一般护理。

（1）体位和活动：可根据心功能分级安排活动量。

心功能 Ⅰ 级：不限制一般体力活动，适当参加体育锻炼，但应避免剧烈运动。

心功能Ⅱ级：适当限制体力活动，增加午睡时间，不影响轻体力劳动或家务劳动。

心功能Ⅲ级：严格限制一般的体力活动，以卧床休息为主，但应鼓励患者日常生活自理或在协助下自理。

功能Ⅳ级：绝对卧床休息，日常生活由他人照顾。

可根据患者不同症状采取不同的体位：伴有明显呼吸困难者，给予高枕卧位或半卧位；伴有胸腔积液或腹水者，采取半卧位。长期卧床的患者，易发生深静脉血栓、肌肉萎缩、坠积性肺炎、压疮等，应定期翻身拍背，定时活动肢体防止血栓形成。在病情稳定后，鼓励患者从床边小坐开始逐渐增加活动量。

（2）饮食护理：低盐清淡易消化饮食，少量多餐，限制钠盐摄入，每天食盐量在5g以下。

2.病情观察。观察呼吸困难的程度、皮肤发绀情况、肺部啰音变化、水肿程度、血气分析和血氧饱和度等。准确记录24h液体出入量，有腹水者应每日测量腹围和体重。若呼吸困难加重、不能平卧、出现恶性心律失常或血氧饱和度下降至90%以下，立即协助医生处理。

3.对症护理。下肢明显水肿者，可适度抬高下肢，减少回心血量。低盐饮食，每天食盐摄入量<5g为宜，限制腌制或熏制食品，监测24h出入量，控制液体投入量。在使用排钾利尿剂时，食物中多补充含钾丰富的食物，如橙汁、西红柿、柑橘、香蕉等。注意保护皮肤，操作时避免拖拽，防止皮肤破损。保持床单清洁、柔软、平整，严重者可使用气垫床。

4.用药护理。

（1）血管紧张肽转换酶抑制剂（ACEI）：ACEI 类药物的副作用有干咳、低血压、肾功能一过性恶化、高血钾和血管性水肿。因此在用药期间需监测血压，避免体位的突然改变，监测血钾水平和肾功能。若患者出现不能耐受的咳嗽。

（三）对症护理

定期协助患者翻身、拍背或体位引流，促使痰液排出。痰鸣音重，无力咳嗽，行经口鼻吸痰，动作要轻柔。痰液黏稠时，遵医嘱给予祛痰药物或者使用雾化吸入。呼吸困难者可给予鼻导管吸氧，改善呼吸困难。

（四）用药护理

1. β_2 —受体激动剂。指导患者按需用药，不宜长期规律使用，因长期应用可引起β$-_2$ 受体功能下调和气道反应性增高，出现耐受性；指导患者正确使用雾化吸入器，以保证有效地吸入药物治疗剂量。沙丁胺醇静注时应注意滴速，并注意观察心悸、骨骼肌震颤等副作用。

2. 茶碱类。静脉注射浓度不宜过高，速度不宜过快，注射时间应在10min 以上，以防中毒症状发生。慎用于妊娠、发热、小儿或老年人，心、肝、肾功能障碍或甲状腺功能亢进者。与西咪替丁、大环内酯类、喹诺酮类药物等合用时可患血管神经性水肿应停止用药。

(2) β -受体阻滞剂：其禁忌证有支气管哮喘、严重心动过缓、二度及二度 以上房室传导阻滞、严重周围血管病和重度急性心衰。主要不良反应有液体潴留（可表现为体重增加）和心衰恶化、心动过缓和低血压等，应注意监测心率和血压，当患者心率低于50次/min或低血压时，应停止用药并及时报告医生。

（3）洋地黄类制剂：①因洋地黄用量个体差异很大，老年人、心肌缺血缺氧、重度心力衰竭、低钾低镁血症、肾功能减退等情况对洋地黄较敏感，使用时应严密观察患者用药后的反应；②与奎尼丁、胺碘酮、维拉帕米、阿司匹林等药物合用，可增加中毒机会，在给药前应询问有无上述药物及洋地黄用药史；③必要时监测血清的高辛浓度；④严格按时按医嘱给药，口服地辛期间若患 者脉搏低于60次/min或节律不规则应暂停给药，报告医生。用毛花苷C时务必稀释后缓慢（10～15min）静注，并同时监测心率、心律及心电图变化。

5. 心理护理。为患者创造安静、舒适的住院环境，空气流通，限制探视。引导患者正确认识疾病，树立战胜疾病的信心，提高对疾病的自我管理能力，积极配合医护人员的治疗和护理；鼓励患者表达内心感受，及时排解负面情绪，指导家属给予患者必要的情感支持和生活照顾。

6. 健康教育。

（1）生活指导：教育患者和家属认真对待可能导致心衰的疾病的治疗，对心衰高危阶段的A 期即应强调积极干预各种高危因素，包括控制血压、血糖、血脂异常，积极治疗原发病。生活中避免可增加心力衰竭危险的行为，如吸烟饮酒。避免各种诱发因素，如感染（尤其是呼吸道感染）、过度劳累、情绪激动、输液过快过多等。如需妊娠的患者，应在医师指导下决定是否可以妊娠与 自然分娩。

（2）疾病知识指导：饮食宜低盐、清淡、易消化、富营养，每餐不宜过饱。指导患者根据心功能状态进行体力活动锻炼。教育家属给予患者积极地支持，帮助树立战胜疾病的信心，保持情绪稳定，积极配合治疗。教会患者和家属认识心衰的症状一旦发生，立即就诊。告知患者及家属药物的名称、剂量、用法、作用与不良反应。指导患者每天测量体重，定期随访。当发现体重增加或 症状恶化应及时就诊。

（二）急性左心衰

1. 一般护理。协助患者取坐位，双腿下垂，以减少静脉回流，减轻心脏负荷。患者常烦躁不安，需注意安全，谨防跌倒受伤。

2. 病情观察。连续心电监护，严密观察患者血压是否回升并稳定，肺部啰音是否减少或消失，呼吸困难是否缓解，血氧饱和度、痰液颜色、皮肤发绀情况。准确记录出入量。观察有无电解质紊乱。

3. 对症护理。给予高流量（6～8L/min）鼻导管吸氧，湿化瓶中加入20%～30% 的乙醇湿化，使肺泡内泡沫的表面张力降低继而破裂，以利于改善肺泡通气。通过氧疗将血氧饱和度维持在95%以上。

4. 用药护理。使用吗啡时老年患者应减量或改为肌注。观察患者有无呼 吸抑制或心动过缓、血压下降等不良反应。呼吸衰竭、昏迷、严重休克者禁用；硝普钠见光易分解，应现配现用，避光滴注；注意观察血压，根据血压逐步增加剂量。因含有氰化物，用药时间不应连续超过24h。

5. 心理护理。恐惧或焦虑可导致交感神经系统兴奋性增高，使呼吸困难加重。医护人员为患者营造安静、舒适的住院环境。在抢救时必须保持镇静、操作熟练、忙而不乱，使患者产生信任与安全感。

6. 健康教育。向患者及家属介绍急性心力衰竭的病因，指导其继续针对基本病因和诱因进行治疗。在静脉输液前应主动向医护人员说明病情，便于在输液时控制输液量及速度。

六、护理评价

第一，患者呼吸困难减轻或消失，发绀消失，肺部啰音减少或消失，血气分析指标基本恢复正常。 第二，能说出低盐饮食的重要性和服用利尿剂的注意事项，水肿、腹水减轻或消失。

第三，疲乏、气急、虚弱感消失，活动时无不适感，活动耐力增加。

第四，未发生洋地黄中毒，潜在并发症得到及时发现并得到治疗或未出现。

第五，患者恐惧感消失，精神状态良好。

第二节　心律失常

一、概述

心律失常指心脏冲动的频率、节律、起源部位、传导速度或激动次序的异常。

二、护理评估

询问患者的既往史和现病史，询问患者有无引起心律失常的诱因，了解患者心律失常的症状、类型、发作频率、持续时间、治疗效果等。

三、护理诊断

1. 活动无耐力。与心律失常导致心悸或心排血量减少有关。

2. 潜在并发症。猝死。

3. 有受伤的危险。与心律失常引起的头晕、晕厥有关。

4. 焦虑。与心律失常反复发作、疗效欠佳有关。

四、护理目标

患者活动耐力增加；心律失常的危险征兆能及时发现并得到处理，患者心情平静，能坦然应对所患疾病。

五、护理措施

（一）一般护理

1. 体位与休息。嘱患者当心律失常发作导致胸闷、心悸、头晕等不适时采取高枕卧位、半卧位或其他舒适体位，尽量避免左侧卧位，因左侧卧位时患者常能感觉到心脏的搏动而使不适感加重。保证充分的休息与睡眠。避免剧烈 活动、情绪激动或紧张、快速改变体位等， 一旦有头晕、黑蒙等先兆时立即平卧，以免跌伤。伴呼吸困难、发绀等缺氧表现时，给予2～4L/min氧气吸入。

2. 活动。无器质性心脏病的患者，鼓励其正常工作和生活，建立健康的生活方式，保持心情舒畅，避免过度劳累。窦性停搏、二度Ⅱ型或三度房室传导阻滞、持续性室速等严重心律失常患者或快速心室率引起血压下降者，应卧床休息，以减少心肌耗氧量。

3. 饮食。给予富含纤维素的食物，防止便秘。避免饮咖啡、浓茶等饮品，防止诱发疾病。

（二）病情观察

对严重心律失常者，应持续心电监护，严密监测心率、心律、心电图、生命 体征、血氧饱和度变化。发现频发（每分钟在5次以上）、多源性、成对的或呈 RonT现象的室性期前收缩，室速、预激伴发房颤，窦性停搏，第二度Ⅱ型或三 度房室传导阻滞等，立即报告医生。发现室扑或室颤时，需立即报告医生的同 时准备抢救物品，准备好电复律器械。

（三）用药护理

严格遵医嘱按时按量给予抗心律失常药物，静注时速度宜慢（腺苷除外， 要求弹丸样注射），一般5～15min内注完，静滴药物时尽量用输液泵调节速度。观察患者意识和生命体征，必要时监测心电图，注意用药前、用药过程中及用药后的心率、心律、PR 间期、QT间期等变化，以判断疗效和有无不良反应。胺碘酮静脉用药易引起静脉炎，应选择大血管，配制药物浓度不要过高， 严密观察穿刺局部情况，谨防药物外渗。

（四）心理护理

安慰患者，告诉患者较轻的心律失常通常不会威胁生命。经常巡视病房，了解患者的需要，耐心解答有关疾病的问题。

（五）健康教育

1. 疾病知识指导。向患者及家属讲解心律失常的常见病因、诱因及防治知识。嘱患者注意劳逸结合，生活规律，保证充足的休息与睡眠；保持乐观、稳定的情绪；戒烟酒，避免摄入刺激性食物如咖啡、浓茶等，避免饱餐；避免感染。心动过缓患者应避免排便时过度屏气，以免兴奋迷走神经而加重心动过缓。

2. 用药指导与病情监测。说明按医嘱服用抗心律失常药物的重要性，不可自行减量、停药或擅自改用其他药物。教给患者自测脉搏的方法以利于自我监测病情。告诉患者药物可能出现的不良反应，嘱有异常时及时就诊。对反复发生严重心律失常危及生命者，教会家属心肺复苏术以备应急。

六、护理评价

第一，活动时有无不适。

第二，有无发生因晕厥导致的外伤。

第三，病情是否稳定，有无出现猝死、阿-斯综合征等并发症。

第三节　冠状动脉硬化性心脏病

一、概述

冠状动脉粥样硬化性心脏病指冠状动脉发生粥样硬化引起管腔狭窄或阻塞，导致心肌缺血缺氧或坏死而引起的心脏病，简称冠心病（CHD），　也称为缺血性心脏病。冠状动脉粥样硬化性心脏病是动脉粥样硬化导致器官病变的最常见类型，也是严重危害人民健康的常见病。多发生在40岁以后，男性多于女性，脑力劳动者多见，其死亡人数已位居世界第二位。

1979年WHO曾将冠心病分为以下5型：隐匿型或无症状型冠心病、心绞痛、心肌梗死、缺血性心肌病和猝死。这里将重点讨论“心绞痛”

心绞痛是由于冠状动脉供血不足，导致心肌急剧暂时的缺血、缺氧所产生以发作性胸痛或胸部不适为主要表现的临床综合征。

二、护理评估

（一）健康史

主要评估有无心绞痛的危险因素，如肥胖、高血压、糖尿病、高脂血症等，以及有无过度疲劳、屏气用力动作、用力排便、受凉感冒、饱食、吸烟等诱发因素。

（二）身体状况

1.症状。以发作性胸痛为主要临床表现，疼痛的特点为：①部位。主要在胸骨体中段或上段之后可波及心前区，有手掌大小范围，甚至横贯前胸，界限不很清楚。常放射至左肩、左臂内侧达无名指和小指，或至颈、咽或下颌部。②性质。典型的胸痛呈压迫性或紧缩性、发闷，也可有烧灼感，但不尖锐，偶伴濒死的恐惧感觉。发作时，患者往往被迫停止正在进行的活动，直至症状 缓解。③诱因。常由体力劳动或情绪激动（如愤怒、焦急、过度兴奋等）所激发，饱食、寒冷、阴雨天气、吸烟、心动过速、休克等也可诱发。④持续时间。呈阵发性，轻者1～5min，重者可达10～15min，很少超过30min。⑤缓解方式。一般在停止原来诱发症状的活动后即可缓解；舌下含服硝酸甘油后1～3min 内缓解。

2.体征。平时一般无异常体征。心绞痛发作时可见面色苍白、表情焦虑、皮肤发冷或出汗、血压升高、心率增快，有时出现第四或第三心音奔马律。可有一过性心尖部收缩期杂音，是乳头肌缺血以致功能失调引起二尖瓣关闭不全所致。第二心音可有逆分裂或出现交替脉。

三、护理诊断

1.胸痛。与心肌缺血、缺氧有关。

2.活动无耐力。与心肌氧的供需失调有关。

3.知识缺乏。缺乏控制诱发因素及预防心绞痛发作的知识。

4.潜在并发症。急性心肌梗死。

四、护理目标

第一，患者疼痛得到缓解。

第二，活动耐力提高，能做适量运动。

第三，知晓常见诱发因素及主要预防措施。

第四，知晓急性心肌梗死先兆及主要表现，一旦发生能及时就诊。

五、护理措施

（一）一般护理

1. 休息和运动。保持适当的体力劳动，以不引起心绞痛为度，一般不需卧床休息。疼痛发作时应立即停止活动，卧床休息，协助患者采取舒适的体位，解开衣领，安慰患者，减轻其紧张不安感，尤其是不稳定型心绞痛者更应卧床休息。缓解期应根据患者的活动能力制定合理的活动计划，以提高患者的活动耐力，最大活动量以不发生心绞痛为度。但应避免竞赛活动和屏气用力动作：推、拉、抬、举、用力排便等，并防止精神过度紧张和长时间工作。

2. 饮食。饮食原则为低热量、低盐、低脂、高维生素、易消化饮食。第一，控制总热量的摄入。热量应控制在2000kcal左右，主食每日不超过500g，避免过饱，少食甜食，晚餐宜少。第二，低脂饮食。限制动物脂肪、蛋黄及动物内脏的摄入，其标准是把食物中胆固醇的含量控制在300mg/d以内（1个鸡蛋含胆 固醇200～300mg）。少食动物脂肪，常食植物油（豆油、菜油、玉米油等），因为动物脂肪中含较多的饱和脂肪酸，过多食用会使血中胆固醇升高，而植物油含有较多的不饱和脂肪酸，有降低血中胆固醇、防止动脉硬化形成和发展的作用。第三，低盐饮食。通常以不超过4g/d 为宜，若心功能不全，则应更少。第四，限制含糖食物的摄入。少吃含糖高的糕点、糖果，少饮含糖的饮料，主食要 粗细搭配，以免热量过剩，体重增加。第五，一日三餐要有规律，避免暴饮暴食，戒烟限酒。多吃新鲜蔬菜、水果以增加维生素的摄取并防止便秘的发生。

3. 保持大便通畅。由于便秘时患者用力排便可增加心肌耗氧量，诱发心绞痛，因此，应指导患者养成按时排便的习惯，增加食物中纤维素的含量，多饮水，增加活动，以防发生便秘。

（二）病情观察

心绞痛发作时应观察胸痛的部位、性质、有无放射、疼痛程度、持续时间、 缓解方式，询问发生前有无诱因存在。严密监测血压、心率、心律变化、脉搏、体温、心电图变化及有无面色改变、大汗、恶心呕吐等。观察有无心律失常、急性心肌梗死等并发症的发生。

（三）药物护理

其一，随身携带硝酸甘油，定期更换，以防过期失效。

其二，对于规律性发作的劳累性心绞痛，可预防性用药，在外出就餐、排便等活动前含服硝酸甘油。

其三，含服硝酸甘油后1～2min开始起作用，若5min无效，可再含服1片，发作频繁或含服效果差的患者，静脉滴注硝酸甘油。如疼痛持续15～30min 仍未好转，应警惕心肌梗死的发生。

其四，静脉滴注硝酸甘油时，应监测患者血压、心率的变化，注意滴速的调节，防止低血压的发生，部分患者用药后可出现头痛、头昏、心动过速、颜面潮红、心悸等不适，应告知患者，解除顾虑。

其五，含服硝酸甘油后最好平卧，必要时吸氧。

其六，青光眼及低血压时忌用。

（四）心理护理

心绞痛发作时患者常感到焦虑，而焦虑能增强交感神经兴奋性，增加心肌需氧量，加重心绞痛。因此患者心绞痛发作时应专人守护，给予心理安慰以便稳定患者情绪，针对患者的焦虑原因耐心向其解释病情，引导、平息焦虑情绪；在精神、生活方面给予帮助；针对患者存在的诱因制订教育计划，帮助患者建立良好的生活方式；必要时可遵医嘱给予镇静剂。

（五）健康教育

第一，告诉患者应摄入低热量、低盐、低脂、高维生素、高纤维素饮食，保持大便通畅，戒烟限酒，避免饮过量咖啡、浓茶、可乐等饮品。肥胖者控制体重，适当参加体力劳动和身体锻炼。

第二，指导患者避免诱发心绞痛的因素及发作时应采取的方法。学会识别急性心肌梗死的先兆症状，如心绞痛发作频繁、程度加重、持续时间延长、服用硝酸甘油后疼痛持续15min不缓解，应立即就诊。

第三，坚持按医嘱服药，自我监测药物副作用。外出时随身携带硝酸甘油以应急，在家中，硝酸甘油应放在易取之处，用后放回原处，家人也应知道药物的位置，以便需要时能及时找到。此外，硝酸甘油见光易分解，应放在棕色瓶中，6个月更换1次，以防药物因受潮、变质而失效。

第四，定期进行心电图、血糖、血脂检查，积极治疗高血压、糖尿病、高脂血症。

第五，注意保暖、避免寒冷刺激。患者洗澡时应告诉家属，且不宜在饱餐或饥饿时进行，水温勿过冷或过热，时间不宜过长，门不要上锁，以防发生意外。

六、护理评价

第一，患者疼痛是否减轻或消失。

第二，活动耐力是否增加。

第三，能否准确说出发病的诱发因素及预防措施。

第四，是否发生并发症。

第四节 心脏瓣膜病

一、概述

心脏瓣膜病是由于炎症、黏液样变性、退行性病变、先天性畸形、缺血性坏死、创伤等原因引起的单个或多个瓣膜结构（包括瓣叶、瓣环、腱索或乳头肌） 的功能或结构异常，导致瓣口狭窄及（或）关闭不全。心室和主、肺动脉根部严重扩张也可产生相应房室瓣和半月瓣的相对性关闭不全。二尖瓣最常受累，其次为主动脉瓣。

心脏瓣膜病中最常见的是风湿性心脏病，简称风心病，是风湿性炎症过程所致瓣膜损害，主要累及40岁以下人群，女性多于男性。近年来风湿性心脏病的发病率已有所下降，但仍是我国常见的心脏病之一。此外，瓣膜黏液样变性和老年人的瓣膜钙化在我国日渐增多。

二、护理评估

（一）健康史

询问患者既往是否有扁桃体炎或咽峡炎、感染性心内膜炎、二尖瓣黏液样变性、缺血性心脏病、主动脉夹层、人工瓣膜撕裂等病史，询问患者是否有呼吸困难、咯血、咳嗽、胸痛、晕厥等症状，既往是否有过类似病史，如何诊断和治 疗的。

（二）身体状况

1. 二尖瓣狭窄。

（1）症状：①呼吸困难。为最常见也是最早期的症状。在运动、精神紧张、感染、妊娠、性交或快速房颤时易被诱发。随狭窄加重，可出现劳力性呼吸困难、夜间阵发性呼吸困难甚至端坐呼吸。②咯血。多表现为痰中带血或血痰；也可表现为突然咯大量鲜血，通常见于严重二尖瓣狭窄，且可为首发症状；急性肺水肿时咳大量粉红色泡沫样痰；少数患者可咳出暗红色胶冻状痰，伴有突发剧烈胸痛者要注意肺梗死。③咳嗽常见，多在夜间睡眠或劳动后出现，为干咳或泡沫痰，并发感染时咳黏液样痰或脓痰。④声嘶较少见，由于扩大的左心房和肺动脉压迫左喉返神经所致。

（2）体征：重度二尖瓣狭窄常呈双颧绀红的“二尖瓣面容”。听诊心尖部第 一心音亢进和二尖瓣开瓣音，可闻及舒张期隆隆样杂音；肺动脉瓣区第二心音亢进伴分裂。心尖部常可触及舒张期震颤；右心功能不全可有颈静脉怒张、肝大、下肢水肿等。

（3）并发症：①心房颤动。为相对早期的常见并发症，可能为患者就诊的首发症状，也可为首次呼吸困难发作的诱因和患者体力活动明显受限的开始。②右心衰竭。是二尖瓣狭窄患者死亡的主要原因，常因呼吸道感染诱发。 ③急性肺水肿。为重度二尖瓣狭窄的严重并发症。患者突然出现重度呼吸困难和发绀，不能平卧，咳粉红色泡沫样痰，如不及时救治，可能致死。④血栓栓塞。20%的患者发生体循环栓塞，以脑栓塞最为常见，其余依次为外周动脉、内脏（脾、肾和肠系膜）动脉栓塞和肺动脉栓塞等。栓子来源于左心耳或左心 房。80%的体循环栓塞患者有心房颤动。⑤肺部感染。较常见，同时也是诱发心功能不全的主要原因之一。⑥感染性心内膜炎。单纯二尖瓣狭窄并发本病者较少见。

2. 二尖瓣关闭不全。

（1）症状：①急性。轻者仅有轻微劳力性呼吸困难。严重者可发生急性左心衰，甚至发生急性肺水肿、心源性休克。②慢性。轻者可终身无明显症状，重者因心排血量减少，突出表现为疲乏无力、活动耐力下降，肺淤血的症状如呼吸困难出现较晚。

（2）体征：心脏向左下扩大，心尖冲动向左下移位。心尖部第一心音减弱，可闻及收缩期吹风样粗糙高调的杂音。

（3）并发症：与二尖瓣狭窄相似，相比较而言，感染性心内膜炎较多见；栓塞较少见。心房颤动可见于3/4的慢性重度二尖瓣关闭不全者，心力衰竭在急性期早期出现，慢性者晚期发生。

3. 主动脉瓣狭窄。

（1）症状：无症状期长。主动脉瓣狭窄典型表现为“三联征”，即劳力性呼吸困难、心绞痛和晕厥。呼吸困难见于90%的有症状患者。劳力性呼吸困难为常见的首发症状，进而可发生阵发性夜间呼吸困难、端坐呼吸和急性肺水肿。心绞痛见于60%的有症状患者，常由运动诱发，休息后缓解。晕厥或接近晕厥见于1/3的有症状的患者，在直立、运动中或运动后即时发生较多，少数在休息时发生，由脑缺血引起。

（2）体征：心尖冲动相对局限、持续有力，主动脉瓣第一听诊区可触及收缩期震颤，并可闻及粗糙而响亮的喷射性收缩期吹风样杂音，向颈部、胸骨左下缘和心尖区传导，第二心音减弱。老年人钙化性主动脉瓣狭窄者杂音在心底部。

（3）并发症：①心律失常。心房颤动发生率约为10%，可导致左心房压升高和心排血量明显减少，临床上迅速恶化，可导致严重低血压、晕厥或肺水肿。 ②心脏性猝死。多发生于先前有症状者，无症状者猝死少见。③心力衰竭。发生左心衰竭后，自然病程明显缩短，若不行手术治疗，50%的患者于2年内死亡。④感染性心内膜炎。不常见。⑤体循环栓塞。少见。⑥胃肠道出血。

多见于老年患者，出血多为隐匿和慢性。

4. 主动脉瓣关闭不全。

（1）症状：①急性。轻者可无任何症状，重者可出现突发急性左心衰竭和低血压。②慢性。通常情况下，主动脉关闭不全患者在较长时间内无症状，轻症者可维持20年以上。随返流量增大，出现与心搏量减少及脉压增大的有关 症状，如心悸、心前区不适、头颈部强烈搏动感，病变严重时可出现劳力性呼吸困难等左心功能不全的表现。

（2）体征：心尖冲动向左下移位，呈心尖抬举样搏动。胸骨左缘第3、4肋间可闻及高调叹气样舒张期杂音，舒张早期向心尖部传导，前倾坐位和深呼气时易听到。严重主动脉瓣关闭不全时，由于收缩压升高、舒张压降低、脉压增大，可出现周围血管征，如颈动脉搏动明显、点头征、毛细血管搏动征、水冲脉、枪击音等。

（3）并发症：感染性心内膜炎较常见；室性心律失常常见，但心脏猝死少见；心力衰竭在急性者出现早，慢性者于晚期出现。

三、护理诊断

1. 体温过高。与风湿活动、并发感染有关。

2. 活动无耐力。与心排血量不足有关。

3. 潜在并发症。心力衰竭、栓塞、心律失常。

四、护理目标

第一，体温下降至正常。

第二，活动耐力逐渐恢复。

第三，无并发症发生。

五、护理措施

（一）一般护理

1. 休息与活动。心功能代偿期，一般体力活动不受限制，但要注意多休息。心功能失代偿期，应卧床休息，限制活动，协助生活护理，防止压疮和下肢 静脉血栓形成；病室要阳光充足、空气新鲜、温度适宜，防止呼吸道感染。

2. 饮食。给予高热量、高蛋白、高维生素的清淡易消化饮食，少量多餐，多食蔬菜和水果，保持大便通畅。心功能不全者低盐饮食，并限制水分摄入。

（二）病情观察

监测生命体征及伴随症状，注意患者的精神状态及意识变化。观察有无风湿活动的表现，如皮肤环形红斑、皮下结节、关节红肿及疼痛等。观察患者 有无呼吸困难、乏力、食欲减退、尿少等心力衰竭的征象。密切观察有无栓塞 的征象，一旦发生，立即报告医生并给予相应的处理。

（三）对症护理

每4h测量体温1次。当体温超过38.5℃时给予物理降温或遵医嘱给予药物降温，并记录降温效果。出汗多的患者应勤换衣裤、被褥以防受凉；有关节炎者可局部热敷，改善血液循环，使疼痛减轻。若患者有呼吸困难时应根据病情给予吸氧。

（四）药物护理

遵医嘱给予抗生素及抗风湿药物治疗。使用苄星青霉素又称长效青霉素前应询问青霉素过敏史，常规青霉素皮试，注射后注意观察过敏反应。阿司匹林饭后服用并观察有无胃部不适、柏油样便、牙龈出血、血尿等不良反应。服用抗风湿药物应在饭间给药服用，并应观察患者是否有恶心、呕吐、胃痛等胃 肠道反应。服洋地黄类强心药物，应在医生指导下用药， 一旦确定洋地黄类药 物中毒，应立即停药，并报告医生及时处理。

（五）心理护理

关心患者，耐心向其解释病情，消除其紧张感，使其配合治疗。对患者及 家属介绍治疗方法和目的，缓解其不了解治疗效果及费用的顾虑而产生的 压力。

（六）健康教育

1.疾病知识指导。告诉患者及家属疾病的病因和病情进展特点，指导患者改善居住环境条件，保持室内空气流通、阳光充足；防治各种感染，控制风湿活动；指导患者合理安排工作和活动，避免重体力劳动和剧烈运动：告知育龄期患者应在医师指导下控制妊娠及分娩时机，不宜妊娠者，应做好患者及家属的思想工作。有适应证者，告知患者尽早择期手术，以免失去最佳手术时机。

2.用药指导。告知患者遵医用药的重要性，指导用药方法，指导患者定期随访，以便检测效果、调整治疗方案，控制病情发展。

六、护理评价

第一，患者体温是否恢复正常。

第二，患者活动耐力是否恢复。

第三，患者是否有并发症的出现。

第八章 神经内科疾病的护理

第一节 脑血管疾病

一、概述

脑血管疾病是指脑血管病变所引起的脑功能障碍。广义上，脑血管病变包括由于栓塞及血栓形成导致的脑血管管腔闭塞、血管破裂、血管壁损伤或通透性发生改变及血黏度增加或血液成分异常变化引起的疾病。脑卒中是指急性起病，由于脑局部血液循环障碍所引起的神经功能缺损综合征，症状持续时 间至少超过24h 。如脑缺血症状持续数分钟到数小时，最后不超过24h，且颅脑CT 或MRI 无结构性改变称为短暂性脑缺血发作（TIA）。脑卒中引起的局灶 性症状和体征与所受累的脑血管供血区相一致，如出现弥漫性的脑血管功能障碍时，如心搏骤停所致的全脑缺血，不属于脑卒中范畴。

二、短暂性脑缺血发作的护理

（一）概述

短暂性脑缺血发作是指由于某种因素造成的脑动脉一过性或短暂性供血 障碍，导致相应供血区局灶性神经功能缺损或视网膜功能障碍。症状持续时 间为数分钟到数小时，24h内完全恢复，可反复发作，不遗留神经功能缺损的症状和体征，影像学检查（CT、MRI）无结构学改变的责任灶。

（二）护理评估

1. 健康史。询问患者是否有动脉粥样硬化的疾病史，是否曾经出现过类似症状，有无其他疾病史。

2. 身体状况。

(1)TIA 发病的特点：①发病突然，迅速出现局灶性脑或视网膜功能障碍，持续时间短暂，多在1h内恢复，最多不超过24h，不遗留神经功能缺损症状；②可反复发作，且每次发作症状相似；③常伴有高血压、动脉粥样硬化、高脂血症、糖尿病及心脏病等高危因素。

（2）颈内动脉系统TIA表现：持续时间短，发作频率低，易发生脑梗死。

常见症状：病灶对侧发作性肢体瘫痪、偏瘫和面瘫、单肢或偏身麻木。

特征性症状：病变侧单眼一过性黑蒙或失明，对侧偏瘫及感觉障碍，半球受累可出现失语。 可能出现的症状：病灶对侧同向性偏盲。

（3）椎—基底动脉系统TIA表现：①常见症状。眩晕、恶心、呕吐、平衡失调，大多不伴有耳鸣。②特征性症状。跌倒发作，表现为转头或仰头时下肢突 然无力而跌倒，无意识丧失，常可自行站立。短暂性全面遗忘症，表现为发作 性短时间记忆丧失，持续数分钟或数小时，伴时间、地点定向障碍，但书写、对话和计算能力正常。③可能出现的症状。吞咽障碍、构音不清、共济失调、交叉性瘫痪。

（三）护理诊断

1.有跌倒危险。与突发肢体瘫痪、眩晕、失明、意识障碍有关。

2.潜在并发症。脑卒中。

3.知识缺乏。缺乏对疾病的了解及防治知识。

（四）护理目标

第一，预防跌倒，保障患者安全。

第二，降低患者进展为完全性卒中的风险。

第三，使患者充分了解本病，掌握防治知识。

（五）护理措施

1.一般护理。指导患者发作时卧床休息，枕头不宜过高，以免减少头部血供。频繁发作者减少活动，沐浴、外出应有家人陪伴。饮食应低盐低脂，充足的蛋白质和丰富的维生素、纤维素，保持大便通畅，避免用力大便。

2.病情观察。对频繁发作的患者，注意记录每次发作的持续时间、间隔时间间合伴随症状，观察患者肢体无力、麻木等症状是否减轻或加重，有无头痛、头晕、言语、吞咽等其他功能障碍，警惕进展为完全性卒中

3.用药护理。指导患者按医嘱正确用药，不能随意更改、终止用药，或自行购药服用。告知患者所用药物的机制和不良反应。阿司匹林等抗血小板聚集药物主要不良反应有恶心、腹痛等消化道症状，牙龈及皮下出血等。华法林等抗凝药的不良反应主要为出血，应注意观察大便颜色、皮肤紫癜、牙龈出血等情况。

4.心理护理。根据心理—社会评估情况，结合患者具体病情加以安慰，鼓励患者树立战胜疾病的信心，能配合医护人员坚持治疗，达到提高生活质量的目的。

5.疾病知识指导。帮助患者及家属了解本病的治疗及预防知识，向患者及家属说明疾病的危险因素，说明肥胖、吸烟、缺乏运动等与疾病的关系，帮助患者寻找疾病的病因及自身危险因素，指导患者改善生活习惯，戒烟、限酒、低盐低脂饮食、适当运动。告知患者及家属本病为完全性卒中的先兆或警示，说明本病的预后，引起患者重视。

（六）护理评价

第一，患者是否出现跌倒、外伤。

第二，患者是否进展为完全性卒中。

第三，患者是否能遵嘱用药。

第四，患者是否了解本病的相关知识。

三、脑梗死的护理

（一）概述

脑梗死又称为缺血性脑卒中，是指由各种原因引起的脑部血液供应障碍，使局部脑组织发生不可逆损害，导致脑组织缺血，缺氧性坏死。

（二）护理评估

1.健康史。询问患者既往是否患有动脉粥样硬化、糖尿病等病史，是否出现突然偏瘫、失语、偏深感觉障碍等症状，既往是否出现过类似的症状或体征。

2.身体状况。

（1）动脉粥样硬化性血栓形成性脑梗死：中老年患者多见，病前多有脑梗死的危险因素，如高血压、糖尿病、血脂异常等，部分患者曾有TIA发作，多安静状态下或睡眠中起病，多于数小时到数天到达病情高峰，以偏瘫、失语、偏身感觉障碍、共济失调、吞咽障碍等症状为主，部分患者可有头痛、呕吐、意识障 碍等全脑症状。具体临床表现与梗死部位、受损区的侧支循环相关。

（2）脑栓塞：起病年龄不一，多有风湿性心脏病、心房颤动、大动脉粥样硬化等病史，一般无明显诱因，也无前驱症状，迅速到达病情高峰，多数患者起病后有意识障碍，但持续时间不长。临床症状取决于栓塞的血管及位置。

（3）腔隙性脑梗死：多见于老年人，有长期高血压病史，急性或逐渐起病，一般无头痛、意识障碍。由于病灶较小，故症状体征常较局限轻微，或并不出现临床症状，不少患者是在进行头部影像检查时无意发现。

（4）脑分水岭梗死：发病多在50岁以上，有动脉硬化危险因素。

（三）护理诊断

1. 肢体活动障碍。与运动中枢损害到肢体瘫痪有关。

2. 语言沟通障碍。与语言中枢损害有关。

3. 吞咽障碍。与意识障碍或延髓性麻痹有关。

4. 心境障碍。与神经功能缺失后的心理负担有关。

（四）护理目标

第一，患者能掌握肢体功能锻炼方法并主动配合进行肢体功能康复训练，躯体活动能力逐渐增强。

第二，患者能用有效的沟通方式表达自己的需求，能掌握语言功能训练方式并主动配合康复活动。

第三，能掌握进食方法，主动配合进行吞咽训练，营养摄入得到满足，吞咽功能逐渐恢复。

（五）护理措施

1. 一般护理。对患者的生活能力进行评分，根据自理程度给予相应的协助。运动障碍的患者主要防止坠床和跌倒，确保安全。运动训练应考虑到患者的年龄、体能、疾病程度等情况，选择合适的方式、持续时间、运动强度和进展速度。卧床或瘫痪的患者应注意皮肤护理，对于因脑梗死偏瘫的患者在24h内若没有进行预防措施，就会出现压疮的情况。

因此对于这类患者要及 早进行皮肤方面的护理。首先要求患者的床铺保持干净、平整，没有碎屑的情况，1h进行1次翻身，还可以使用气圈以及气垫床。如患者较为肥胖或病情较为危重，不能进行翻身，要将水囊放置在受压的部位，借助水囊中流动的水，使受压部位得到较好的按摩，使血液进行正常的循环。同时还要定期进行身体的擦洗，选择温水，在擦洗时一定要将室内的温度进行适当调高，避免患者着凉。指导患者学会和配合使用便器；鼓励和帮助患者摄取充足的水分和均衡的饮食，注意口腔卫生，每天口腔护理2～3次。对有吞咽障碍的患者，应给予柔软糊状食物，以利于食物顺利通过口咽部，并嘱患者空吞和吞咽食物交替进行，减少呛咳风险；如患者吞咽功能评价洼田饮水试验三级以上，应给予鼻饲饮食，减少误吸风险。

2.病情观察。动态评估患者的意识状态、生命体征、肢体活动能力、语言能力。

3.用药护理。患者常联合应用溶栓、抗凝、抗血小板、改善循环、调脂等药物治疗，护理人员应熟悉患者所用的药物的药理作用和注意事项、不良反应，指导患者遵医嘱正确用药。抗栓治疗药物最常见风险为出血，应注意观察患 者的出血倾向。溶栓药最常见不良反应为过敏和出血，使用溶栓药时一般不同时输注其他药物，使用溶栓药物后24h 内一般不使用抗血小板、抗凝、降纤 等抗栓治疗药物，以免增加出血风险；他汀类药物的不良反应通常有肝功能损害、横纹肌溶解，应注意观察患者是否有食欲下降、厌油、肌痛等症状。甘露醇为渗透性利尿剂，应注意记录患者出入量；此药须快速静滴才可达到脱水疗效 （15～30min 完成250mL静滴），易形成血管炎，应选择较大血管或中心静脉输注；此药易损害肾功能，应注意观察患者尿液性状，监测患者电解质、肾功能。

4.对症护理。卒中患者，吞咽反射和咳嗽会出现减弱，呼吸道中会出现较多的分泌物，因此对于神志清醒的患者，可以指导患者深呼吸然后进行用力的咳嗽，可以将痰液咯出体外。当患者的病情好转后可以选择半坐的姿势。若患者依然处于昏迷状态，要使头向一侧偏，定期对患者进行拍背、翻身。必要时进行吸痰，在吸痰时要保证敏捷、轻柔，每次的操作时间要小于15s。

5.心理护理。患者在患上该疾病前并没有相应的症状，因此当患者发现自己突然失语、偏瘫，都会在心理上产生较大负担，一时难以接受自己患病情况。

因此会出现恐惧、失望的情况。护理人员要关心、尊重患者，鼓励其表现自己的感受，避免任何刺激和伤害患者的言行，使用通俗的语言使患者了解这种疾病的情况，以及采用怎样的治疗能够使患者得到较好的恢复，使患者能够主动地配合治疗。同时还要对患者进行关怀，若患者有失语的现象，可以与其在文字上进行交流；若患者有偏瘫以及意识障碍，可以由家属对患者进行回顾。使患者的情绪得到良好地调节后，才能够使治疗效果得到提高。

6.疾病知识指导。告知患者本病的危险因素，并寻找明确其相关危险因素，积极控制可干预因素。高血压、血脂异常、糖尿病等患者，应坚持长期治疗，改变不良生活方式，忌烟酒，饮食宜清淡，以低脂、低胆固醇、高维生素食物为宜，遵医嘱用药，坚持每天进行30min以上的散步、慢跑等运动。告知患者 及家属本病的早期表现，如出现相关症状，及时就诊。告知患者及家属康复治疗的重要性，康复的知识和方式，帮助分析康复的问题，调整方案，鼓励患者从事力所能及的劳动和家务，鼓励患者回归社会。

（六）护理评价

第一，患者能否掌握肢体功能锻炼方法，躯体活动能力是否增强。

第二，患者是否有效表达自己的需求，语言表达能力是否增强。

第三，是否能掌握进食方法，吞咽功能是否有所恢复。

第二节　帕金森病

一、概述

帕金森病（PD） 又称为帕金森病，是一种常见的神经系统变性疾病。散发病例，仅有不到10%的患者有家族史。帕金森病最主要的病理改变是中脑黑质多巴胺（DA）能神经元的变性缺失及路易小体形成。导致这一病理改变的确切病因目前仍不清楚，遗传因素、环境因素、年龄老化、氧化应激等均可能参与PD多巴胺能神经元的变性死亡过程。

二、护理评估

（一）健康史

询问患者发病情况，是否出现震颤、步行障碍、运动迟缓等症状，是否有与杀虫剂、除草剂的长期接触。家族中是否有患同类疾病的患者。

（二）身体状况

1.临床表现。多数患者中老年起病，慢性进行性加重，早期药物疗效理想，中晚期渐出现疗效下降及各种运动并发症及非运动症状明显，部分患者出现躯体活动障碍，甚至残疾，精神心理障碍，营养不良，反复感染。

（1）神经系统症状：行动迟缓，活动减少，静止性震颤，肢体僵硬，姿势步态异常，行走站立不稳，易跌倒。

（2）全身症状：缓慢起病，慢性进展加重，常有精神心理异常，如抑郁、焦虑、淡漠、错觉、幻觉、生动的梦境、妄想、欣快、轻度躁狂、精神错乱、认知功能障碍、痴呆等；自主神经功能障碍，主要表现为便秘、泌尿障碍（尿频、尿急、夜尿、尿失禁）、直立性低血压、性功能障碍、体温调节异常、流涎、多汗或少汗等；睡眠障碍，主要表现为入睡困难（即睡眠的启动困难）和片段睡眠（即维持困难）、白天嗜睡、快速眼球运动睡眠行为障碍（RBD）、不宁腿综合征（RLS）等； 其他症状包括嗅觉障碍、疼痛、麻木、疲劳等。

（3）并发症：因为患者平衡步态障碍，可出现跌倒外伤，或长期卧床而出现压疮；因患者肌强直，患者晚期出现延髓性麻痹，吞咽功能障碍，常出现营养不良或误吸致吸入性肺炎等。

2.体征。静止性震颤，多从一侧上肢开始，有规律的拇指对掌和手指屈曲震颤，4～6Hz，静止时明显，动作时减轻，入睡后消失，渐累及头面部及其他肢体，少数患者无震颤，尤其70岁以后晚发者；肌强直，常呈铅管样或齿轮样张力增高；行动迟缓，患者随意的动作减少、变慢，启动及终止困难，表情僵硬、瞬目减少，称“面具脸”；精细动作困难，写字越写越小，称“写字过小征”；姿势步态异常，行走拖步，上肢连带动作减少，或身体前倾，碎步，往前冲，不能立刻停止，呈“慌张步态”，甚至出现平衡障碍，坐起困难，不能独立站立行走，或行走中突然停止，不能迈步，出现“冻结步态”。

三、护理诊断

1. 肢体运动障碍。与黑质病变、锥体外系功能障碍所致的静止性震颤、肌张力增高、动作迟缓、姿势不稳有关。

2. 心理障碍。与震颤、流涎、表情肌僵直等身体形象改变，语言障碍、生活依赖他人有关。

3. 知识缺乏。缺乏对本病相关知识及治疗药物的知识。

4. 营养不良。与吞咽困难、饮食减少后摄入不足有关。

5. 便秘。与自主神经功能障碍有关。

6. 潜在并发症。跌倒、压疮、感染。

四、护理目标

第一，减少肢体运动障碍。

第二，防治便秘，能有效排便。

第三，降低并发症。

第四，使患者及家属、照顾者对疾病的发生发展及药物的使用注意事项、副作用有所了解，让患者能坦然面对疾病，减少心理障碍。

五、护理措施

（一）一般护理

1. 饮食护理。给予高热量、高维生素、低盐、低脂、适量蛋白质的易消化饮食，根据病情变化及时调整和补充各种营养素。因高蛋白质饮食会降低左旋多巴类药物的疗效，故不宜盲目给予过多的蛋白质。饮食内容以五谷为主，多选粗粮，多食新鲜蔬菜、水果，多喝水。因槟榔为抗胆碱能食物，应避免食用。进食或饮水时应抬高床头，保持坐位或半卧位，集中注意力，不催促与打扰患者。对于流涎过多的患者可使用吸管吸食流质；对于咀嚼能力和消化功能减退的患者应给予易消化、易咀嚼的软食或半流质饮食；对吞咽障碍者应指导患者分次吞咽，避免吃坚硬、滑溜及网形食物；对饮水呛咳者要遵医嘱插胃管鼻饲。

2. 生活与安全护理。加强巡视，采取有效的沟通方式，主动了解患者需要，指导和鼓励患者自我护理，协助患者洗漱、进食、沐浴和大小便。做好安全防护，增进患者的舒适感，预防并发症。对上肢震颤未能控制、日常生活动作不便的患者，避免烧伤、烫伤等。对有幻觉、错觉、欣快、抑郁或精神错乱的患 者应特别强调专人陪护。

（二）病情观察

服药期间要仔细观察震颤、肌强直和其他运动功能、语言功能、日常生活 自理能力的改善程度。

（三）运动护理

应与患者和家属共同制定切实可行的具体锻炼计划。疾病早期，患者多表现为震颤，应指导患者维持和增加业余爱好，坚持适当锻炼，注意保持身体和各关节的活动强度与最大活动范围。疾病中期，患者已经出现某些功能障碍或起坐已感到困难，告诉患者知难而退或简单的家人包办只会加速其功能衰退，指导患者练习起坐、行走、转身等基本动作活动。疾病晚期，患者出现显 著的运动障碍而卧床不起，应预防压疮、感染及外伤等各种并发症。

（四）用药护理

注意观察药物的不良反应，如左旋多巴制剂早期会有食欲减退、恶心、呕 吐、腹痛、直立性低血压、失眠等不良反应，可在进食时服用或减少剂量；抗胆碱能药物常见的不良反应为口干、眼花、少汗、便秘、排尿困难等，前列腺肥大及青光眼患者忌用；金刚烷胺的不良反应有口渴、失眠、食欲缺乏、头晕、视力障碍、足踝水肿、心悸、精神症状等；多巴胺受体激动药可引起恶心、呕吐、头晕、乏力、皮肤瘙痒、便秘等常见不良反应，剂量过大时可有精神症状、直立性 低血压等。药物一般从小剂量开始，逐步缓慢加量直至有效维持。尽量避免使用维生素B。利血平、氯丙嗪、奋乃静等药物，以免降低药物疗效或导致直立性低血压。

（五）心理护理

对于抑郁寡言的患者，应鼓励其说出自己的感受。帮助患者寻找有兴趣的活动，鼓励自己安排娱乐活动，培养生活乐趣，多与他人交往，不要孤立自己。同时指导家属关心体贴患者，为患者营造良好的亲情氛围，减轻患者的心理压力。注意保持个人卫生和着装整洁，尽量维持自我形象。

（六）健康教育

1. 疾病知识指导。指导患者及家属了解此病为进行性加重疾病，后期常对于压疮、感染、外伤等并发症，应注意积极预防并发症，如衣服勤洗勤换，保持皮肤卫生，中晚期行动困难患者勤翻身勤擦洗，预防压疮；避免登高和操作 高速运转机器，避免快速坐起或下床活动，防止跌倒外伤；吞咽困难患者小口进食，必要时给予管饲，防止误吸和感染。

2. 生活指导。指导患者注意休息，劳逸结合，生活要有规律，锻炼、工作注意力所能及，饮食注意营养平衡，增强体质，提高抵抗力。天气变化时，要及时增减衣物，注意保暖，防止感染。不要自行增减药物，如出现病情变化，应及时就诊。

六、护理评价

第一，患者对疾病的发生发展及药物使用注意事项是否有详尽的了解。

第二，患者是否能有效排便。

第三，患者运动障碍及心理障碍是否缓解。

第四，患者并发症是否得到有效防治。

第五，患者是否得到足量的营养摄入。

第三节　癫痫病

一、概述

癫痫俗称的“羊角疯”或“羊癫疯”，是一组由不同病因所引起，脑部神经元高度同步化，且常具备自限性的异常放电所致，以发作性、短暂性、重复性及通常为刻板性的中枢神经系统功能失常为特征的综合征。每次发作称为痫性发作，反复的多次发作所引起的慢性神经系统病症则称为癫痫。

二、护理评估

（一）健康史

询问发病年龄和症状，询问发病前是否有手术史，是否有睡眠不足、疲劳、饥饿等诱发因素，询问既往是否诊断治疗过，效果如何。

（二）身体状况

由于异常放电的起始部位和传递方式的不同，癫痫发作的临床表现复杂多样。

1. 部分性发作。

（1）单纯部分性发作：在发作时意识清楚，持续时间数秒至20余s，很少超过1min。根据放电起源和累及的部位不同，单纯部分性发作可表现为以下4类。

运动性：这种类型最为常见，至少在发病开始，症状总是严格地出现在病灶半球对侧。最简单的为阵挛，表现为某一局部肌群的节律性、交替性的抽搐，多见于一侧眼睑、口角、手或足趾，也可涉及一侧面部或肢体。还可表现为 眼球和头向同一侧扭转；肢体不对称的肌张力障碍姿势伴随发声和语言的停顿，意识清楚的情况下出现语言的停顿或不能表现，声音改变等。

感觉性：表现为一侧面部、肢体或躯干的麻木、刺痛、较弱的电击感觉；视野的闪光或色彩，视物变形或视幻觉；虚幻的肢体运动感觉；幻嗅、幻听等。

自主神经性：表现为上腹部不适、面部潮红或苍白、出汗、瞳孔散大、腹泻、勃起、恶心、呕吐、腹鸣或尿失禁。

精神性：表现为言语障碍（语言停顿、发音重复）、记忆障碍（时序错乱、梦样状态、快速回顾、似曾相识感、似不相识感）、情感障碍（恐惧、欣快、消极、抑郁、暴怒、性欲亢进）、错觉（单眼复视、距离失真、声音显小或显大）或结构性幻觉。后两者较少单独出现，常发展为复杂部分性发作。

（2）复杂部分性发作：约占成人癫痫的50%以上，发作时伴有不同程度的 意识障碍，对外界刺激无反应。表现为突然动作停止，两眼发直，叫之不应，不跌倒，面色无改变。有些患者可出现自动症，为一些不自主、无意识的动作，如舔唇、咂嘴、咀嚼、吞咽、摸索、擦脸、拍手、无目的走动、自言自语等，发作过后不能回忆。其大多起源于颞叶内侧或者边缘系统，但也可起源于额叶。

（3）继发全面性发作：简单或复杂部分性发作均可继发全面性发作，最常见继发全面性强直阵挛发作。部分性发作继发全面性发作仍属于部分性发作的范畴，其与全面性发作在病因、治疗方法及预后等方面明显不同，故两者的 鉴别在临床上尤为重要。

2.全面性发作。

（1）全面强直-阵挛性发作：以突发意识丧失和全身强直和抽搐为特征，典型的发作过程可分为强直期、痉挛期和发作后期。

强直期：全身骨骼肌呈持续性收缩，眼睑抬起，眼球上翻或凝视，咀嚼肌收缩，出现口先强张，而后突闭，可能咬破舌尖，喉部及呼吸机强直性收缩，出现患者尖叫，呼吸停止，颈部和躯干先屈曲而后反张，上肢先上举后旋再变为内 收前旋，下肢自屈曲转变为强烈伸直，强直期持续10～20s后，进入阵挛期。

阵挛期：肢体重复抽搐，幅度增大并延及全身成为间歇性痉挛，即进入阵挛期；每次痉挛都继有短促的肌张力松弛，痉挛频率由快变慢，松弛期逐渐延长，本期多持续0.5～1min，最后一次强烈阵挛后，抽搐突然终止，进入发作后期，在以上2期中可见呼吸停止、心率加快、血压升高、分泌物增多、瞳孔扩大，及对光反射消失，病理反射阳性发作后期：阵挛期以后尚有短暂的痉挛，造成牙关紧闭和大小便失禁；呼吸首先恢复，心率、血压、瞳孔等恢复正常，肌张力松弛，意识逐渐苏醒，自发作 开始至意识恢复历时5～10min；清醒后常感到头昏、头痛、全身酸痛和疲乏无 力，对抽搐过程全无记忆，不少患者发作后进入昏睡，个别患者在清醒前有 自动症、暴怒、惊恐等情感反应，此时如强行约束患者可出现伤人或自伤。 强直—阵挛性发作可见于任何类型的癫痫和癫痫综合征中。

（2）失神发作：典型失神表现为突然发生，动作中止，凝视，叫之不应，可有眨眼，但基本不伴有或伴有轻微的运动症状，结束也突然。通常持续5～20s，罕见超过1min者。主要见于儿童失神癫痫。

（3）强直发作：表现为发作性全身或者双侧肌肉的强烈持续的收缩，肌肉僵直，使肢体和躯体固定在一定的紧张姿势，如轴性的躯体伸展背屈或者前屈。常持续数秒至数十秒，但是一般不超过1min。强直发作多见于有弥漫性 器质性脑损害的癫痫患者，一般为病情严重的标志，主要为儿童。

（4）肌阵挛发作：是肌肉突发快速短促的收缩，表现为类似于躯体或者肢体电击样抖动，有时可连续数次，多出现于觉醒后。可为全身动作，也可以为局部的动作。肌阵挛临床常见，但并不是所有的肌阵挛都是癫痫发作。既存 在生理性肌阵挛，又存在病理性肌阵挛。同时伴EEC多棘慢波综合的肌阵挛 属于癫痫发作，但有时脑电图的棘慢波可能记录不到。肌阵挛发作既可见于一些预后较好的特发性癫痫患者，也可见于一些预后较差的有弥漫性脑损害的癫痫综合征中。

（5）痉挛：指婴儿痉挛，表现为突然、短暂的躯干肌和双侧肢体的强直性屈 性或者伸性收缩，多表现为发作性点头，偶有发作性后仰。其肌肉收缩的整个过程为1～3s，常成簇发作。常见于West综合征，其他婴儿综合征有时也可见到。

（6）失张力发作：是由于双侧部分或者全身肌肉张力突然丧失，导致不能维持原有的姿势，出现猝倒、肢体下坠等表现，发作时间相对短，持续数秒至10余s多见，发作持续时间短者多不伴有明显的意识障碍。失张力发作多与 强直发作、非典型失神发作交替出现于有弥漫性脑损害的癫痫。但也有某些患者仅有失张力发作，其病因不明。

三、护理诊断

1.有窒息和感染风险。与癫痫发作时患者意识障碍、咽喉部肌肉痉挛、口腔及气道分泌物增加相关。

2.有受伤风险。与癫痫发作时意识障碍、判断力下降、肢体抽搐有关。

3.知识缺乏。缺乏长期、正确用药及疾病防治的知识。

4.心理障碍。与患者本人、家庭成员和公众受传统观念影响或对癫痫的误解有关。

四、护理目标

第一，呼吸道保持通畅，能进行有效的呼吸，能有效排出痰液。

第二，避免受伤。

第三，对药物的重要性、用药方法、不良反应等了解，并能做到长期甚至终身用药。

第四，使患者面对现实，以积极正确的方式应对疾病和生活。

五、护理措施

（一）一般护理

1. 休息与活动。应配置柔软的床垫、床旁护架、吸氧和吸痰装置，床旁桌备有缠有纱布的压舌板或小布卷等，若出现发作先兆应立即卧床休息。

2. 排便排尿护理。癫痫发作伴意识障碍或大小便失禁者，需及时清除污物，做好会阴部皮肤护理。

（二）癫痫发作时的护理

第一，患者癫痫发作时，需要有专人守护、观察和记录全过程，注意意识状态和瞳孔的变化，抽搐的部位、持续时间、间隔时间等。

第二，对强直—痉挛发作的患者注意要扶持其卧倒，防止跌倒或伤人。立即解开患者衣领、衣扣及腰带，迅速将缠有纱布的压舌板置于患者一侧的上下磨牙之间，以防口舌面颊咬伤，有义齿者取出义齿。不可强行按压或用约束带 捆扎患者抽搐的肢体，以防骨折，可用枕头或其他柔软物保护大关节，避免撞伤，背后垫软物，预防脊柱骨折。将患者头偏向一侧，及时清理气道分泌物及呕吐物，防止误吸及窒息，并予吸氧，改善缺氧，必要时配合进行开放气道，机械通气。切勿口腔测温，应腋下测温。

第三，少数患者在抽搐停止、神志清醒前有兴奋躁动等，应防止自伤或伤人。

（三）药物治疗的护理

向患者及家属强调坚持遵医嘱用药的重要性，告知不正规治疗的风险。向患者及家属介绍药物不良反应及注意事项。观察疗效，发作是否减少、间隔期是否延长，持续时间是否缩短。用药期间监测血药浓度应在清晨用药前采血；苯妥英钠呈碱性，最好在餐后服用；地西泮、劳拉西泮、咪达唑仑等可抑制呼吸，静脉注射时应控制速度，注意观察患者呼吸情况，有不良反应立即停止注射。

（四）心理护理

与患者及家属共同讨论癫痫，使他们了解这方面的知识，认识癫痫是可治性的疾病，消除误解，减轻患者的心理负担；同时让家属认识到自己的使命，认识到家属的关爱对患者的重要性，可给予患者以战胜疾病的勇气和动力。教育患者正视现实，要有勇气战胜恐惧，保持乐观、向上的心态，积极配合治疗，充分发挥自己的潜能和优势，使生活更美好。

（五）健康教育

向家属提供建议，安排好患者的生活，注意休息，环境宜安静，避免辛辣刺激食物，避免强烈声光刺激等各种诱因；禁止患者参加有危险的活动，如登高，驾驶。游泳在水塘、炉火旁工作，以免发作时危及生命；教育患者应随身携带写有患者姓名、住址、联系方式及病史的个人资料，以备发作时及时联系处理。

六、护理评价

第一，患者和家属对疾病的发生发展是否有详尽地了解和正确地认识。

第二，患者是否避免了受伤。

第三，患者气道是否通畅，是否避免了误吸。

第四，患者对长期正规用药治疗的重要性、必要性是否理解，用药方法是否掌握。

第五，患者和家属是否能以积极健康的心态面对癫痫。

加强常见毒副反应的预防和护理。

1.栓塞性静脉炎与组织坏死。许多抗肿瘤药物，如氮芥、放线菌素D、长春新碱等均有较强的局部刺激，应根据药性选择合适的给药途径。静脉给药 时使用适当的溶酶稀释至规定浓度，左右交替、由远及近合理使用静脉血管，提高静脉穿刺成功率，妥善固定针头以防滑脱渗漏，尽量避免进针与拔针过程 中的局部刺激。一旦发现药液溢至皮下，应立即停药，局部注射生理盐水及相应的解毒剂或拮抗剂，并可涂以氢化可的松，冰敷24h 。如发生栓塞性静脉炎，须停止使用相关静脉，采取如意金黄散或用50%的硫酸镁湿敷、理疗等措 施，不可挤压或按摩以免血栓脱落引起栓塞。

2.胃肠道反应。大部分抗肿瘤药物对消化道黏膜有损害作用，引起食欲减退、恶心、呕吐、腹泻等表现。要关心患者的进食情况，进食前用温盐水漱口，反应较重者安排在睡前或晚饭后用药，给予镇静止吐剂，针灸也有一定帮助。口腔炎或溃疡剧痛者，可用2%的利多卡因喷雾止痛，改用吸管吸取流质饮食，必要时行肠外营养；合并真菌感染时，用3%的碳酸氢钠液和制霉菌素液含漱；溃疡创面涂布0.5%的金霉素甘油。

参考文献

[1]张玉兰，王宇翔，儿科护理学，第4版北京：人民卫生出版社，2013.

[2]徐玲，儿童护理学，第3版北京：人民卫生出版社，2019.

[3]张佩，消化，代谢和内分泌系统及风湿免疫性疾病护理，北京：科学出版社，2015

[4]洪震，朱春梅，基础护理，第2版.北京：人民卫生出版社，2020

[5]夏海欧，杨峥，常青，妇产科护理学，第4版.北京：人民卫生出版社，201,9

[7]李小寒，尚少梅.基础护理学.第5版.北京：人民卫生出版社，2012.

[8]戴盛才.微课支持下的成人教育翻转课堂教学创新研究[J].中国成人教育,2018(15)：95 7.

[9]聂玉琴,窦丽,王雅贤.组内合作式培训模式在医疗护理员实操培训中的应用[J].中国护理管理,2017,17(06)：808 10.

[10]韩丽.德国助理护士的培训[J].国外医学.护理学分册,1998(02)：48-49.[27]刘晓敏.德国的老年护理[J].中华护理杂志,2001(07)：79-80.

[11]王希晨,吕欣桐,周令,朱莉萍,陈麒.医养结合视角下养老护理员培训相关研究进展[J].中国护理管理,2016,16(10)：1380-1384.

[12]杨雪莹,许翠萍,李云峰,褚梁梁,罗云,刘凯,葛洪霞.无陪护模式病房护理人员能级划分准入及能力标准的研究[J].护理学杂志,2012,27(13)：1-4.

[13]罗美香,李冰.护士操作技能的科学训练与人文管理[J].护理实践与研究,2016,13(10)：12-14.

[14]沈峰平,席惠君,张玲娟,李冬梅,张丽君,王立芬.分级评价指标在临床护士护理技能操作培训中的应用效果评价[J].护理管理杂志,2017,17(08)：584-585+605.

[15]夏雅雄.宁波市养老护理员核心能力的现状调查与分析[硕士学位论文],宁波大学,2017：3-9

参考文献